实用牙周手术

PRACTICAL PERIODONTAL SURGERY

主编　宋忠臣

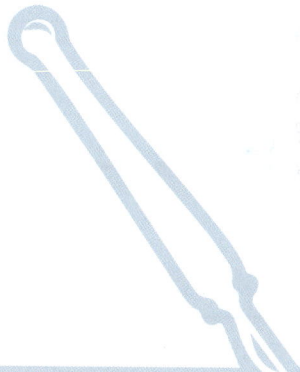

上海交通大学出版社
SHANGHAI JIAO TONG UNIVERSITY PRESS

内容提要

本书共 21 章,详细阐述了牙周组织的基本解剖结构、牙周手术器材、牙周手术的基本技术和各种常用牙周手术的操作技巧,并介绍了牙周手术术后组织愈合、护理及并发症的处理。书中提供了大量的临床病例,通过对实际病例的分析和讨论,展示了牙周手术在临床中的应用和效果。本书可供口腔全科医生及口腔医学研究生学习,也可为牙周专科医生提供牙周手术治疗参考资料。

图书在版编目(CIP)数据

实用牙周手术/宋忠臣主编. —上海:上海交通
大学出版社,2025.7(2025.11 重印). —ISBN 978 - 7 - 313 - 32922 - 6

Ⅰ. R781.4

中国国家版本馆 CIP 数据核字第 2025UT7810 号

实用牙周手术
SHIYONG YAZHOU SHOUSHU

主 编：宋忠臣
出版发行：上海交通大学出版社
邮政编码：200030
印 制：上海锦佳印刷有限公司
开 本：787mm×1092mm 1/16
字 数：394 千字
版 次：2025 年 7 月第 1 版
书 号：ISBN 978 - 7 - 313 - 32922 - 6
定 价：98.00 元

地 址：上海市番禺路 951 号
电 话：021 - 64071208
经 销：全国新华书店
印 张：16.25

印 次：2025 年 10 月第 2 次印刷
音像书号：ISBN 978 - 7 - 88941 - 711 - 2

编委会

序

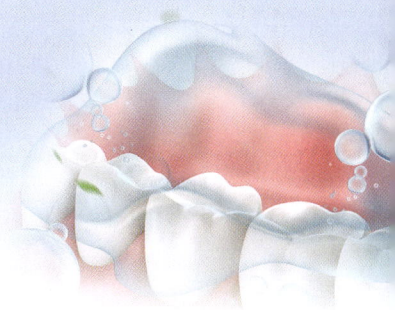

　　牙周病作为一种常见的慢性疾病,其发病率在各个国家均呈高发趋势,对人类的健康构成了不容忽视的威胁。牙周组织的状态不仅关乎口腔健康,还反映了全身的健康状态。牙周病的治疗包括牙周基础治疗、牙周手术治疗等内容,很多口腔医生甚至牙周病专科医生对牙周手术治疗的详细步骤仍不熟悉。

　　在此背景下,《实用牙周手术》一书为牙周病学领域注入了一股新的活力。本书不仅是对当前牙周手术技术的全面梳理与总结,也是对未来牙周病学发展方向的深刻展望与探索。

　　《实用牙周手术》汇聚了上海交通大学医学院附属第九人民医院牙周病学领域的精英力量,他们凭借深厚的学术造诣和丰富的临床经验,编写了这本书。本书在编写过程中始终以"实用"为核心,力求将复杂的理论知识转化为易于理解、便于操作的临床指导。本书纳入了多例临床手术视频,让读者直观看到手术操作步骤。本书可作为口腔医学研究生的教材,以及牙周病专科医生、口腔全科医生的参考。无论是还在学习的口腔医学研究生,还是已经具有丰富经验的口腔医生,都能从本书中获得实用的帮助和宝贵的启示。

　　作为口腔医学界的一员,我深知牙周手术技术的精进对提高患者生活质量、促进口腔健康事业发展的重要性。因此,我衷心希望《实用牙周手术》一书的出版,能够为广大口腔医生提供一个学习交流的平台,促进牙周手术技术的普及与提高。同时,我也期待在未来的日子里,大家能够携手并进,共同探索牙周病学的新领域、新方向,为人类的口腔健康事业贡献更多的智慧和力量。

　　愿本书能够成为每一位口腔医生案头的必备之书,陪伴各位走过每一段事业探索与成长的旅程。

张志愿

2025 年 4 月

前　言

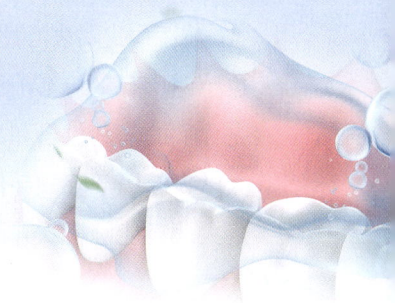

在这个口腔医学蓬勃发展的时代,牙周病学作为口腔医学中一门基础而关键的学科,其重要性日益凸显。牙周健康是口腔健康的重要基石,更是全身健康不可或缺的一环。在我国,成年人牙周病的发病率高达90％,而我国牙周病专科医生数量远远不足以覆盖广大患者人群,因此对广大口腔医生普及牙周疾病的诊疗知识刻不容缓。

我们深知,面对日益复杂的牙周疾病挑战,精准的诊断与恰当的治疗策略,尤其是牙周手术技术的精进,对维护患者口腔乃至全身的健康状态具有不可估量的价值。因此,本书编委会怀着对牙周事业的热爱与责任,精心编纂了这本《实用牙周手术》。

本书旨在为广大牙周病专科医生、口腔全科医生、口腔医学研究生提供一本系统、全面、实用的牙周手术参考书。牙周手术要求医生在熟悉牙周解剖结构的基础上,结合患者的具体情况,制订个性化的治疗方案,以达到最佳的治疗效果。因此,牙周手术不仅是技术的展现,还是艺术的创造。

在本书内容编排上,我们力求全面覆盖牙周手术的基础解剖理论、各种牙周手术技巧、并发症处理及术后护理等方面。本书从牙周组织的基础解剖讲起,逐步深入到各种牙周手术的适应证、禁忌证及详细手术步骤等。本书特别注重手术技巧的阐述,通过展示大量病例照片及手术示意图,直观体现手术过程中的关键点与难点,意图帮助读者更好地理解和掌握各类牙周手术的精髓。本书还纳入了大量手术视频,旨在让读者直观观摩手术过程,更好地理解手术操作步骤。此外,本书还融入了近年来牙周手术领域的新技术、新理念和新成果,如激光治疗、牙周手术与口腔多学科的联合治疗等,旨在引导读者紧跟学科发展前沿,不断提升自己的专业技能和多学科联合诊疗水平。

在撰写过程中,我们始终秉持科学严谨的态度,力求每一个知识点、每一个手术步骤都准确无误。同时,我们也深知,医学是一门不断发展的科学,任何一本书都不可能涵盖所有知识,书中难免有疏漏及不完善之处。因此,我们希望读者朋友们可以向我们提出自己宝贵的意见和建议,更诚恳地欢迎广大读者朋友们进行批评指正,以便我们对书稿进行进一步完善,为牙周病学的发展贡献自己的力量。

最后,我要衷心感谢所有患者,是各位患者的信任使我们有机会可以为他们处理疾患,也感谢所有参与本书编写工作的上海交通大学医学院附属第九人民医院牙周病科同仁们,是你们的辛勤付出和无私奉献,才使得这本《实用牙周手术》得以顺利问世。感谢上海交通大学口腔医学院领导们的支持与鼓励,以及业界前辈和同行们的关心和指导。我们也期待广大读者能够喜欢并受益于这本书,让我们一起共同推动牙周病学事业的蓬勃发展。

2024 年 8 月于上海

目 录

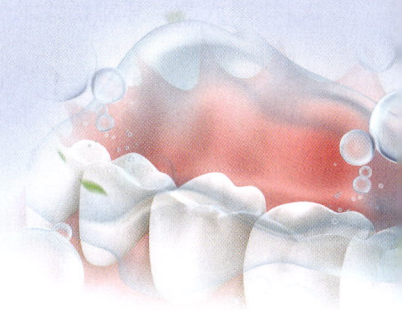

第一章

牙周组织的基本解剖结构

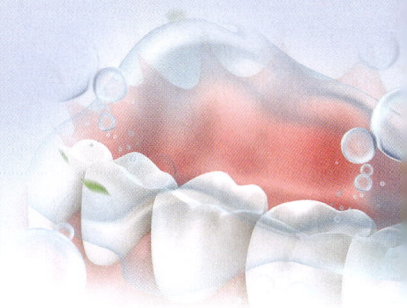

牙周组织(periodontium)由牙龈、牙周膜、牙槽骨和牙骨质组成(图1-0-1),又称为牙周支持组织(periodontal supportive tissue)。它们共同构成了一套功能与美学系统,不仅将牙齿牢固地附着于牙槽骨,承载咬合力,还使口腔黏膜与牙体硬组织间形成了良好的封闭状态和优美的牙龈曲线轮廓。

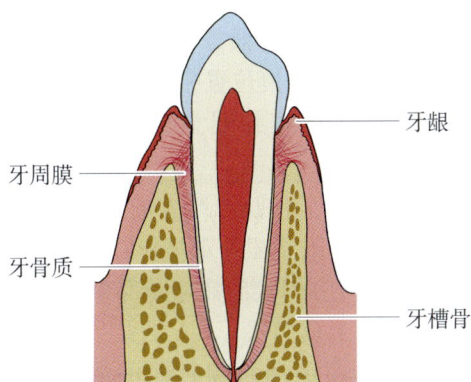

牙龈

牙周膜

牙骨质

牙槽骨

图1-0-1 牙周组织的解剖结构

第一节 牙 龈

一、健康牙龈的临床解剖

牙龈(gingiva)是包围和覆盖在牙颈部周围和牙槽突表面的口腔咀嚼黏膜,由上皮及其下方的结缔组织组成,可分为游离龈、附着龈和龈乳头三部分(图1-1-1)。

(一)游离龈

游离龈(free gingiva)是指牙龈边缘不与牙面附着但紧贴牙面的部分,呈圈领状包绕牙颈部,健康状态下菲薄,呈粉红色,宽约1 mm。游离龈的内侧为牙体表面,外侧为口腔,游离龈冠方为龈缘,根方外侧为附着龈,根方内侧与牙体表面间形成龈沟(gingival sulcus)。探

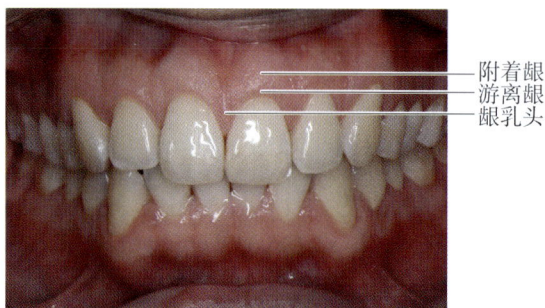

附着龈
游离龈
龈乳头

图 1-1-1 正常牙龈的表面

针插入龈沟可将游离龈从牙面分开,牙齿完全萌出后,健康状态下龈沟底部通常位于釉牙骨质界位置,龈沟最根方为结合上皮的冠方。临床上常用牙周探针来探查龈沟深度和炎症状况,分别为牙周探诊深度(periodontal probing depth,PPD)和探诊出血(bleeding on probing,BOP)。根据 2018 年牙周病和种植体周病国际新分类中关于牙周健康的定义和分类,临床健康牙周状态下 PPD 不超过 3 mm,且无或仅有极少量的探诊出血。在牙龈炎症的病理情况下,龈沟探诊深度(probing depth,PD)增加,形成牙周袋。

(二) 附着龈

附着龈(attached gingiva)位于游离龈的根方,两者分界在牙龈表面显示为微向牙面凹陷的游离龈凹痕。正常成年人的游离龈凹痕位置相当于釉牙骨质界水平。附着龈自游离龈凹痕至根方与牙槽黏膜相接,两者之间有明显的界线,称为膜龈联合(mucogingival junction)。

附着龈缺乏黏膜下层,是由上皮下富含胶原纤维的结缔组织固有层直接紧附于牙槽骨表面的骨膜上,血管较少。健康状况下附着龈外观呈粉红色,坚韧,不能移动,且对局部刺激有较强的抵抗力。附着龈的丧失将使牙周组织对局部刺激的抵抗力减弱。与附着龈相比,牙槽黏膜的上皮无角化且薄,无上皮钉突,下方的结缔组织疏松,血管丰富,因此牙槽黏膜较附着龈颜色更深,动度更大,在牵动唇颊时即可观察到黏膜的移动和膜龈联合的位置。

附着龈的宽度指膜龈联合至正常龈沟底的距离,是重要的牙周临床指标之一。唇颊侧的附着龈宽度因个体和牙位而异,前牙唇侧最宽,后牙区较窄。在下颌的舌侧,附着龈终止于与舌侧的牙槽黏膜交界处,在上颌的腭侧,附着龈与腭部的角化黏膜相连,无明确界限。附着龈不仅维持着牙周组织的健康,在美观方面也有着不可忽视的作用,同时还是许多牙周手术的重要解剖基础。

上颌腭侧的硬腭黏膜是牙周手术中游离龈和上皮下结缔组织最常见的组织来源,因此在术前了解患者的硬腭黏膜厚度对于获取组织的手术设计和评估手术预后具有重要意义。有研究表明,中国汉族人群中硬腭黏膜厚度由尖牙向后逐渐增厚,第二前磨牙处最厚,为 3.72 ± 1.04 mm,在第一磨牙区变薄。第二前磨牙区有大量脂肪组织、血管和腺体的黏膜下层。

(三) 龈乳头

牙龈呈锥形充满于相邻两牙接触区根方的楔状间隙中的结构称为龈乳头(gingival

papilla)或牙间乳头(interdental papilla)。在颊舌径较宽的后牙区,颊舌侧龈乳头在邻面的接触区下方汇合处略向根方凹陷,称为龈谷(gingival col)。龈谷区的上皮为薄的非角化复层鳞状上皮,对局部刺激的抵抗力较差,而凹陷的解剖形态又易堆积牙菌斑和牙石,因此常成为牙周炎的始发区域。

龈乳头的宽度和高度取决于邻牙的外形突度、相邻牙间接触区位置及牙槽嵴顶的高度。邻牙突度越大,接触区根方的楔状间隙也越宽,牙龈乳头也就越宽,反之则越窄;接触区的高度越低,则龈乳头的高度也越低;牙槽嵴顶高度的降低,牙龈乳头高度也降低。有研究表明,中国汉族年轻人上颌前牙区的牙槽嵴顶冠方牙龈组织形态(supracrestal gingival tissue dimensions,SGTDs)与牙周表型(periodontal phenotype,PP)的组成要素相关,包括牙冠外形、龈缘角度、牙间乳头高度和骨形态。

二、结合上皮

结合上皮(junctional epithelium)是呈领圈状附着于牙表面的一条带状上皮,从龈沟底与沟内上皮的分界开始,结合上皮向根尖方向延伸附着在牙釉质或者牙骨质的表面。

结合上皮的附着位置在人的一生中会不断变化,这取决于年龄、牙萌出阶段和牙周组织的健康状况。当牙初萌时,结合上皮附着于牙冠较高的位置;在牙完全萌出且牙周健康时,结合上皮的位置在釉质牙骨质界处;当牙龈发生退缩时,结合上皮则位于牙根。当结合上皮被人为剥离后,可在1周左右再附着。若将牙龈连同结合上皮一同切除,则口腔表面的上皮可向牙面爬行生长,重新分化出结合上皮并形成新附着。

患牙周炎时,龈沟加深形成牙周袋,结合上皮向根方增殖,此时牙周袋底位于釉牙骨质界根方,即发生了附着丧失(attachment loss)。

三、牙槽嵴顶冠方组织附着

2018年牙周病和种植体周病国际新分类中,学者们提出用"牙槽嵴顶冠方组织附着"(supracrestal connective tissue attachment,SCTA)来替代"生物学宽度"一词,指龈沟底与牙槽嵴顶之间约2 mm的恒定距离,包括冠方结合上皮及结合上皮根方和牙槽嵴顶间的纤维结缔组织。SCTA的恒定说明结合上皮附着水平与牙槽嵴顶关系保持不变,在进行牙周临床诊疗或手术设计,尤其是进行义齿修复或需进行牙冠延长术时,应充分考虑SCTA,以免被侵犯造成牙龈炎症和牙槽骨吸收。

四、牙龈结缔组织

牙龈组织由上皮和结缔组织构成,没有黏膜下层,其结缔组织又称为固有层,发育自间充质细胞,可分为乳头层和网状层。乳头层高而长的结缔组织乳头使局部上皮隆起,隆起部分之间的凹陷即上皮钉突,下方的网状层与牙槽骨的骨膜相邻。

五、牙龈的血液供给和神经

牙龈组织的血供非常丰富,主要来自牙槽动脉的分支,包括分布在牙槽骨颊舌侧的骨膜上动脉、牙周膜的血管分支以及牙槽中隔动脉。这些血管分支进入口腔上皮的固有层后在乳突层形成发卡状的血管襻,与牙龈表面垂直;在沟内上皮和结合上皮的下方,毛细血管襻与牙面平行走向形成血管丛;而在龈谷区则为相互吻合的毛细血管袢。

牙龈神经主要来自三叉神经的感觉支,上颌牙龈中的神经来自上牙槽神经和腭前神经,下颌牙龈中的神经则来自下牙槽神经和舌神经。

六、牙龈退缩

牙龈退缩(gingival recession)是指龈缘向根方移位导致的釉牙骨质界和牙根面的暴露,常伴随着附着龈宽度的减少,是一种膜龈关系的异常。

1985 年 Miller 将牙龈退缩的病损分为了 4 类:① I 类。龈缘退缩未达到膜龈联合,邻面无牙槽骨或软组织丧失。② II 类。龈缘退缩达到或至膜龈联合根方,邻面无牙槽骨或软组织丧失。③ III 类。龈缘退缩达到或至膜龈联合根方,邻面牙槽骨或软组织丧失,但邻面龈缘位于唇颊龈缘的冠方。④ IV 类。龈缘退缩至膜龈联合根方,邻面组织丧失位于唇颊侧龈缘水平(图 1 - 1 - 2)。

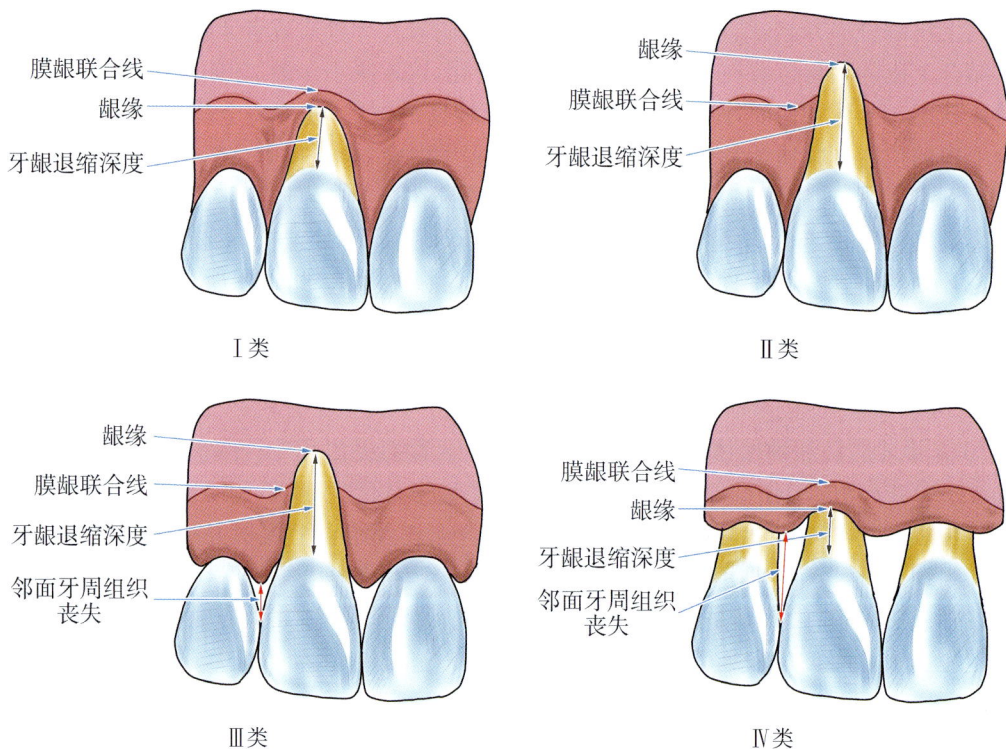

图 1 - 1 - 2 牙龈退缩 Miller 分类示意图

2011 年 Cairo 等又对牙龈退缩的情况进行了分度(recession type,RT):①RT1 度的唇颊侧龈缘退缩,邻面无附着丧失且探不到釉牙骨质界。②RT2 度的唇颊侧龈缘退缩,邻面有附着丧失,邻面附着丧失小于或等于唇颊侧附着丧失。③RT3 度的唇颊侧龈缘退缩,邻面有附着丧失,邻面附着丧失大于唇颊侧附着丧失(图 1 - 1 - 3)。

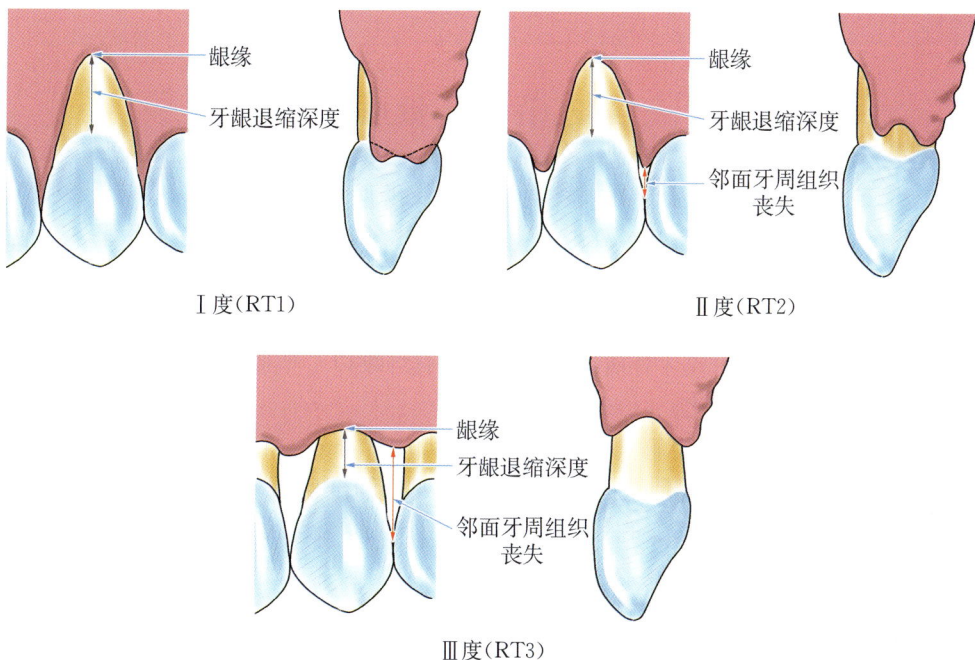

Ⅰ度(RT1)

Ⅱ度(RT2)

Ⅲ度(RT3)

图 1-1-3　牙龈退缩 Cairo 分类示意图

第二节　牙周膜

　　牙周膜又称牙周韧带(periodontal ligament),是围绕牙根并连接牙根和牙槽骨的致密结缔组织,主要功能是帮助牙齿抵抗、调节咀嚼力和其他来源外力。牙周膜的冠方与牙龈结缔组织相连续。牙周膜的宽度随年龄及功能状态而异,一般为 0.15～0.38 mm,以牙根中部支点附近最窄,牙槽嵴和根尖孔附近较宽。

　　牙周膜同牙龈结缔组织一样,由纤维、细胞、基质、血管和淋巴管及神经组成。纤维主要包括胶原纤维和弹力纤维;细胞包括成纤维细胞、牙周膜干细胞、成牙骨质细胞、Malassez 上皮剩余、成骨细胞及破骨细胞等;细胞间则主要由胶原纤维束和蛋白多糖、糖蛋白等构成的基质充填。

　　牙周膜内的血供来源于三方面:①来自牙龈的血管,在牙颈部牙周膜血管分支与邻近的牙龈血管分支吻合成网,最后汇入相应静脉。②来自上、下牙槽动脉在进入根尖孔前的分支,通过牙周膜(纵行牙周动脉)到达牙龈组织。③上、下牙槽动脉的分支先进入牙槽骨,再通过筛状板进入牙周膜。多方面来源的血管在牙周膜中互相吻合成丛,在牙周手术中保证了牙周膜的血液供应。

　　牙周膜通过三叉神经传递触觉、压觉和痛觉,人体可通过牙周膜感受和判断牙体的受力大小、方向及位置。因此,当牙周膜发生急性炎症时,患者能够定位患牙。

　　牙周膜的功能包括:①支持和保护功能。②感觉功能。③营养功能。④形成、再生及修复功能。

第三节　牙骨质

牙骨质(cementum)是覆盖于牙根表面的一层质硬似骨的结缔组织,在近牙颈部较薄,仅 20~50 μm,在根尖和磨牙根分叉处较厚,达 150~200 μm。牙骨质是维系牙与其他牙周组织的重要结构。

牙骨质中包含外源性 Sharpey 纤维和内源性固有纤维。Sharpey 纤维的方向与牙根表面垂直并埋入牙骨质,而由成牙骨质细胞合成的固有纤维以 I 型胶原为主,方向与牙根表面平行,主要参与牙骨质的矿化。

与牙骨质相关的一个重要解剖要点为釉质牙骨质界(cemento-enamel junction,CEJ)。釉质牙骨质界是指在牙颈部牙骨质与牙釉质交界处的解剖区域,其存在 3 种形式:60%~65%为少量牙骨质覆盖牙釉质;约 30%为牙骨质和牙釉质端端相接;5%~10%为两者不相接,部分牙本质暴露,此类牙齿发生牙龈退缩时易发生牙本质敏感。CEJ 可作为膜龈手术重要的术前预测指标,也是牙冠延长术中骨修整的重要参考指标。

在创伤、正畸治疗、牙再植、出现牙周炎及其他根尖周疾病时,牙骨质可能发生吸收,系统性疾病也会导致牙骨质吸收,除此之外还有特发性牙骨质吸收(无明显病因)。牙骨质吸收的部位则最常发生于根尖 1/3 处,但在牙周炎的治疗中,牙颈部的菲薄牙骨质容易被刮去。

随着年龄的增长和牙面磨耗,根尖区和根分叉区的牙骨质会不断增厚以进行代偿。然而,当牙骨质修复发生异常时,临近牙骨质的牙槽骨表面排列的破骨细胞会导致牙根吸收,且牙周膜消失,牙骨质被骨组织替代融合,此种现象称为牙固连(ankylosis)。牙固连常发生于牙再植和牙移植手术后,也可由牙周炎、正畸治疗或𬌗创伤引起,最终导致牙齿脱落。

第四节　牙槽骨

牙槽骨(alveolar bone)是上下颌骨包围和支持牙根的部分,又称牙槽突(alveolar process),牙槽骨上容纳牙根的陷窝称为牙槽窝(alveolar socket)。牙槽窝冠方的游离端为牙槽嵴,牙槽嵴临近牙颈部处则称为牙槽嵴顶(alveolar bone crest)。两牙间的牙槽骨的部分为牙槽间隔(interdental septum)。

牙槽骨按照解剖部位可分为固有牙槽骨、密质骨和松质骨。固有牙槽骨(alveolar bone proper)衬于牙槽窝内侧壁,由与牙槽窝壁平行排列的骨板构成,与牙周膜相邻并包绕牙根,在牙槽嵴顶附近与外侧的密质骨板相连。由于固有牙槽骨呈薄的层板状结构且无骨小梁,在 X 线上表现为围绕牙周膜外的一条白色阻射线,称硬骨板(lamina dura)。当牙周膜存在炎症或外伤时,硬骨板首先消失,因此是疾病诊断中辅助判读的重要标志。密质骨是牙槽骨颊舌侧外表面的部分,又称为皮质骨,在牙槽嵴顶附近与固有牙槽骨相连,包括平行骨板、骨小管和哈佛系统。松质骨则位于密质骨和固有牙槽骨之间,由骨小梁和骨髓组成。

在青年人群中,牙槽嵴顶至釉质牙骨质界的垂直距离平均约为 1.08 mm,基本等同于结合上皮根方和牙槽嵴顶间的纤维结缔组织的高度(约为 1.07 mm),而在 X 线片上,牙槽嵴顶至釉质牙骨质界的垂直距离平均约 1.15 mm。一般将该距离是否超过 2 mm 作为确定有无牙槽骨吸收的重要解剖标志,也可在牙冠延长术中作为是否需要牙槽骨切除的参考。牙槽嵴顶处硬骨板是否连续整齐也可作为有无炎症的判断依据,然而正常牙槽嵴顶也可呈现不同形态,据报道,有 26.9% 的牙槽嵴顶区硬骨板不明显,但嵴顶外形仍连续整齐,极少部分(约 0.6%)的牙槽嵴顶区硬骨板消失且边缘不整齐,但单独出现时并无特殊病理意义。在后牙区,牙槽嵴顶的硬骨板还可由于咬合力较大出现生理性、适应性的增厚。

牙槽骨是高度可塑性组织,是牙周组织和全身骨骼系统中代谢和改建最活跃的部分。当牙萌出时,牙槽骨开始形成、增高,并为形成中的牙周膜提供了一个骨性附着面。随着面部不断发育,牙会不断向颊侧移动以适应面部轮廓的增大,此时牙槽骨不断进行着吸收和新生的改建。如果牙位置特别偏向颊侧或舌侧,则该侧的牙槽骨很薄甚至缺如,致使牙根面的一部分直接与骨膜和牙龈组织相连,称为骨开窗(fenestration);如果缺如的牙槽骨呈"V"形直达牙槽嵴顶,则为骨开裂(dehiscence)。骨开窗和骨开裂多见于前牙的唇侧和上颌磨牙的颊侧,发育、牙周治疗、正畸治疗过程中均可发生。

牙完全萌出后,随着年龄的增长,由于𬌗面与邻面的磨损,牙会不断向𬌗面及近中移动。牙在近中移动时,牙根远中面的固有牙槽骨因受到牙周膜的牵引力而增生,近中面的固有牙槽骨则因受到压力而吸收,致使牙齿连同牙槽窝一同向近中移动。临床上利用此特性进行正畸治疗。此外,随着年龄的增长,受到局部和全身因素的影响,骨吸收活动大于形成速度,牙槽嵴高度不断下降,骨密度也会逐渐降低,出现骨质疏松。

(邱　澂)

第二章

牙周手术常用器材

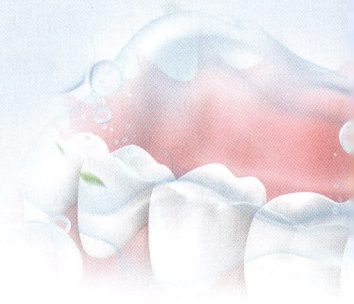

牙周手术操作空间狭窄,对术者操作熟练度及精细度要求较高,因此在牙周手术中,根据不同手术目的、术式和具体操作步骤选择合理的器材进行手术至关重要。

牙周常用手术器材包括口腔麻醉注射器、口镜、牙周探针、手术刀柄、刀片、骨膜剥离器、球钻、刮治器、手术剪、组织镊、持针器和缝针等(图 2-0-1)。

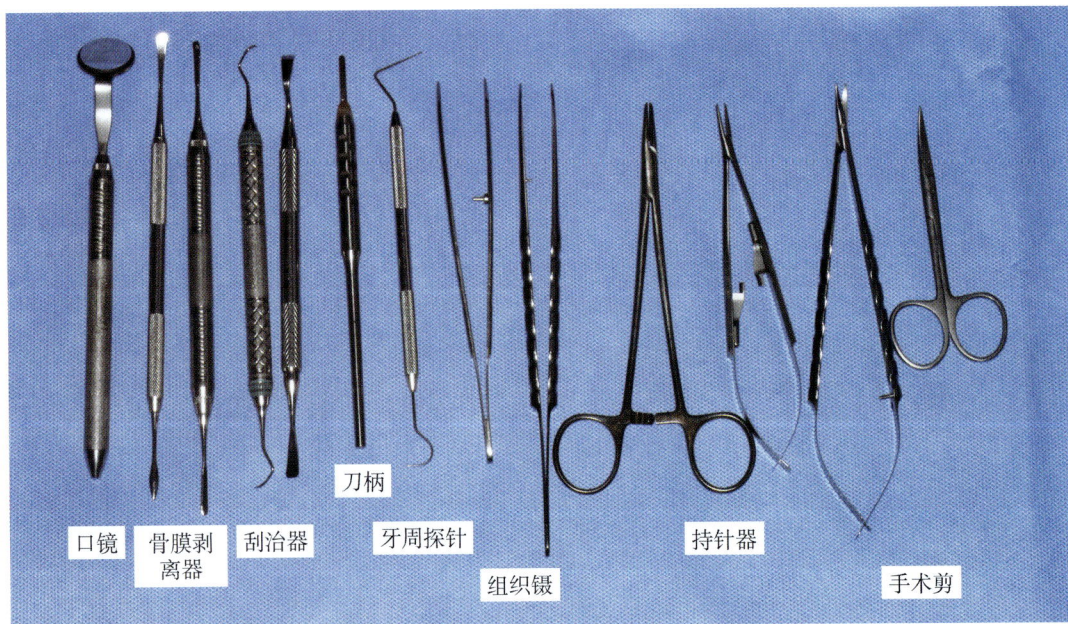

刀柄

口镜　骨膜剥离器　刮治器　牙周探针　持针器

组织镊　手术剪

图 2-0-1　常用牙周手术器材

此外,在再生性手术及膜龈手术中还会使用各种显微手术器材,如显微持针器、显微手术剪、隧道刀等(图 2-0-2)。

在牙周手术中,通常分为术区制备、术区暴露、术区清创和术区缝合四大步骤,术者应当根据手术步骤选择合适的手术器材。

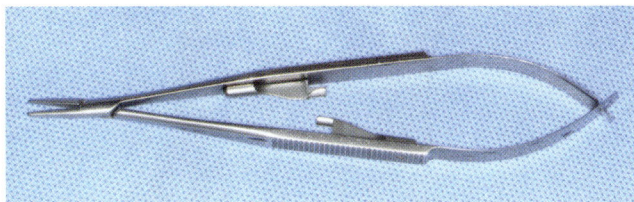

A. 显微持针器

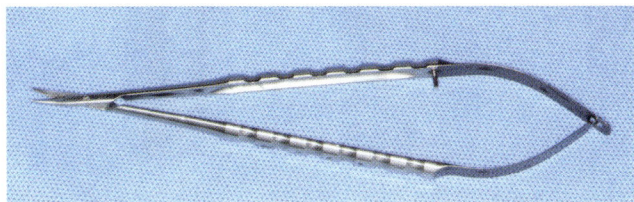

B. 显微手术剪

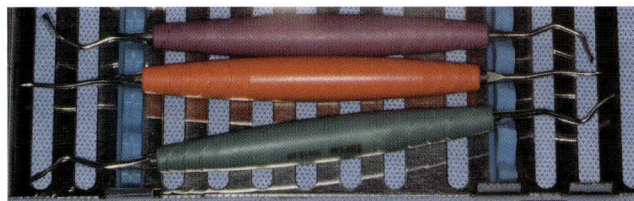

C. 隧道刀

图 2-0-2 牙周手术常用的显微器材

第一节 术区制备器材

术区制备指使用手术刀将牙龈组织切开,并沿切口进行精细的分离。牙龈组织常采用锐性分离,需要在直视下用手术刀或剪刀做细致的切割与修剪,力求对组织损伤最小。

一、手术刀片

牙周手术常用的刀片型号包括 11 号、12 号、15C 号等,在牙周显微手术中还可能使用特制的显微手术刀片(图 2-1-1)。

11 号刀片的刃口呈一条直线,一般用于制备内斜切口和沟内切口。

12 号刀片的刀刃呈弧形,尖端似鸟喙状,可方便在狭窄空间或非正手位操作,较常用于制备舌腭侧切口。

15C 号刀片的刃口呈微弧形,尖端细小,适合于针对龈瓣的精细处理,如各种膜龈手术的水平切口、半厚瓣的锐性分离、腭侧结缔组织的制备等。

隧道刀用于隧道瓣的制备。因制备隧道瓣时无法直视下进行龈瓣分离,应避免使用过于锐利的器械,否则易造成穿孔或离断龈乳头。隧道刀虽然类似于微型的骨膜剥离器,但其重点在于形成畅通可移动的隧道瓣,并不需要分离全厚瓣至骨面(图 2-1-2)。

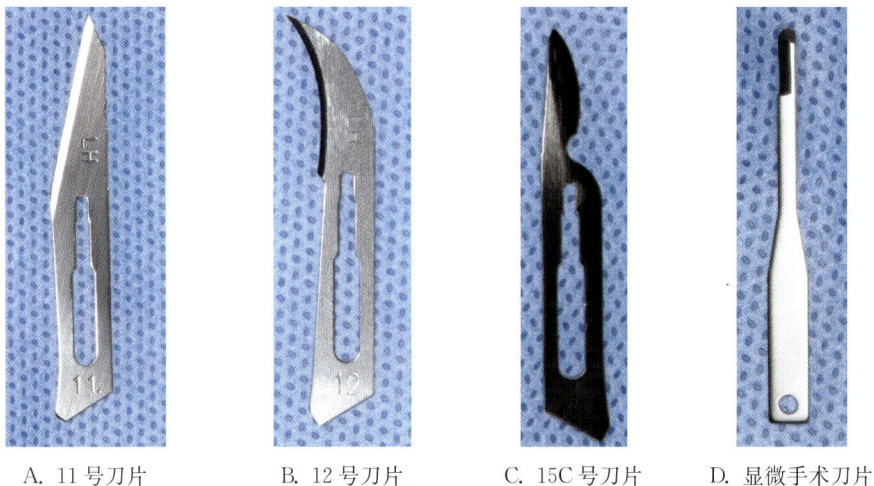

| A. 11 号刀片 | B. 12 号刀片 | C. 15C 号刀片 | D. 显微手术刀片 |

图 2-1-1　牙周手术常用手术刀片

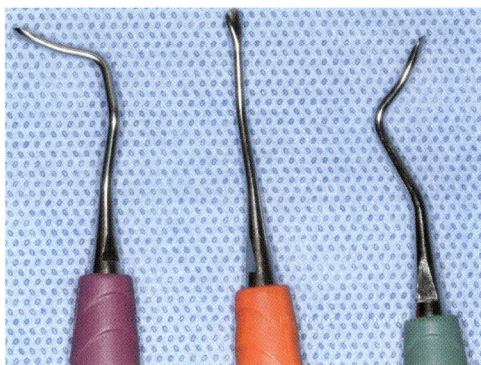

图 2-1-2　隧道刀的刀头部分

二、手术剪

　　术区制备中,除了使用刀片外,还可以使用手术剪刀对龈瓣进行修整,可用于修整龈缘形态、剪除肉芽组织、修剪移植组织外形等。常用的手术剪为弯曲剪(curved scissors),尖端呈弧形,以适应口腔内的操作环境,临床操作中应避免尖端损伤临近软组织(图 2-1-3)。

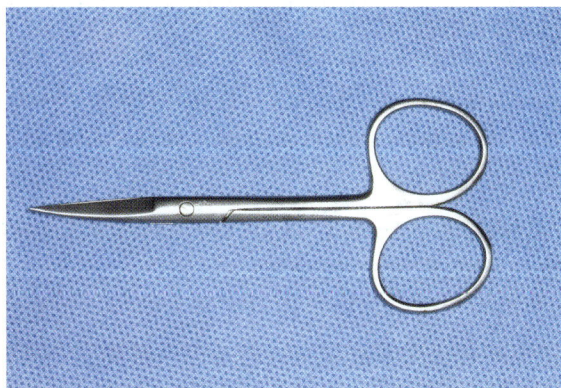

图 2-1-3　弯曲剪

牙周手术还会用到特殊剪刀,如双弯剪,其 S 形的外观设计更方便术者进行口内操作(图 2 - 1 - 4)。

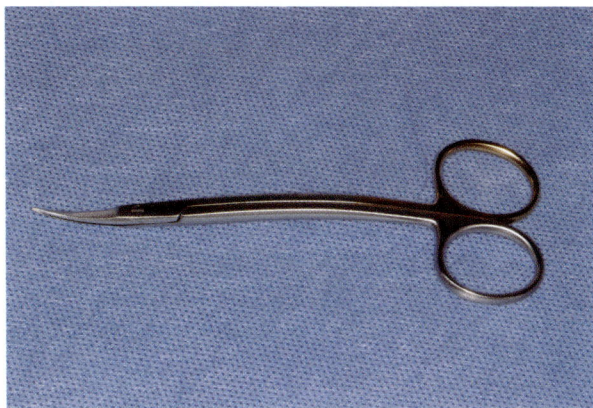

图 2 - 1 - 4　双弯剪

在牙周显微手术中,为了更加精细地修整软组织,还会用到显微手术剪(图 2 - 1 - 5)。

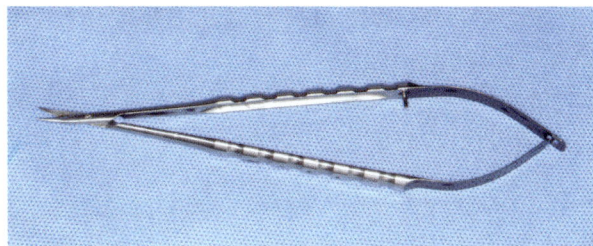

图 2 - 1 - 5　显微手术剪

第二节　术区暴露器材

术区制备完成后,常常需要使用钝性分离器材将术区进一步分离,以便充分暴露术区。钝性分离是将全厚瓣(黏骨膜瓣)沿着组织边界分离的操作方法,其目的主要是为了保护龈瓣及骨膜的完整性。

牙周手术中常用骨膜剥离器将全厚瓣完整翻起。将骨膜剥离器插入骨膜与骨面之间,通过细致且渐进的推移动作,可将骨膜与骨面钝性分离。可根据情况选用不同宽度的骨膜剥离器(图 2 - 2 - 1)。

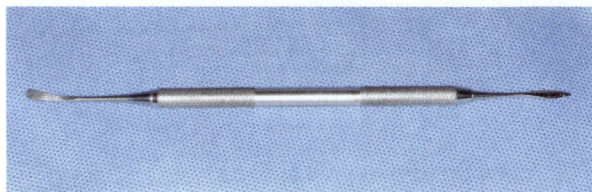

A. 常用骨膜剥离器

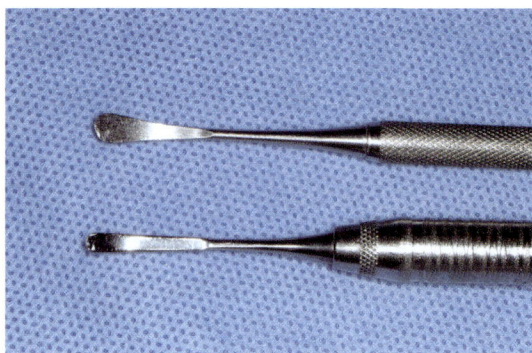

B. 不同宽度的骨膜剥离器工作端

图 2-2-1　骨膜剥离器

第三节　术区清创器材

清创是牙周手术中的重要步骤,指使用刮治器刮除根面菌斑、牙石以及炎性肉芽组织等。

在牙周手术中,较为常用的是双头镰形刮治器,可分为前牙及后牙两种类型,用于刮除前牙及后牙各个牙面的牙石及肉芽组织(图 2-3-1)。

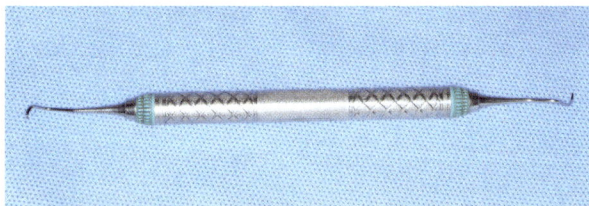

图 2-3-1　双头镰形刮治器

在牙周手术中,也可以使用 Gracey 刮治器刮除附着于骨面和根面的肉芽组织和残余牙石(图 2-3-2)。

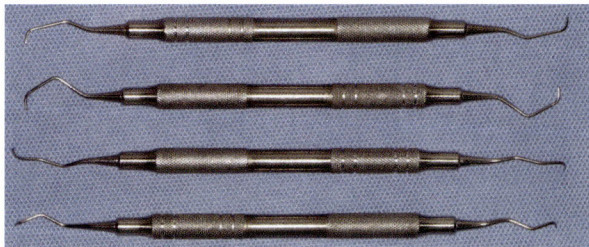

图 2-3-2　Gracey 刮治器

在牙周翻瓣术、牙冠延长术等牙周手术中,还需要使用球钻和慢速手机修整不良的牙槽骨形态(图 2-3-3)。

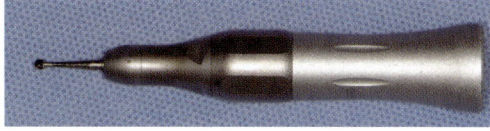

图 2-3-3 球钻、慢速手机

第四节 术区缝合器材

缝合的目的是严密关闭伤口,为组织愈合提供稳定的环境。缝合器材包括缝针、缝线及持针器,了解各种缝合器材的特性对保证缝合效果至关重要。

一、缝针

由于操作范围局限,口内解剖结构阻挡,牙龈质地脆且易撕裂,牙周手术的缝合难度较大,对缝针有着较高的要求。理想的缝针具有以下特性:①由高强度的不锈钢制成,有足够的强度和韧性。②表面光滑锐利,穿透组织时产生的损伤小。③具有无菌性和抗腐蚀性。④持针器可以稳定夹持。

缝针由针尖、针体和针尾 3 个部分组成(图 2-4-1)。

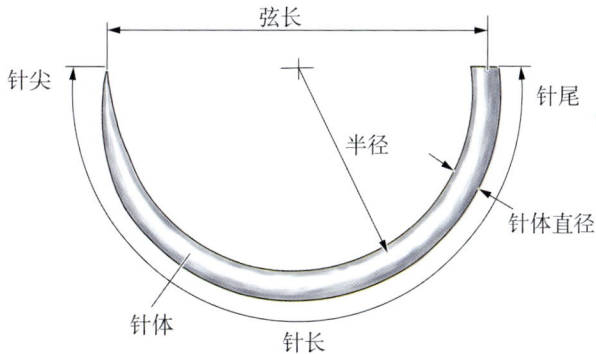

图 2-4-1 缝针结构图

针尖作为穿透组织的部分,有不同的截面形态以适应不同组织的特点。常用的有圆针、三角针和反三角针。

圆针针尖虽尖,但截面为圆形,常用于腹膜、内脏、血管、肌肉等易穿透组织的缝合(图 2-4-2)。

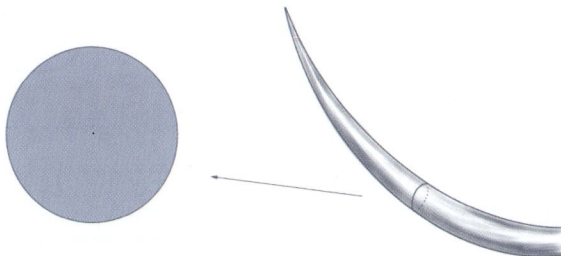

图 2-4-2 圆针截面示意图

三角针由 3 条切缘组成,切割性的刀刃在针弯曲的内侧,刃口朝向伤口边缘,有很强的切割能力。一般用于缝合皮肤、肌腱、韧带等坚韧的组织(图 2-4-3)。

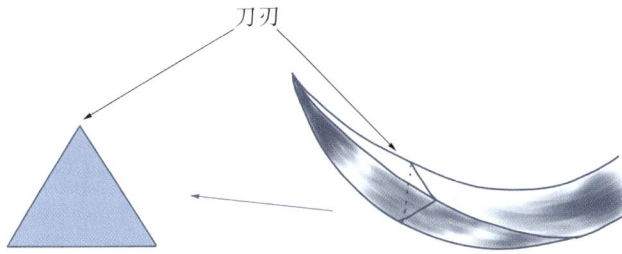

刀刃

图 2-4-3 三角针示意图

倒三角针的切割性刀刃在弯曲的外侧,倒三角针兼具圆针和三角针的优点,倒三角形的截面有利于针尖穿透软组织,且针孔处的软组织不易撕裂,因此被广泛应用于牙周手术。倒三角针适用于牙龈、龈乳头、腭侧组织等角化黏膜的缝合(图 2-4-4)。

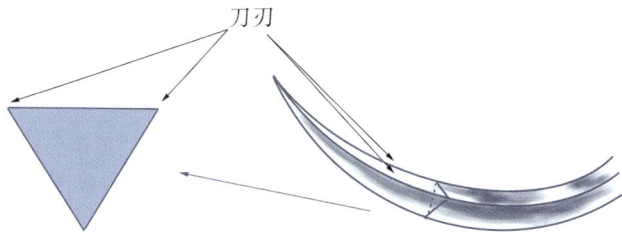

刀刃

图 2-4-4 倒三角针示意图

针体是运针和持针的部位。针体的长度和弧度有不同的规格,用于不同部位的缝合。牙周最常用的是 3/8 圈缝针,1/2 圈缝针多用于术区空间受限的部位,如某些面部、上颌磨牙区及自体软组织移植瓣(图 2-4-5)。

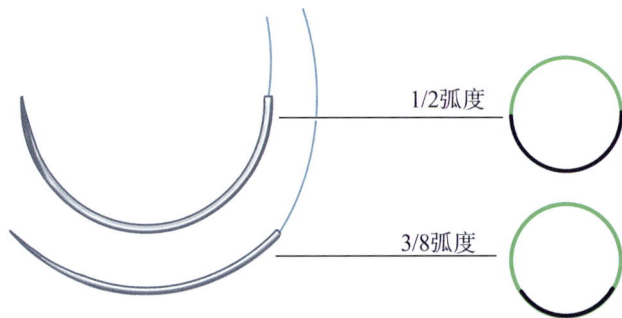

1/2弧度

3/8弧度

图 2-4-5 3/8 圈缝针和 1/2 圈缝针示意图

针尾是指缝针和缝线结合的部位。牙周手术中基本都使用针尾和缝线直接相连的缝针,以便减少缝线对组织的损伤(图 2-4-6)。

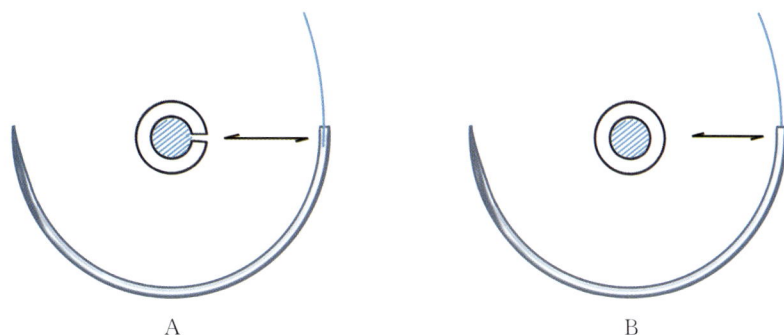

图 2-4-6 缝针针尾与缝线的两种结合方式示意图

二、缝线

理想的缝线应满足以下理化性质:具有良好的组织相容性、线体滑爽易缝合、柔韧好打结、线结稳定、良好的可操作性、缝合速度快、在伤口愈合过程中有足够的强度维持伤口稳定等。

缝线种类繁多,临床上最为关注的大类是根据其是否能被组织吸收,分为可吸收缝线和不可吸收缝线。缝线根据材料来源又可分为天然材质和人工合成两类,根据其结构可分为单股缝线和编织缝线。医生需要根据牙周手术目的和术式选择合适的缝线。

相比于单股纤维缝线,多股编织缝线在显微结构上存在微缝隙,容易产生毛细现象,将带有微生物的液体吸入伤口中,造成伤口感染。目前大多数缝线会在表面添加涂层,使缝线更加光滑,同时增强抑菌作用,但涂层在伤口中仅能保持数日。单股线和多股线各有利弊,在实际使用中应根据需求选用(表 2-4-1)。

表 2-4-1 单股线和多股线的特点

多股线	单股线
① 编织或缠绕而成	① 表面光滑
② 机械强度高	② 操作时力量过大易使缝线断裂
③ 出色的可操作性	③ 出色的可操作性
④ 粗糙的表面容易拉扯组织,造成组织的微损伤	④ 较小的组织损伤
⑤ 较强的炎性反应	⑤ 炎性反应轻
⑥ 易导致细菌感染	⑥ 微小的有机物不易积聚

缝线的规格目前大多根据《美国药典》标准来标注,标号大于 0 的缝线,数字越大,缝线越粗,抗张强度越高,从 0 号线开始,有 1 至 10 号线;标号在 0 以下,0 越多则缝线越细,抗张强度越小,最小可达 12-0(表 2-4-2),牙周手术常用 4-0、5-0、6-0 缝线。在伤口处理中缝线的选择取决于以下几个因素:缝合伤口时涉及的组织层数、伤口的张力、缝合深度、伤口水肿情况、预期的拆线时间、是否有足够的强度,以及尽量不引起伤口的炎性反应。

表 2-4-2 《美国药典》标注的缝线规格

标号	直径(mm)	
	上限	下限
4	0.7	0.799
3	0.6	0.699
2	0.5	0.599
1	0.4	0.499
0	0.35	0.399
2-0	0.349	0.349
3-0	0.2	0.249
4-0	0.199	0.15
5-0	0.149	0.1
6-0	0.099	0.07
7-0	0.069	0.05
8-0	0.049	0.04
9-0	0.039	0.03
10-0	0.029	0.02

　　天然的可吸收缝线,如羊肠线,来自哺乳动物的胶原蛋白合成,具有一定的抗原性,且抗张强度维持时间较短,一般在 3～5 天,难以长期维持牙周手术后伤口的稳定,因此使用较少。目前较为常用的可吸收缝线主要为人工合成材料,其降解性好,且炎性反应小,有良好的抗张强度。牙周手术中运用较多的人工合成可吸收缝线有以下几类:①聚乙交酯类,具有良好的均一性、稳定性,无毒无抗原性;②聚乳酸类,生物相容性好,最终降解为二氧化碳和水,③聚对二氧环己酮,在体内可保留时间长,引起组织反应小,适用于缝合愈合时间较长的伤口。可吸收缝线可以用于缝合埋在龈瓣内部的组织,术后可以不拆除,自行降解(图 2-4-7)。

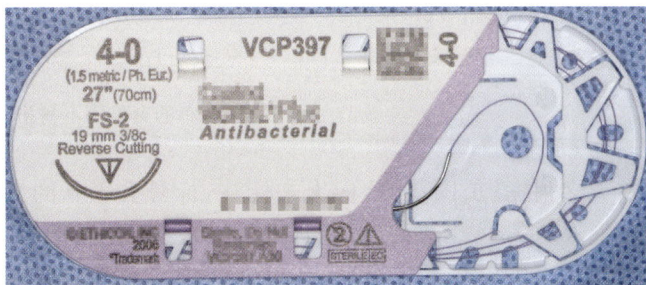

图 2-4-7　4-0可吸收缝线

　　不可吸收缝线多使用丝线。丝线由蚕茧的连续性蛋白质纤维制成,为多股编制而成,分线团和线束两种包装。其优点是价格低廉、容易消毒、使用方便、打结结实;缺点是容易刺激组织产生炎性反应。不可吸收缝线主要用于缝合皮肤、皮下或体内结缔组织、肌肉等。牙周手术中常用的不可吸收缝线是尼龙线和聚四氟乙烯线,可为单股或多股线,生物相容性好,组织反应小,在拆除前能持续为伤口提供抗张力保护(图2-4-8)。

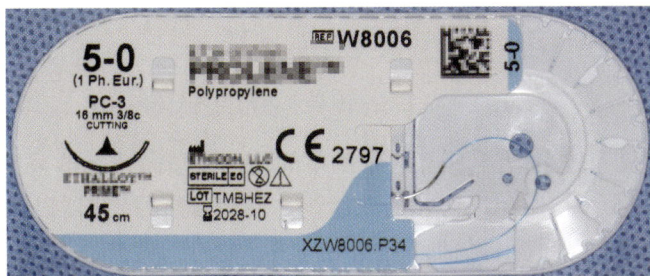

A. 5-0不可吸收缝线

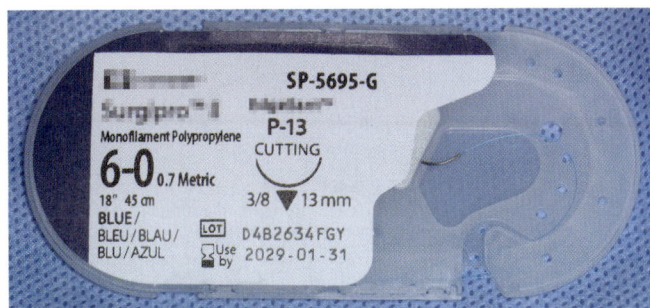

B. 6-0不可吸收缝线

图2-4-8　牙周手术常用的不可吸收缝线

选择缝线应遵循以下原则:①缝线尺寸参考被缝合组织的厚度和特性,使用与被缝合组织天然强度相匹配的最细缝线。②缝线的抗张强度应与被缝合组织的张力等强。③无菌要求高的伤口尽量不采用有毛细现象的缝线。

三、持针器

持针器是用于夹持缝针进行缝合的器材。缝合时必须根据缝针的尺寸来选择大小合适的持针器,牙周手术中还需要用到显微持针器(图2-4-9)。

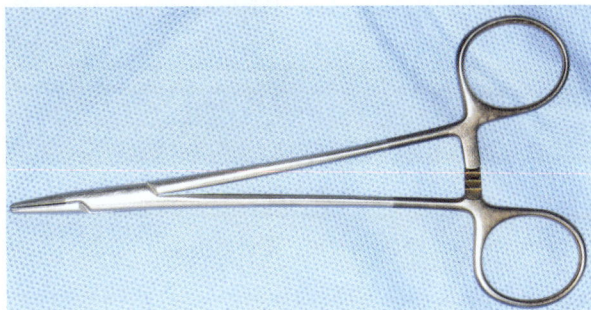

A. 持针器

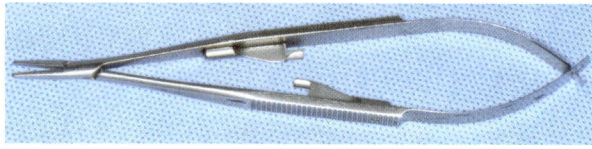

B. 显微持针器

图2-4-9 牙周手术中常用持针器

显微持针器的尺寸较小,有利于在狭窄的空间使用。显微持针器采用锁扣式设计,可以减小夹持和松开时的力量,避免损伤邻近软组织。同时,显微持针器以执笔式握持,以小臂和手腕发力为主,能灵活调控,再辅以环指或中指做支点,能极大提升缝合操作精度(图2-4-10)。

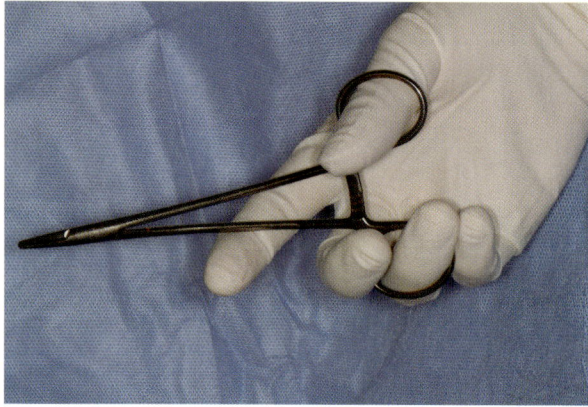

A. 常用持针器握法

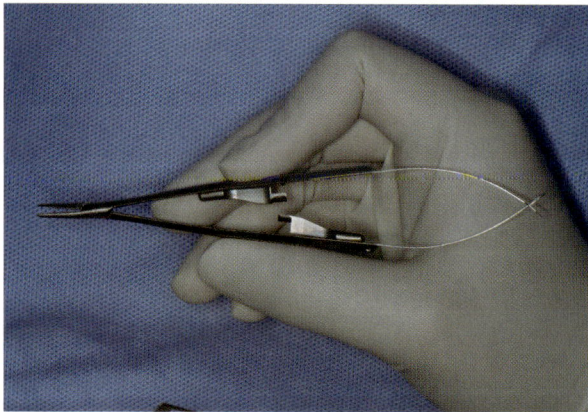

B. 显微持针器握法

图2-4-10 持针器握法

四、组织夹持器(组织镊)

牙周手术常用的组织镊有平喙组织镊、带孔弯头缝合镊和显微组织镊(图2-4-11)。

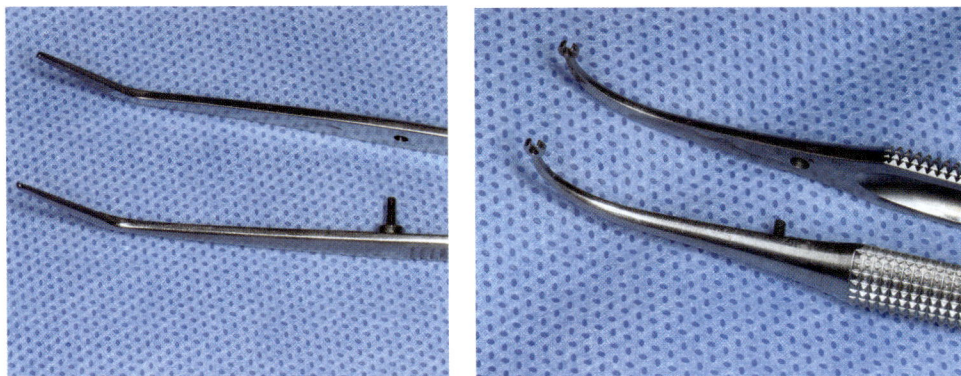

A. 平喙组织镊

B. 带孔弯头缝合镊

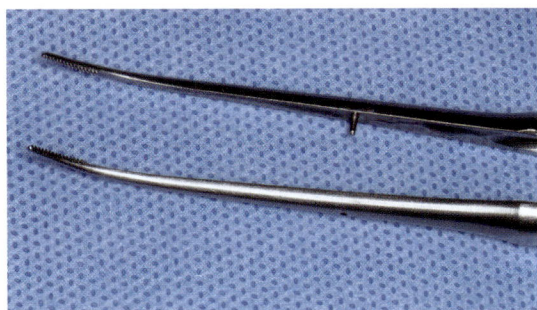

C. 显微组织镊

图 2-4-11　牙周手术常用的组织镊

平喙镊对组织损伤最小,但操控性有限。为了最大限度减小对龈瓣等牙周软组织的损伤,一般建议使用平喙镊。

带孔弯头缝合镊可以在夹持组织的同时,固定进针点,在需要精准缝合龈瓣的手术中可以起到很好的辅助作用。

显微手术镊具有精细的尖端、平滑的钳口,既可以进行龈瓣的夹持,又可以辅助夹持缝针。

第五节　注意事项

牙周手术因操作环境狭窄、视野受限,加之缝合组织脆嫩、易撕裂,给术者带来极大的挑战。在当前牙周手术日益追求微创化、精细化的背景下,根据不同的手术方法合理选择并应用不同的器材,将直接影响手术的最终效果。

从手术效果来看,手术过程越微创,术后组织愈合越佳。除了合适的手术器材以外,术者操作的精细程度和熟练度对术后效果也至关重要。因此,牙周手术医生需要树立使用精细牙周手术器材将手术区组织创伤程度降到最低并确保各类牙周手术得以精准且合理完成的目标。

(李虎虓)

第三章

牙周缝合技术

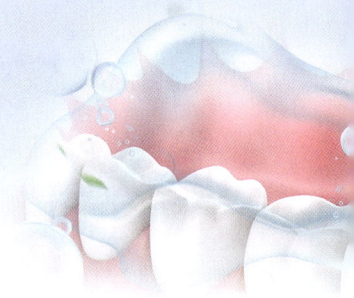

使用恰当的缝合技术,选择合适的缝针、缝线,可以使手术后的龈瓣和移植组织稳定地复位于牙槽骨或牙根表面,抵抗龈瓣边缘张力,促进伤口愈合,减少无效腔,避免术后出血,预防感染。严密的缝合可以尽量减少愈合过程中龈瓣和移植物相对于缝合部位的微动,促进伤口血管化,避免手术部位发生坏死,从而防止瘢痕形成。

第一节 缝合原则

牙周手术缝合的基本原则:
(1) 缝合时龈瓣张力适中。
(2) 缝合时,应从可活动的组织部位进针,穿过固定组织出针。
(3) 线结尽量远离创面边缘。
(4) 尽可能使用细的缝线。
(5) 尽量减少线结数量。
(6) 尽量减少缝线用量。
(7) 缝线打结不宜过紧,避免压迫龈瓣造成坏死。

第二节 缝合方法

缝合创口时,应选择合适的持针器夹持缝针,夹持缝针体部靠近针尾 1/3 的区域。注意避免夹持针头,以保持针头锋利。缝针进入组织时,持针器的施力方向应当顺应缝针的曲度。缝合时进针的间距应保持一致,两侧创口进针点距离边缘的距离基本一致。为了防止创口撕裂,进针点距离创口边缘的距离以 1～2 mm 为宜。穿针时针头与组织表面呈 90°。

常用的牙周缝合方法包括间断缝合、褥式缝合、悬吊缝合及连续缝合等。不同部位的创口和不同的缝合目的需要采用不同的缝合方式。

一、间断缝合

间断缝合是牙周手术中最常使用的缝合方式之一,适用于牙周翻瓣手术中缝合牙齿邻间隙内的龈乳头,以及对各种创口进行对位缝合,如关闭垂直切口等。按照缝线是否在被缝合的组织边缘产生交叉,又可以分为圈形间断缝合(图 3-2-1)和"8"字间断缝合(图 3-2-2)。圈形间断缝合能够精确对位创口两侧软组织,利于创口愈合,常用于无牙区牙龈软组织创面关闭或者垂直切口的关闭。"8"字间断缝合中,两侧软组织之间存在缝线的交叉,可以避免创口的牙龈内卷,常用于牙周翻瓣术后两牙邻间隙区域的关闭。

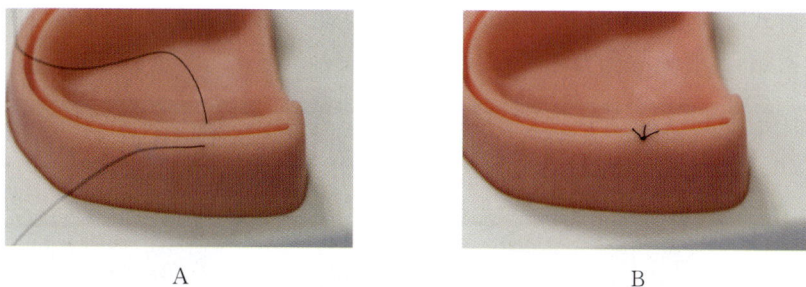

A   B

图 3-2-1　圈型间断缝合

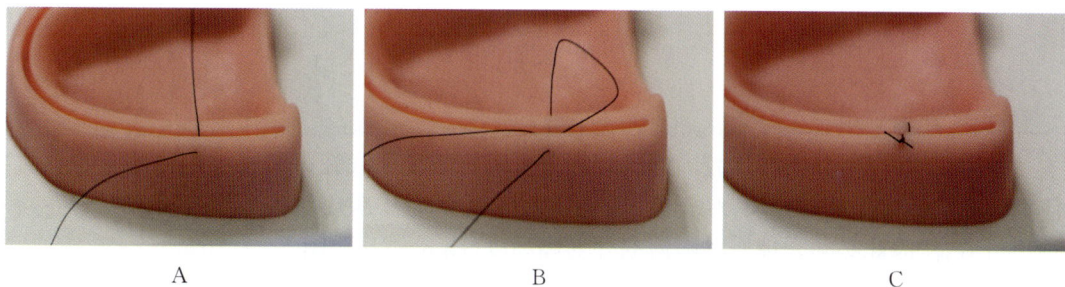

A   B   C

图 3-2-2　"8"字间断缝合

二、褥式缝合

褥式缝合适用于需要减张的切口。有别于间断缝合,褥式缝合在两侧被缝合组织上需各穿针 2 次。缝线的冠方应该尽量接近创口边缘,对创口造成轻微的压力,有利于创口精确对位,并稳固龈瓣。相对于间断缝合,褥式缝合的缝线不会压迫创口边缘,影响创口愈合,适用于牙周软硬组织增量手术。若两次穿针的连线平行于切口,则称为水平褥式缝合;若垂直于切口则称为垂直褥式缝合。若进针后从另一侧龈瓣内表面穿针,随后从该侧龈瓣外表面进针,再从对侧龈瓣内表面穿针,则称为内褥式缝合,即跨越颊舌侧的缝线在龈缘根方。若进针后从进针同侧的龈瓣内表面穿回,缝线跨越邻间隙再从另一侧龈瓣外表面进针,随后从该侧龈瓣内表面穿回,令缝线大部分暴露于口腔环境中,则称为外褥式缝合,即跨越颊舌侧的缝线在龈缘冠方。

(一) 内褥式缝合

水平内褥式缝合可以使龈瓣稍微外翻,从而方便创口关闭时进针和缝合。同时可以对创口造成一定的压迫,避免创口微动和无效腔形成,一般用于无牙区的减张手术(图 3-2-3)。

A   B

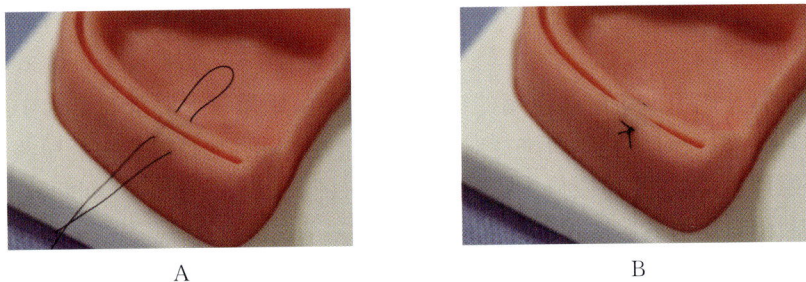

图 3-2-3　水平内褥式缝合

　　垂直内褥式缝合适用于需要冠向复位的龈瓣。缝线的冠方应该尽量靠近龈乳头顶点，使龈乳头紧密贴合，避免龈乳头坏死(图 3-2-4)。

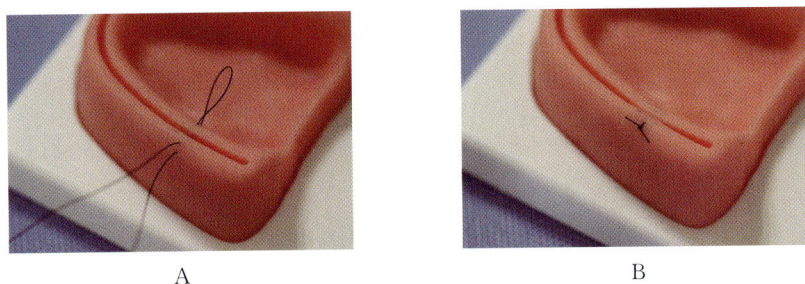

A   B

图 3-2-4　垂直内褥式缝合

(二) 外褥式缝合

　　外褥式缝合中，外露在口腔内的缝线部分可以将龈瓣和龈乳头紧密压迫在牙槽嵴表面，使颊舌侧的龈瓣严密对位，有利于创口的初期闭合。缝合中龈瓣对位区域容易发生内卷，影响伤口愈合，因此必须合理修整龈瓣的外形和高度(图 3-2-5、图 3-2-6)。

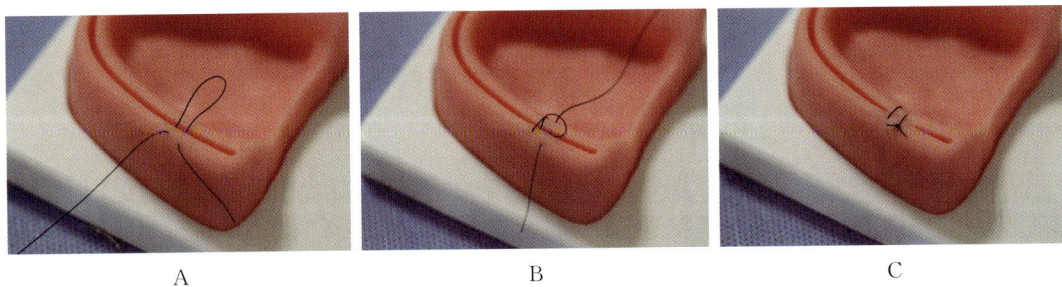

A   B   C

图 3-2-5　水平外褥式缝合

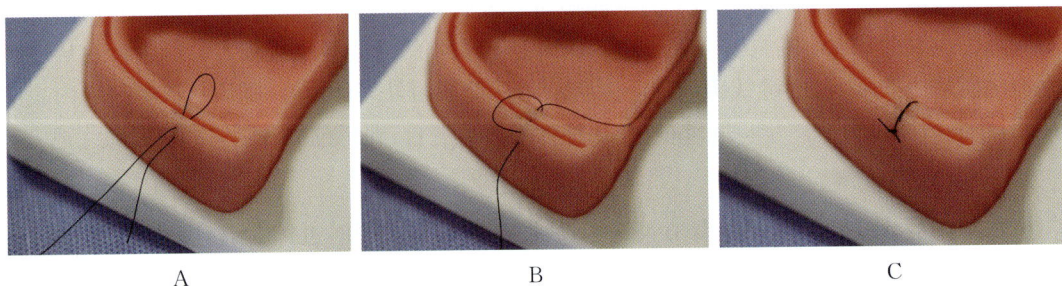

A   B   C

图 3-2-6　垂直外褥式缝合

相比于内褥式缝合,外褥式缝合对两侧龈瓣边缘有一定压迫作用,更有利于两侧龈瓣边缘的严密对位。同时,外褥式缝合也容易压迫龈缘,从而导致愈合过程中龈缘位置降低,或产生不易消退的缝线压痕。

(三) 改良褥式缝合

如果手术对龈乳头贴合的要求较高,可以在褥式缝合的基础上进行改良。缝合时在舌腭侧预留适当长度的袢状缝线,用颊侧的缝线穿过袢后再打结,将缝线轻柔地压迫在龈乳头顶端(图3-2-7)。

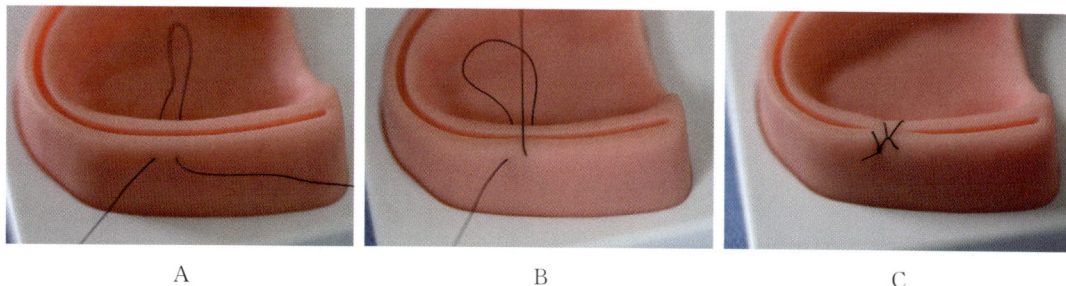

图3-2-7 改良褥式缝合

改良褥式缝合兼具内褥式缝合和外褥式缝合的优点,既可以保证两侧龈瓣严密对位,关闭创口,实现一定程度的冠向复位,又能够轻微压迫龈缘,避免龈缘过度外翻,利于龈乳头一期愈合。

(四) 双层水平褥式缝合

在冠向复位的龈瓣根方,还可以使用双层水平褥式缝合辅助控制龈瓣的张力。该种缝合方式可将龈瓣的张力局限在缝线的进针点上,从而降低龈瓣的张力。但是由于该种缝合方式易压迫牙槽黏膜,形成瘢痕,临床中已逐渐放弃使用(图3-2-8)。

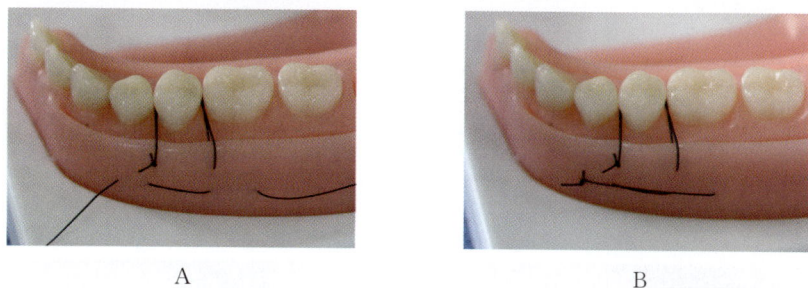

图3-2-8 双层水平褥式缝合

(五) 连续交叉水平褥式缝合

连续交叉水平褥式缝合主要用于关闭腭侧软组织供区的创口,交叉走行的缝线更有利于压迫固定腭侧龈瓣和敷料,避免创口出血(图3-2-9)。

三、悬吊缝合

通过悬吊缝合将龈瓣固定在牙齿上,可使龈瓣紧密贴

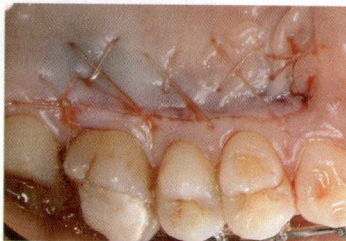

图3-2-9 连续交叉水平褥式缝合

合下方组织。其中,以邻牙作为悬吊的锚点称为水平悬吊缝合,以牙间的树脂充填体作为锚点称为垂直悬吊缝合。悬吊缝合尤其适用于缝合颊舌侧存在一定高度差的龈瓣,如在软组织增量手术中,通过悬吊缝合将颊侧分离松弛的龈瓣冠向复位,并紧贴于牙根和骨面(图3-2-10)。

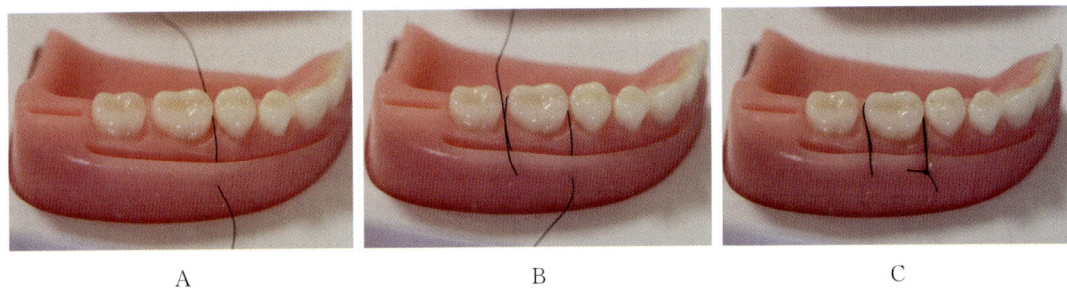

A　　　　　　　B　　　　　　　C

图3-2-10　单牙水平悬吊缝合

四、连续缝合

当手术切口范围较大或涉及多颗牙时,可以使用连续缝合关闭创口。根据缝合的基本方法,连续缝合包括简单连续缝合、连续悬吊缝合和连续锁边缝合等。连续缝合可以减少龈瓣表面线结的数量,避免线结处菌斑堆积,同时能够将龈瓣的张力均匀地分布在创口边缘,促进创口愈合。但连续缝合对术者的操作要求更高,如果缝线一处发生断裂或某一处龈瓣发生撕裂,可能导致整个龈瓣松动,影响创口愈合(图3-2-11、图3-2-12、图3-2-13)。

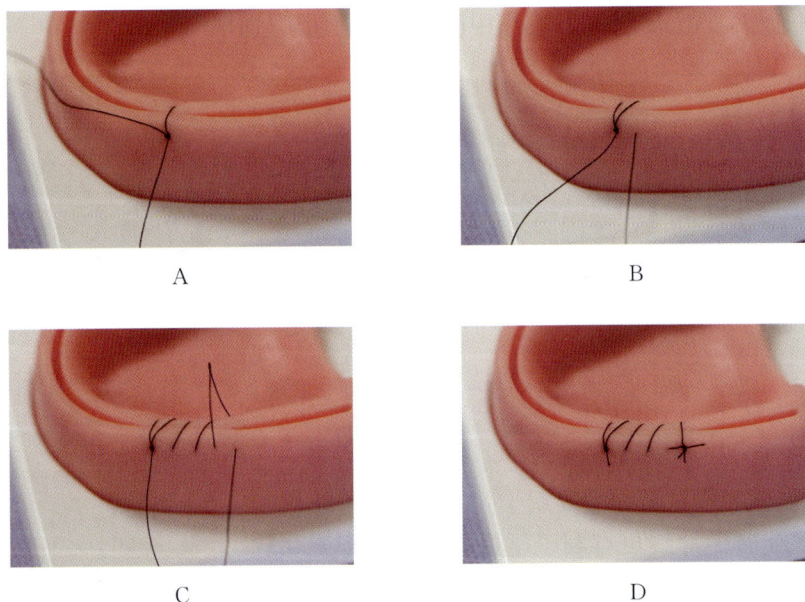

A　　　　　　　B

C　　　　　　　D

图3-2-11　简单连续缝合

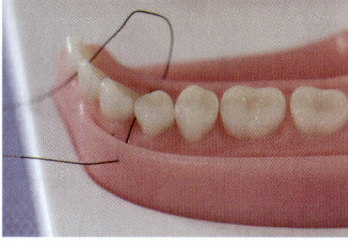
A

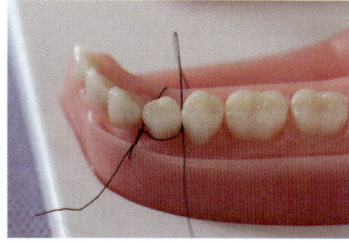
B

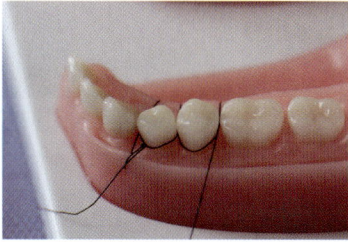
C

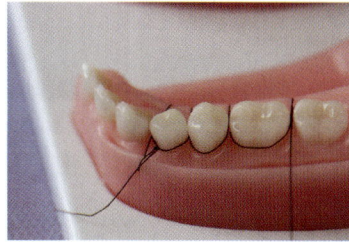
D

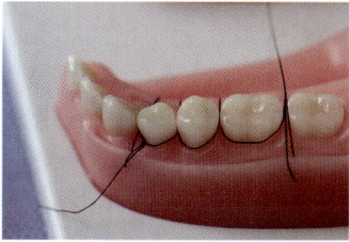
E

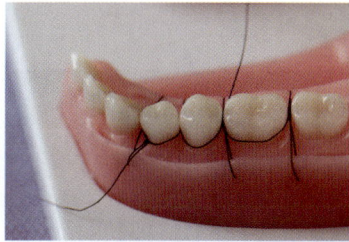
F

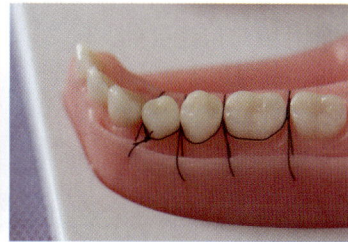
G

图 3-2-12　连续悬吊缝合

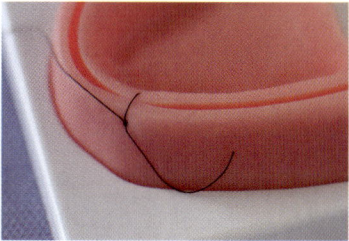
A

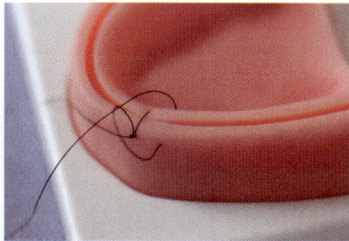
B

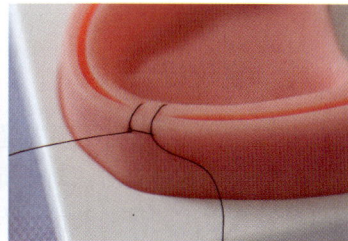
C

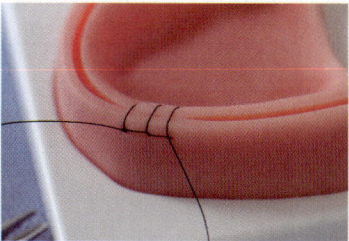
D

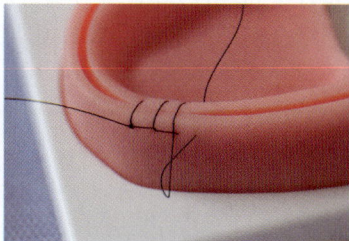
E

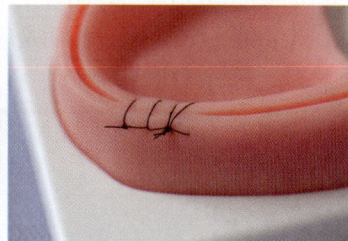
F

图 3-2-13　连续锁边缝合

五、锚式缝合

适用于末端游离缺失的牙齿远中楔形瓣的缝合,或缺牙间隙和牙齿相邻处龈瓣的缝合。缝合时进针点靠近牙齿,使龈瓣与牙面紧贴(图3-2-14)。

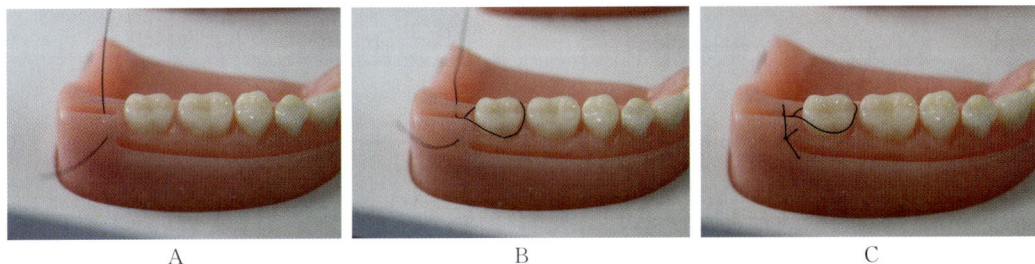

A　　　　　　　　　B　　　　　　　　　C

图3-2-14　锚式缝合

六、骨膜缝合

对于需要根向复位的龈瓣,可以在制备半厚瓣的基础上,使用间断缝合将龈瓣直接与根方的骨膜对位缝合(图3-2-15)。

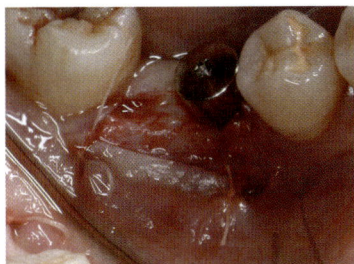

图3-2-15　骨膜缝合

七、定位缝合

在隧道技术中,利用预先缝合在移植物上的缝线,可以调整移植物在隧道内的位置。

选择合适的缝合方法对于促进创口一期愈合至关重要,有助于达到预期的手术效果。虽然每种缝合方法的目的和优缺点不同,但并不存在绝对的适应证或禁忌证。缝合方法的选择并不是一成不变的,即使是针对同一个患者,不同医生也可能选择不同的缝合方法。此外,根据创口的实际情况,还可以同时使用多种不同缝合方法,或对现有的缝合方法进行个性化改良。临床医生不能一味照本宣科,而是应当结合实际情况和手术的预期目标灵活选择合适的缝合方法。

(孙文韬)

缝合方法视频

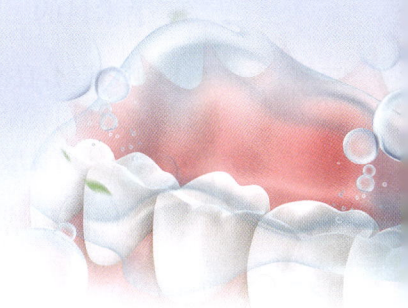

第四章

牙周翻瓣术

第一节 概　述

一、手术简介

牙周翻瓣术(periodontal flap surgery)是使用最广泛的牙周手术之一,其常用术式包括:改良 Widman 翻瓣术、原位复位瓣术及根向复位瓣术等。

早在 20 世纪初,Neuman、Widman 和 Cieszynski 等学者先后提出翻瓣术的概念。1918年,Widman 提出通过根向内斜切口和垂直切口翻开病变区的黏骨膜瓣,暴露下方的病变牙槽骨和牙骨质,并去除牙周病损部位的炎性肉芽组织,内斜切口的位置距游离龈缘约 1 mm并直达牙槽嵴顶,呈扇贝形。该术式旨在形成新的牙周附着和健康的牙周袋内壁。

随着翻瓣术的不断发展,出现了改良 Widman 翻瓣术,并由多位学者不断改进完善。1974 年,Ramfjord 等对 Widman 翻瓣术进行了改良,其与 Widman 翻瓣术的主要区别在于第一切口平行于牙长轴,黏骨膜瓣仅需翻至距牙槽嵴顶 2～3 mm 处等,其目的是尽量保护骨组织,并使术后牙龈组织更好地贴合在硬组织上,获得良好的牙龈外形以利于患者控制牙菌斑。除此之外,还可以使角化牙龈的高度得以保持,也有利于牙周再生材料的植入和术后美观,因此在临床上被广泛应用至今。

原位复位瓣术与改良 Widman 翻瓣术的区别在于前者通过第一切口将软组织袋壁直接切除,因此也被认为是内斜切口的牙龈切除术。为了避免术后出现膜龈异常的问题,术前应充分评估术区的角化牙龈是否有足够的宽度。而根向复位瓣术是将牙周袋软组织壁向根方推移,复位至刚刚覆盖牙槽嵴顶的水平,从而减少或消除牙周袋深度。根向复位瓣将部分游离的角化牙龈在术中缝合复位至附着龈区域,使得膜龈联合处的位置向根方移动,因此根向复位瓣术能够保留角化龈宽度。三种术式的选择主要取决于牙周袋深度及膜龈联合的位置。

二、手术目的

(1) 彻底清创，直视下清除根面的牙石及肉芽组织，适度根面平整。

(2) 减少牙周袋深度。

(3) 修整牙槽骨形态。

三、适应证和禁忌证

（一）适应证

(1) 经完善基础治疗、牙菌斑控制良好后仍存在 PD 在 5 mm 以上的深牙周袋或难以彻底清创的复杂牙周袋，且探诊出血。

(2) 牙周袋底超过膜龈联合，无法通过单纯牙龈切除术消除深牙周袋，或术后需尽量保留角化牙龈。

(3) 存在根分叉病变，需暴露根分叉区域进行清创。

（二）禁忌证

(1) 基础治疗不完善，局部炎症控制不佳，或局部促进因素尚未消除。

(2) 菌斑控制不佳，患者未掌握正确的口腔保健措施。

(3) 患者存在未控制的系统性疾病。

第二节　手术方法

牙周翻瓣术的切口主要包括内斜切口、沟内切口及牙间切口。根据不同的术式，切口的具体位置也会有所改变（图 4-2-1）。改良 Widman 翻瓣术的内斜切口距离龈缘较近，尽量保存牙龈外侧的附着龈，内斜切口一般距离患牙 0.5~2 mm。原位复位瓣术中，内斜切口位于牙周袋底所对应的牙龈外侧附着龈处或稍冠方，该术式仅用于切口根方的角化牙龈有足够宽度的位点，术者可以通过对牙周袋深度及膜龈联合的位置进行评估，且应注意刀片的方向转变。根向复位瓣术常用于角化牙龈过窄的病例，因此内斜切口应尽量靠近龈缘。

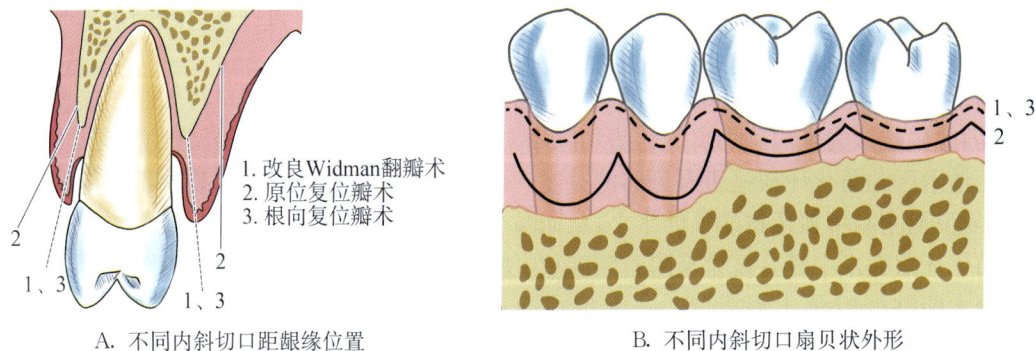

1. 改良Widman翻瓣术
2. 原位复位瓣术
3. 根向复位瓣术

A. 不同内斜切口距龈缘位置　　　　B. 不同内斜切口扇贝状外形

图 4-2-1　不同类型翻瓣术内斜切口示意图

一、改良 Widman 翻瓣术

（1）麻醉。应用阿替卡因肾上腺素注射液行局部浸润麻醉。

（2）消毒、铺巾。患者的面部及术区需彻底消毒，术前可让患者使用 0.12% 氯己定含漱液清洁口腔。口腔内可使用 1% 碘酊消毒，顺序从口内术区至整个口腔。口腔周围的皮肤使用 75% 乙醇消毒，应从术区中心开始，逐步向四周环绕涂布，上至眼眶下缘，下至下颌下缘，双侧至两侧耳前线。

（3）第一切口为内斜切口。可使用 11 号刀片，刀片的方向可以平行于牙面或与牙面呈 10°（图 4-2-2A），切口应至少距龈缘 0.5~2 mm，深度直达牙槽嵴顶，尽可能确保去除所有的沟内上皮及袋内壁肉芽组织。刀片应沿着龈缘的扇贝状外形，不断改变方向，移动至邻面，则注意保护龈乳头。若牙周袋较浅，或有美学的需求，则可以在游离龈边缘处使用沟内切口（图 4-2-2B）。腭侧的切口也要保持扇贝状外形，从牙槽突外侧 1~2 mm 处直达牙槽嵴顶，以确保龈瓣与牙面外形贴合（图 4-2-2C）。临床中值得注意的是，第一切口对翻瓣术非常重要，直接决定了术后牙周袋深度的减少量，因此在做第一切口前应当使用探针详细记录 PD，避免切除量不足或者切除过量。

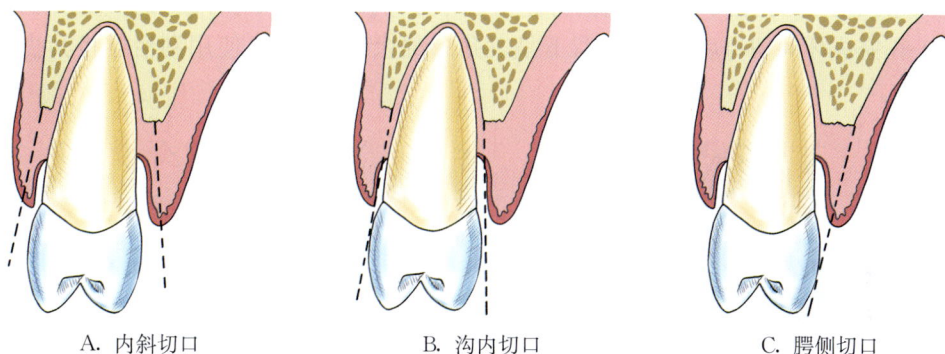

图 4-2-2　改良 Widman 翻瓣术切口设计示意图

（A. 内斜切口　　B. 沟内切口　　C. 腭侧切口）

（4）使用骨膜剥离器沿着第一切口将龈瓣从骨面剥离，可将全厚瓣翻开至刚好暴露牙槽嵴顶及邻面牙槽突的位置。

（5）第二切口为沟内切口。将刀片插入牙周袋底，从龈沟直达骨面。切口围绕术区的患牙一周。

（6）第三切口为牙间水平切口。将术区颊侧和舌侧龈瓣翻开后，用刀片在牙槽嵴顶冠方制备第三个切口，水平切断牙龈组织与牙面的连接，切口在颊、舌侧以及相邻两牙之间的邻面进行，并移除牙龈领圈。临床中在第一切口完成后也可使用刮治器械直接刮除围绕牙根的牙龈组织，因为此时炎症组织附着松散，刮治器械可以轻松将其刮除，从而避免第二、第三切口。

（7）刮治器刮除牙龈组织及肉芽组织。检查牙根表面，进行根面刮治及根面平整。如果牙槽嵴附近的牙根表面有残留的牙周膜，应该予以保留。在刮治的过程中，避免将龈瓣与骨面分离，而是将刮治器伸入龈瓣下方进行清创。刮治完成后可使用乙二胺四乙酸处理根面 1~2 min，随后使用无菌生理盐水冲洗术区。修整颊舌侧、邻面软组织时要避免修整过度,避免缝合时邻面的牙槽骨暴露于口腔中。

(8) 牙槽骨修整。如果牙槽骨的外形不规则,伴骨下袋形成,或牙槽骨外形不利于术后软组织的附着及愈合,则需进行骨修整。

(9) 缝合。对术区的龈瓣进行缝合,使龈瓣的位置固定。缝合方法多样,包括间断缝合、连续锁边缝合、悬吊缝合等。

(10) 术后护理。术后对患者进行口腔卫生指导,一般术后1周拆除缝线。

二、原位复位瓣术

(1) 术前使用探针探查牙周袋深度,然后标记出袋底的位置。

(2) 将标记各点连线即为袋底的位置,切口的终点止于牙槽嵴顶的根方,而切口的角度取决于牙龈的厚度(图4-2-3A)。

(3) 第二切口,即沟内切口。将刀片从袋底切入,直达骨面,将牙面与牙槽骨面上附着的结缔组织分离。

(4) 使用骨膜分离器将龈瓣从内斜切口处钝性分离。龈瓣不需要进行根向复位,所以无须增加垂直切口。

(5) 第三切口,即牙间切口。将刀片垂直于牙面,将结缔组织与骨面水平离断。

(6) 在完成牙间切口后,术区遗留下呈三角形的余留组织,可使用刮治器将其去除(图4-2-3B)。

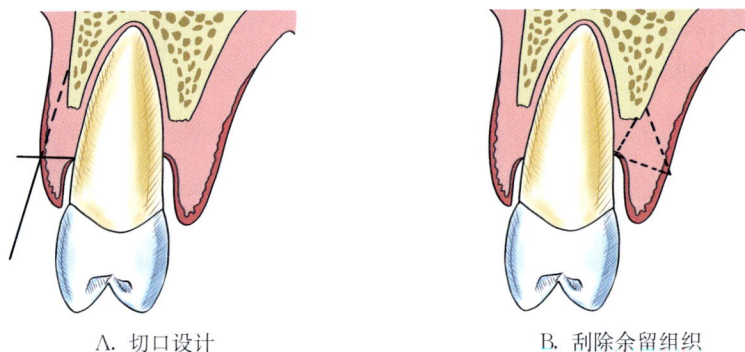

A. 切口设计　　　　　　　　　　　B. 刮除余留组织

图4-2-3　原位复位瓣手术示意图

(7) 使用刮治器对术区彻底清创,刮除肉芽组织。

(8) 在龈下刮治、根面平整后,将龈瓣复位于牙槽嵴顶与根面的交界处。

(9) 缝合。

三、根向复位瓣术

(1) 内斜切口。切口距龈缘小于1 mm,并且由于龈瓣是根向复位,在牙间隙的切口无需强调扇贝状外形。第二切口是沟内切口,第三切口是牙间切口,修剪牙周袋壁内的肉芽组织。

(2) 垂直切口的长度要超过膜龈联合,保证龈瓣根向复位时有足够的活动度。如需牙槽骨修整则制备全厚瓣,可使用骨膜分离器进行钝性分离至骨修整区根方1 mm左右,再向根方制备半厚瓣。半厚瓣使用刀片锐性分离,将骨膜及部分结缔组织留在骨面。

(3)彻底刮除肉芽组织及根面的牙石,必要时进行根面平整、牙槽骨修整。

(4)将龈瓣根向复位,可使用间断缝合或结合双层水平褥式缝合将龈瓣固定在根方骨膜上。

四、腭侧瓣术

腭侧为附着的角化组织且没有弹性,因此腭侧瓣不能向根方复位,也不能制备半厚瓣。

(1)第一切口通常采用内斜切口,复位缝合时龈瓣能复位于牙槽嵴顶的根面上。

(2)第二切口为沟内切口。

(3)第三切口为牙间切口。如果腭侧组织较厚,在内斜切口后,可以在切缘附加水平方向牙龈切除术的切口。

(4)龈瓣尽量修整变薄,龈缘呈刃状,以更好地贴合下方的骨组织。可以选择在龈瓣完全与骨面分离前进行修整。

(5)扇贝形切口的顶端部分应该比线角区域窄,因为腭根向根方逐渐变细。圆形的扇贝状切口会导致腭瓣不能紧贴牙根。

(6)一般在龈瓣与骨膜分离前对龈瓣的厚度进行修整。在龈瓣翻开后如需进行修整,可以使用 15 号刀片锐性分离腭侧术区的结缔组织。

第三节 病例与体会

一、病例

病例 1

患者,女,35 岁。主诉为全口牙龈肿胀 1 年余。临床检查示:菌斑指数(plaque index,PLI):1~3,牙石指数(calculus index, CI):2,全口牙龈充血水肿,PD:3~8 mm,出血指数(bleeding index, BI):2~4。14~17、24~27、32~42、44 牙位松动Ⅰ~Ⅱ度。全颌曲面断层片示:32~42 牙位牙槽骨吸收达根长 2/3,14~23、36、37、47 牙位的牙槽骨吸收小于根长 1/3,余牙牙槽骨吸收达根长 1/3~1/2(图 4-3-1)。诊断为:牙周炎(Ⅲ期 C 级,广泛型)。结合患者情况进行牙周基础治疗,口腔卫生指导,全口龈上洁治、龈下刮治,调𬌗,基础治疗后对患者牙周情况再次评估,拟分区段行牙周翻瓣术。

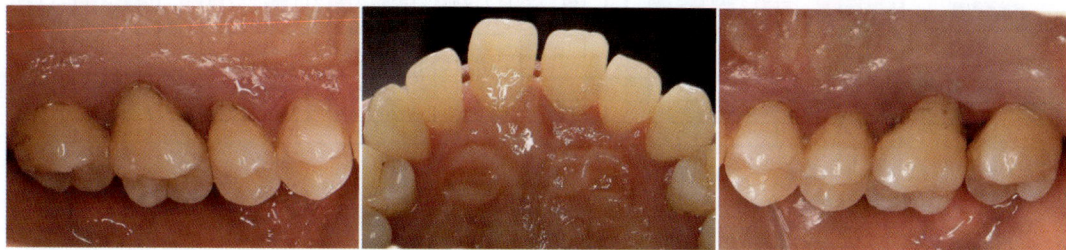

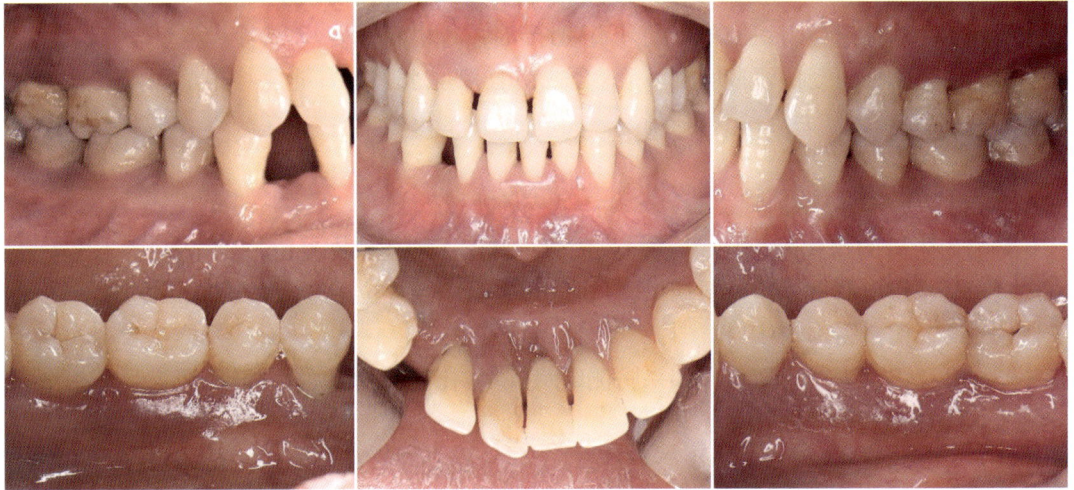

A. 口内临床照片

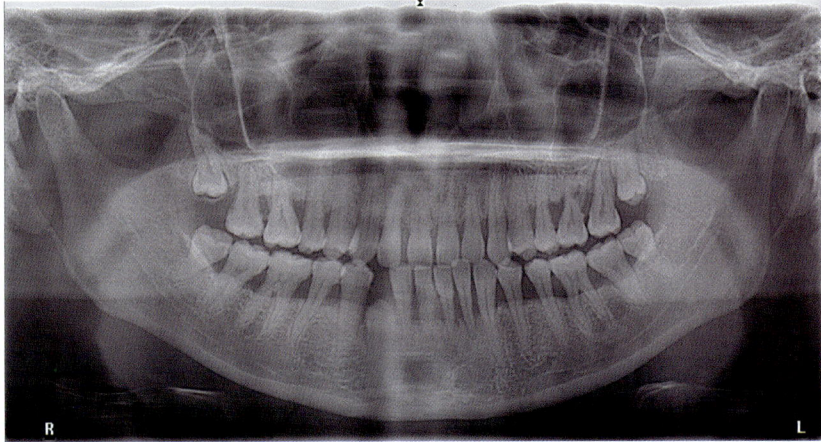

B. 全颌曲面断层片

C. 牙周检查表

牙位	17			16			15			14			13			12			11			21			22			23			24			25			26			27		
探诊深度(颊)	7	8	5	6	7	6	6	2	4	6	2	3	2	1	3	2	4	4	2	1	2	5	1	2	3	1	3	6	1	4	6	5	6	6	6	6	6	6	5	8	8	8
探诊深度(舌)	5	4	5	5	4	5	6	4	6	7	6	4	3	3	2	2	4	2	2	2	5	4	3	3	2	4	3	5	5	5	5	6	4	7	4	4						
龈缘至釉牙骨质界距离(颊)	0	-1	-1	-2	-1	0	0	-1	0	1	-1	1	1	0	1	2	2	1	2	1	2	5		-1				1	-1	1				-1	0	0	-2	0	0	0	1	
龈缘至釉牙骨质界距离(舌)	0	0	0	-3	-1	-1	-2	1	1	0	1	1	0	1	0	0	0	1	0	0	0	1	0	1	0	-1	0	0	0	0	0	0	0	-1	0	1	-3	-2	-3	-1	1	
探诊出血(颊)	+	+	+	+	+	+	+	+	+	+	+	+	+	+	+	+	+	+	+	+	+	-	-		+	-	+		-	-	-	+	-	+	+	+	+	+	+	+	+	+
探诊出血(舌)	+	+	+	+	+	+	+	+	+	+	+	+	+	+	+	+	+	+	+	+	+	+	+	+	+	+	+	+	+	+	+	+	+	+	+	+	+	+	+	+	+	+
松动度		1			2			1			1																					1			1			2			2		

牙位	47			46			45			44			43			42			41			31			32			33			34			35			36			37		
探诊深度(颊)	5	5	5	7	2	7	6	2	5	6	2	5				8	2	7	7	2	7	2	8	6	2	6	2	2	1	4	2	2	6	6	2	5	5	3	6	2	3	5
探诊深度(舌)	6	4	6	6	6	6	7	6	6	6	7	6	5			5	6	6	7	6	6	5	5	6	5	5	6	4	4	4	6	6	5	7	5	5	7	4	8	3	6	5
龈缘至釉牙骨质界距离(颊)	0	0	0	0	0	0	0	-1	0	1	-1	-1				-1	-2	0	1	0	0	0	0	0	0	-1	0	0	-1	0	1	-1	0	1	0	0	0	0	0	0	0	0
龈缘至釉牙骨质界距离(舌)	0	-1	0	0	0	0	0	0	0	0	-2	-2				0	0	1	-1	-2	1	0	-1	0	0	-1	1	1	-1	0	1	0	0	0	0	0	0	0	0	0	1	1
探诊出血(颊)	+	+	+	+	+	+	+	+	+	+	+	+				+	+	+	+	+	+	+	+	+	+	+	+	+	-	+	+	+	+	+	-	+	+	+	+	+	+	+
探诊出血(舌)	+	+	+	+	+	+	+	+	+	+	+	+				+	+	+	+	+	+	+	+	+	+	+	+	+	+	+	+	+	+	+	+	+	+	+	+	+	+	+
松动度											1			缺失			1			2			2			2																

图 4-3-1　基础治疗前临床资料

在完善的牙周基础治疗后再次评估患者的牙周情况(图 4－3－2),此时,仍存在大量 PD>5 mm 的位点,且后牙区存在骨形态不佳,因此拟分次进行牙周翻瓣术。

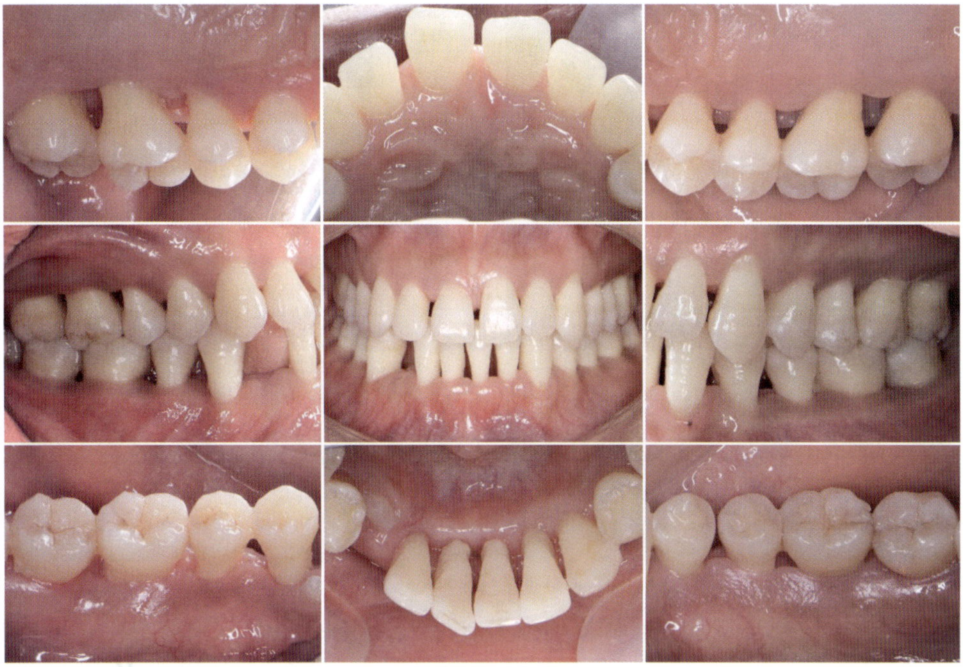

A. 口内临床照片

牙位	17			16			15			14			13			12			11		
探诊深度(颊)	7	6	4	4	5	4	4	2	3	6	2	3	3	1	2	2	2	3	2	2	3
探诊深度(舌)	8	4	3	3	2	3	3	4	4	6	3	5	3	2	2	2	2	2	2	2	3
龈缘至釉牙骨质界距离(颊)	1	0	-1	-2	-2	-2	-2	-1	1	1	0	1	1	0	0	0	0	0	0	0	1
龈缘至釉牙骨质界距离(舌)	0	-1	-3	-3	-4	-2	-2	-2	0	0	0	0	0	0	0	0	0	0	1	1	1
探诊出血 (颊)	+	+	+	+	+	+	+	+	-	+	+	-	+	-	-	-	-	-	-	-	-
探诊出血 (舌)	+	-	+	-	-	-	+	+	-	+	+	+	-	-	-	+	-	+	+	+	+
松动度	1			2			1			1											

牙位	21			22			23			24			25			26			27		
探诊深度(颊)	4	1	2	2	2	2	2	1	2	3	2	4	4	2	5	4	4	3	7	7	8
探诊深度(舌)	5	4	2	2	2	2	3	2	3	3	2	4	3	4	6	4	4	5	3	5	7
龈缘至釉牙骨质界距离(颊)	2	0	1	0	0	0	0	-1	1	0	0	0	0	-1	0	0	-2	0	0	0	1
龈缘至釉牙骨质界距离(舌)	1	0	0	0	0	0	1	0	0	-1	0	-1	-1	0	-1	-2	-3	-3	-2	-1	0
探诊出血 (颊)	+	-	-	-	-	+	-	-	+	+	-	+	+	-	+	+	-	+	+	+	+
探诊出血 (舌)	+	+	+	+	+	+	+	+	+	+	-	+	+	+	+	+	+	+	+	+	+
松动度										1			1			2			2		

牙位	47			46			45			44			43			42			41		
探诊深度(颊)	4	4	4	5	2	4	4	1	4	5	1	6				6	1	4	3	1	3
探诊深度(舌)	5	4	4	3	2	4	3	5	4	5	7	6				6	3	2	2	2	2
龈缘至釉牙骨质界距离(颊)	0	0	0	0	0	0	0	-1	0	1	-1	-1				-1	-2	0	1	0	0
龈缘至釉牙骨质界距离(舌)	0	-1	0	0	0	0	0	0	0	0	-2	-2				0	0	1	-1	-2	-1
探诊出血 (颊)	+	+	+	+	-	+	+	-	+	+	-	+				+	-	+	-	-	+
探诊出血 (舌)	+	+	+	+	+	+	+	+	+	+	-	+				+	-	+	+	+	+
松动度										1			缺失			1			2		

牙位	31			32			33			34			35			36			37		
探诊深度(颊)	5	1	4	3	1	3	2	1	2	2	1	3	4	1	4	6	3	4	3	2	6
探诊深度(舌)	3	4	2	2	1	2	2	2	3	2	4	5	5	2	3	6	3	4	4	4	5
龈缘至釉牙骨质界距离(颊)	0	0	0	0	-1	0	0	-1	0	1	-1	0	1	0	1	0	0	0	0	0	0
龈缘至釉牙骨质界距离(舌)	0	-1	0	0	-1	1	1	-1	0	1	0	0	0	0	0	0	0	0	0	1	1
探诊出血 (颊)	+	-	+	+	+	-	+	-	+	+	-	+	+	-	+	+	-	+	+	-	+
探诊出血 (舌)	+	+	+	+	-	+	+	-	+	-	-	+	-	-	+	+	-	+	+	+	+
松动度	2			2																	

B. 牙周检查表

图 4－3－2　基础治疗后临床资料

首先进行的是 24～27 牙位区域的牙周翻瓣术,局麻后常规消毒、铺巾,根据牙周袋 PD 距龈缘 0.5～1 mm 制作扇贝形内斜切口,深度直达牙槽嵴顶,切口在邻面龈乳头交叉。使用骨膜剥离器小心分离全厚瓣,对于牙槽骨吸收较严重的患牙,如 26 牙位,则需进一步往根方分离龈瓣,直至暴露牙根及根分叉区域。使用锐利的刮治器械彻底去除肉芽组织,球钻修整牙槽骨外形,使用组织剪去除袋内壁炎症组织,EDTA 根面处理,使用 4－0 不可吸收缝线间断缝合术区(图 4－3－3)。

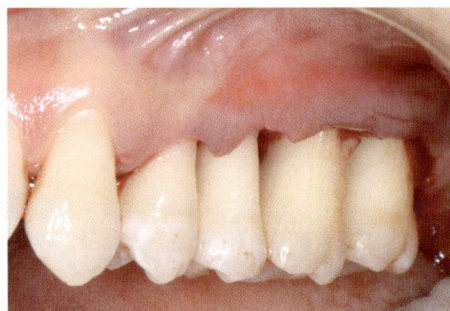

A. 切口制备

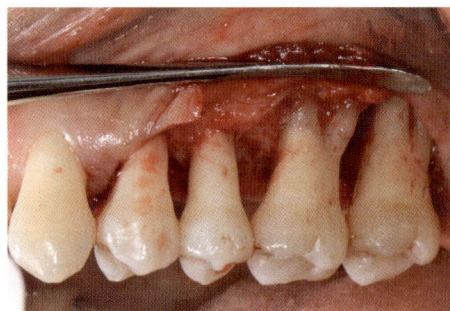

B. 翻全厚瓣

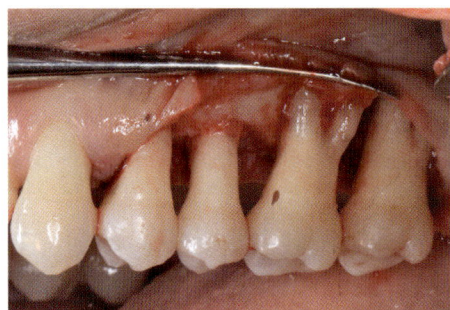

C. 清创、骨修整后

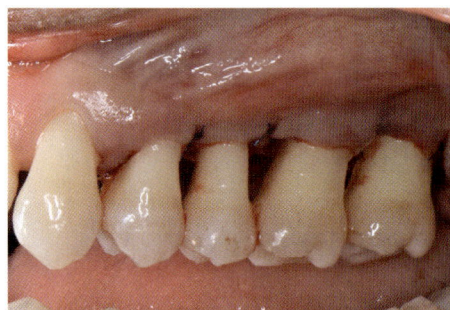

D. 缝合

图 4-3-3 24～27 牙周翻瓣术术中照片

术后 2 周拆线,术区愈合良好。随后,依次为患者进行 14～17、34～37 及 41～47 牙位区域的牙周翻瓣术(图 4-3-4、图 4-3-5、图 4-3-6)。

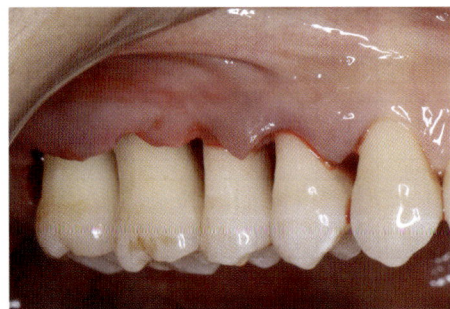

A. 切口制备

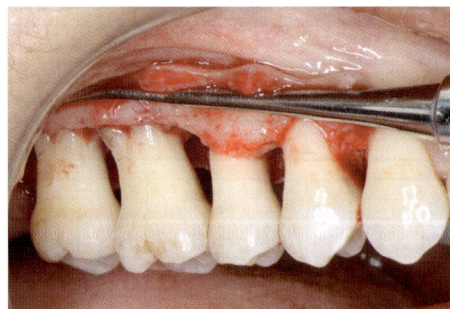

B. 翻全厚瓣

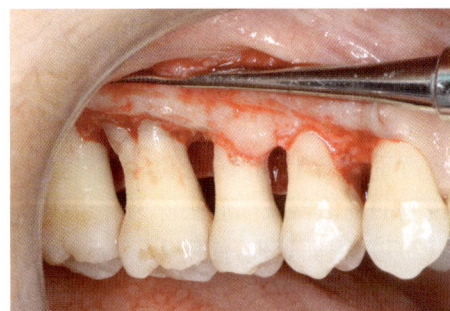

C. 清创、骨修整后

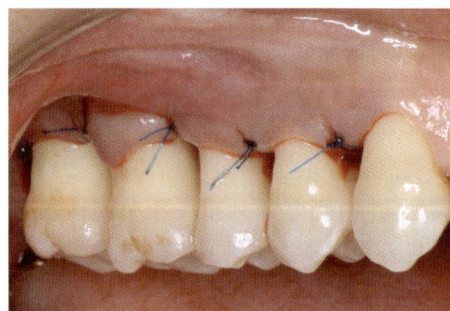

D. 缝合

图 4-3-4 14～17 牙周翻瓣术术中临床照片

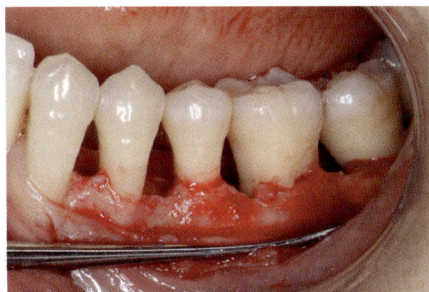

A. 翻全厚瓣

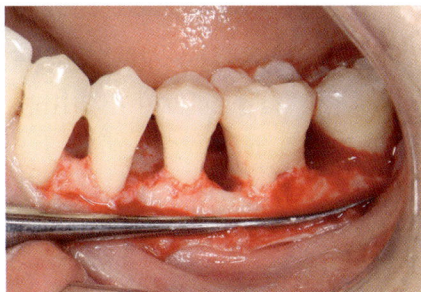

B. 清创、骨修整后颊面观

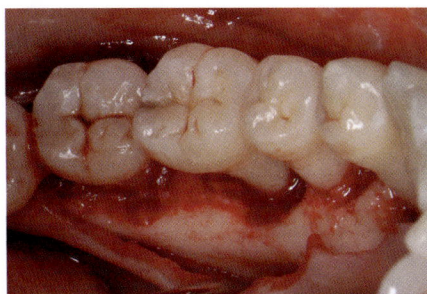

C. 清创、骨修整后骀面观

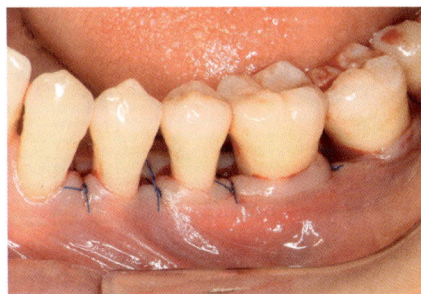

D. 缝合

图 4-3-5 34～37 牙位的牙周翻瓣术术中照片

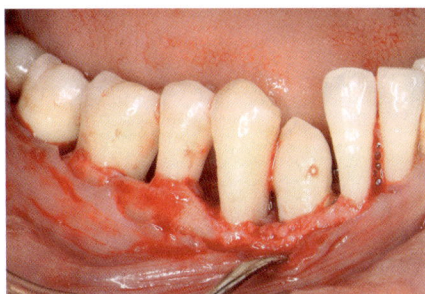

A. 翻全厚瓣

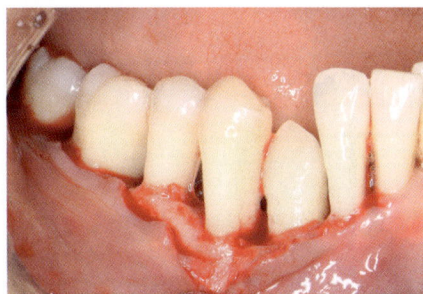

B. 清创、骨修整后

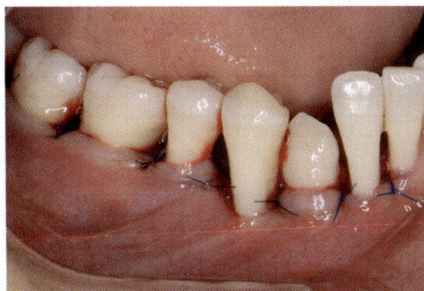

C. 缝合

图 4-3-6 41～47 牙位的牙周翻瓣术术中照片

　　牙周翻瓣术后定期随访,为患者进行复查、复治,上颌术后 1 年,下颌术后 3 个月随访时可见龈缘炎症改善明显,牙周情况稳定,后续患者进行定期牙周复查(图 4-3-7)。

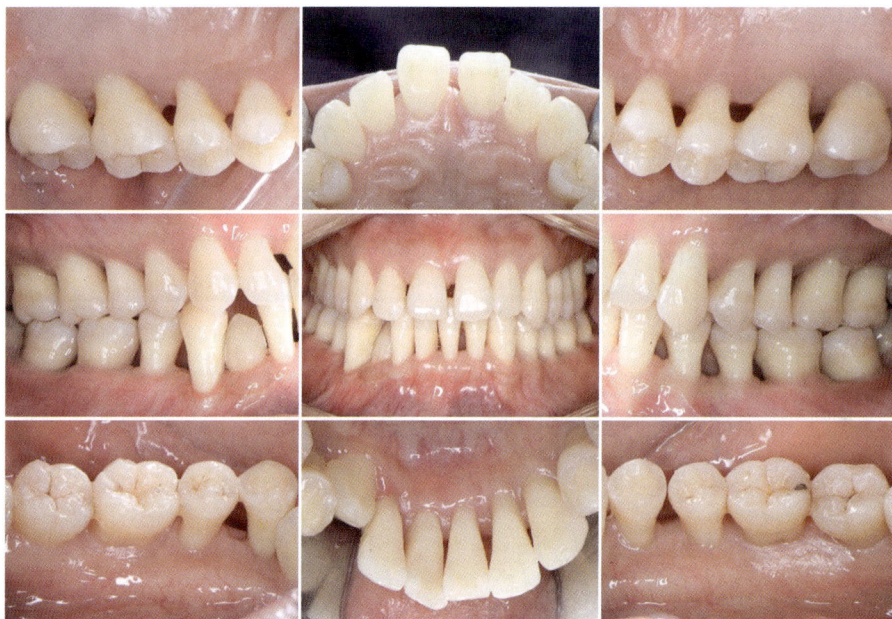

A. 口内临床照片

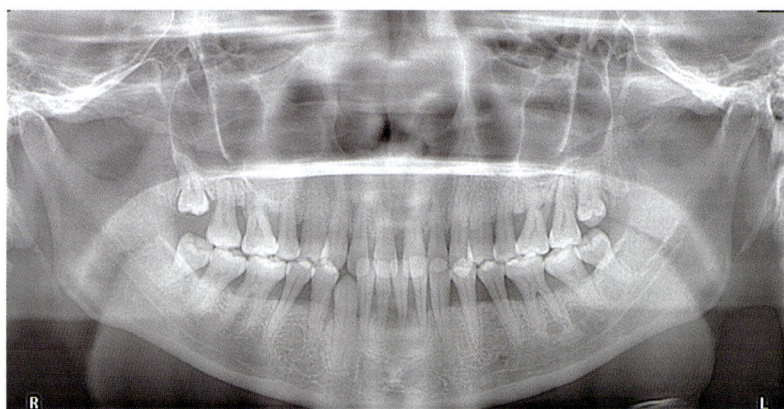

B. 全颌曲面断层片

牙位	17			16			15			14			13			12			11			21			22			23			24			25			26			27		
探诊深度(颊)	3	3	4	4	2	3	2	2	2	4	2	3	2	1	2	2	1	3	2	2	2	4	1	2	2	1	2	2	1	3	4	1	3	3	1	4	2	2	3	6	6	5
探诊深度(舌)	5	5	4	4	2	3	4	2	3	4	1	3	3	2	2	2	1	3	2	2	2	4	1	2	2	1	2	3	2	3	4	2	3	4	2	4	2	4	4	7	6	
龈缘至釉牙骨质界距离(颊)	-3	-3	-2	-4	-5	-4	-3	-2	-2	-2	-1	-1	-1	0	0	0	0	-1	0	0	0	0	0	0	0	-1	-1	0	-1	-3	-1	-1	-3	-1	-3	-3	-3	-4	-4	-4	-3	-3
龈缘至釉牙骨质界距离(舌)	0	-1	-2	-4	-4	-3	-3	-3	-1	-1	-1	0	0	0	0	0	0	-1	0	0	0	0	0	0	0	0	0	0	0	-1	-2	-1	-2	-3	-3	-3	-4	-4	-4	-4	-4	-2
探诊出血(颊)	+		+			+		+	+	+					+	+								+						+	+		+	+		+	+		+	+	+	+
探诊出血(舌)	+		+	+	+				+	+					+			+						+						+	+		+	+		+	+		+	+	+	+
松动度		1			2			1			0			0			0			0			1			0			0			1			1			2			2	

牙位	47			46			45			44			43			42			41			31			32			33			34			35			36			37		
探诊深度(颊)	4	2	2	4	1	2	3	1	2	6	2	3				4	1	2	2	1	2	6	1	5	3	1	3	2	1	2	3	1	3	1	2	2	2	2	3	2	2	2
探诊深度(舌)	6	2	3	4	2	3	3	1	3	5	6	4				4	4	2	2	1	1	3	1	2	2	1	2	1	1	2	2	1	2	2	2	2	3	2	3	2	2	2
龈缘至釉牙骨质界距离(颊)	-1	-1	-2	-2	-2	-2	-2	-2	-2	-2	-2	-4				-2	-2	-2	-2	-1	-2	-3	-2	-2	-2	-1	-1	-3	-2	-1	-2	-2	-2	-2	-1	-2	-2	-1	-2	-2	-1	-2
龈缘至釉牙骨质界距离(舌)	-1	-1	-1	-2	-2	-2	-2	-2	-3	-2	-3	-3				-2	-2	-2	-2	-1	-2	-2	-2	-2	-2	-2	-2	-2	-2	-2	-3	-2	-3	-2	-2	-3	-3	-3	-3	-3	-3	-3
探诊出血(颊)	+			+			+		+	+		+					+			+		+			+				+		+				+			+	+	+		+
探诊出血(舌)	+		+	+		+			+	+	+	+				+	+			+		+			+			+				+				+			+	+	+		+
松动度		0			0			1			2						1			2			2			2			0			1			0			1			1	

C. 牙周检查表

图 4-3-7　上颌牙周翻瓣术后 1 年、下颌术后 3 个月临床资料

（病例由孙梦君提供）

病例 2

患者,女,41 岁。主诉为双侧后牙松动 2 年余,伴全口牙龈肿胀。临床检查示 PLI:2～3,CI:2,全口牙龈充血水肿,PD:3～10 mm,BI:2～4。26、36、42 牙位松动Ⅲ度,32 牙位缺失。全颌曲面断层片示:26、36、42 牙位的牙槽骨吸收至根尖,33～35、43～45、47 牙位的牙槽骨吸收达根长 1/2～2/3,余牙牙槽骨吸收大于根长 2/3(图 4-3-8)。结合临床检查及影像学资料得出诊断:牙周炎(Ⅲ期 C 级,广泛型)。对患者进行口腔卫生指导,龈上洁治、龈下刮治,拔除无望牙 26、36、42 牙位,基础治疗后 4 周再次评估,采用牙周翻瓣术进一步控制牙周组织炎症(图 4-3-8～图 4-3-12)。

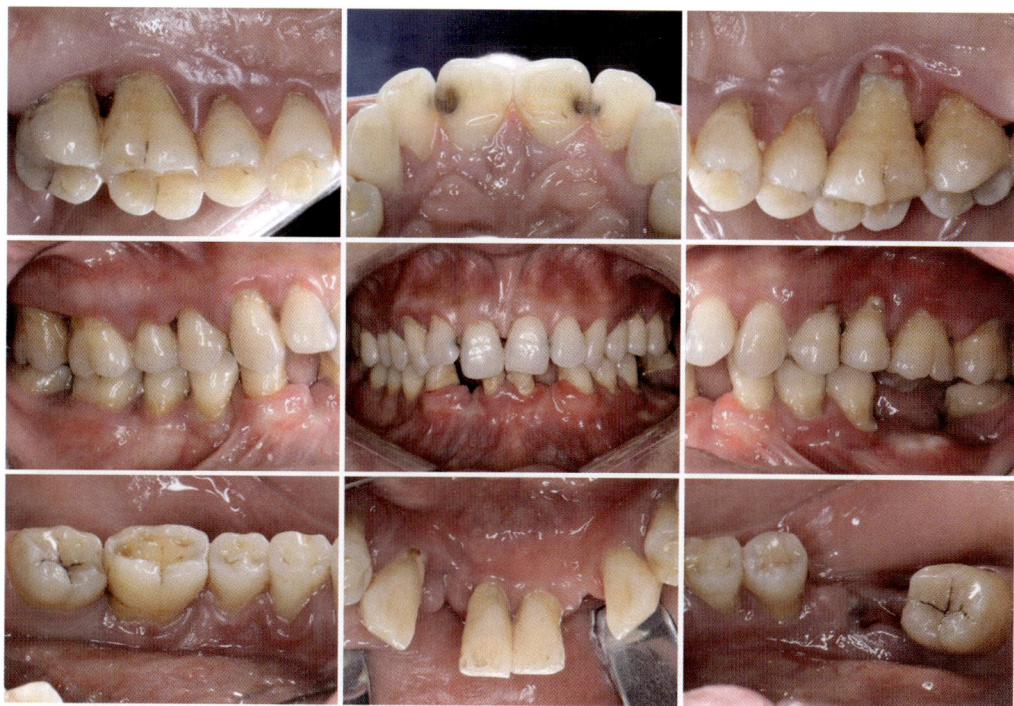

A. 口内临床照片(拔除 36、42 后)

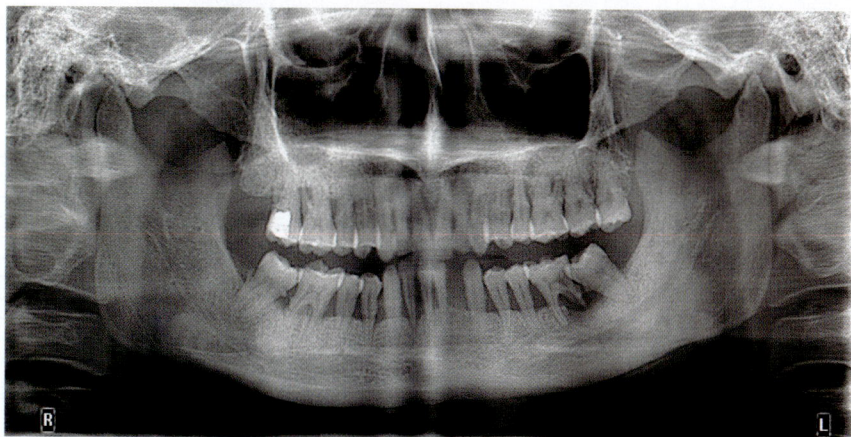

B. 全颌曲面断层片

C. 牙周检查表（拔除 36、42 后）

牙位	17			16			15			14			13			12			11			21			22			23			24			25			26			27		
探诊深度(颊)	5	4	7	5	4	9	8	6	5	6	5	9	7	2	6	6	3	3	4	5	8	8	3	2	3	2	4	4	2	8	10	5	6	8	3	10	8	9	9	9	5	7
探诊深度(舌)	9	8	6	6	5	4	8	6	7	9	4	9	8	5	6	7	4	2	2	8	9	9	7	2	2	2	3	4	5	8	9	4	6	9	6	8	8	6	6	7	7	7
龈缘至釉牙骨质界距离(颊)	-2	-3	-2	-3	-3	1	1	0	0	1	1	2	2	-1	1	0	0	1	0	0	1	1	0	1	1	2	2	0	0	1	2	-1	0	2	-2	2	2	-1	0	0	-2	-1
龈缘至釉牙骨质界距离(舌)	0	-1	-2	-2	-5	2	1	-1	1	1	0	2	1	-1	2	0	1	1	2	0	1	1	1	1	1	1	0	1	1	1	2	-1	1	-1	1	0	-3	-2	-1	0	-1	1
探诊出血(颊)	+	+	+	+	+	+	+	+	+	+	+	+	+	+	+	+	+	+	+	+	+	+	+	+	+	+	+	+	+	+	+	+	+	+	+	+	+	+	+	+	+	+
探诊出血(舌)	+	+	+	+	+	+	+	+	+	+	+	+	+	+	+	+	+	+	+	+	+	+	+	+	+	+	+	+	+	+	+	+	+	+	+	+	+	+	+	+	+	+
松动度		2			2			2			2			缺失			0			1			1			0			0			2			2			3			2	

牙位	47			46			45			44			43			42			41			31			32			33			34			35			36			37		
探诊深度(颊)	3	2	7	8	2	4	6	2	6	6	2	6	5	3	4				5	4	5	3	2	2				3	2	6	5	3	6	6	3	5				9	3	7
探诊深度(舌)	3	3	7	8	5	6	6	6	5	6	6	4	7	6	3				4	2	5	3	2	2				3	4	7	6	4	5	5	4	6				5	3	5
龈缘至釉牙骨质界距离(颊)	1	1	2	0	1	1	1	0	1	0	-1	1	2	2	1				0	0	0	0	-2	-1				0	0	0	0	-2	0	1	-2	-1				2	1	2
龈缘至釉牙骨质界距离(舌)	1	1	3	0	-1	1	1	-1	1	0	-1	1	1	-2	0				-2	-2	-1	-1	0	-1				-1	0	1	2	-1	-1	1	-2	0				0	0	-1
探诊出血(颊)	+	+	+	+	+	+	+	+	+	+	+	+	+	+	+				+	+	+	+	+	+				+	+	+	+	+	+	+	+	+				+	+	+
探诊出血(舌)	+	+	+	+	+	+	+	+	+	+	+	+	+	+	+				+	+	+	+	-	+				+	+	+	+	+	+	+	+	+				+	+	+
松动度		0			1			1			2			1			缺失			2			2			缺失			1			2			2			缺失			2	

图 4‑3‑8 基础治疗前临床资料

A. 口内临床照片

牙位	17			16			15			14			13			12			11			21			22			23			24			25			26			27		
探诊深度(颊)	3	3	5	5	2	5	4	4	4	2	5	4	2	3	2	3	2	2	5	7	7	3	3	2	2	2	3	2	2	5	6	2	3	3	2	4				4	2	5
探诊深度(舌)	8	5	4	4	4	3	6	6	4	6	5	6	6	5	3	4	4	2	2	8	9	8	6	2	2	2	2	3	3	6	5	2	3	4	2	3				3	3	5
龈缘至釉牙骨质界距离(颊)	-2	-2	-3	-3	-2	-2	-2	-2	-2	-2	-1	-1	-2	-1	-2	-2	0	0	0	0	1	1	0	1	1	0	0	-1	0	-2	-2	-2	-3	-3	-3	-3				-3	-3	-1
龈缘至釉牙骨质界距离(舌)	0	-1	-2	-3	-3	0	-1	-2	-1	-2	-1	0	-1	0	0	0	0	1	1	1	1	1	0	1	1	0	0	0	0	0	0	-2	-3	-3	-4	-4				-3	-3	-1
探诊出血(颊)	+	+	+	+	+	+	+	+	+	-	+	+	+	+	+	+	+	+	+	+	+	+	+	+	+	+	+	+	+	+	+	+	+	+	+	+				-	-	+
探诊出血(舌)	+	+	+	+	+	+	+	+	+	-	+	+	+	+	+	+	+	+	+	+	-	+	+	+	+	+	+	+	+	+	+	+	+	+	+	+				-	-	+
松动度		1			1			1			1			0			0			1			1			0			0			2			2			缺失			1	

牙位	47			46			45			44			43			42			41			31			32			33			34			35			36			37		
探诊深度(颊)	3	2	5	9	1	4	3	1	2	3	2	3	3	2	2				2	1	3	2	1	2				2	2	3	3	4	4	3	3					6	3	6
探诊深度(舌)	3	3	5	7	2	5	5	2	3	2	1	3	3	3	2				2	1	3	2	1	2				3	2	4	4	2	3	4	2	4				5	3	5
龈缘至釉牙骨质界距离(颊)	1	0	0	-1	0	0	0	-1	-2	-1	-2	-2	-2	-1	-1				-2	-2	-1	-1	-3	-1				-1	-1	-2	-1	-2	-1	-2	-3					-1	-1	-1
龈缘至釉牙骨质界距离(舌)	1	1	1	0	-3	1	1	-3	0	-2	-3	-2	-2	-2	-1				-3	-3	-2	-1	-1	-1				-1	-2	0	-2	-2	-1	-3	-2				0	0	-1
探诊出血(颊)	+	+	+	+	+	+	+	+	+	+	+	+	+	+	+				+	+	+	+	-	+				+	+	+	+	+	+	+	+				+	+	+
探诊出血(舌)	+	+	+	+	+	+	+	-	+	+	+	+	+	+	+				+	+	+	+	-	+				+	+	-	+	+	-	+	+				+	+	+
松动度		0			0			0			1			1			缺失			2			1			缺失			0			2			2			缺失			2	

B. 牙周检查表

图 4‑3‑9 基础治疗后临床资料

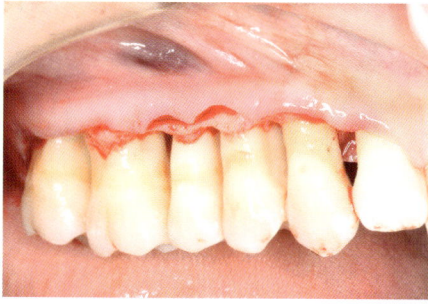

A. 切口制备

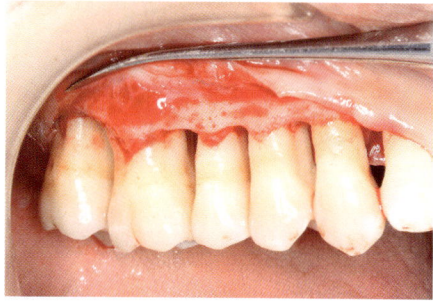

B. 翻全厚瓣

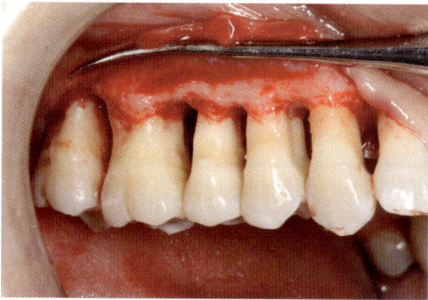

C. 清创、骨修整后

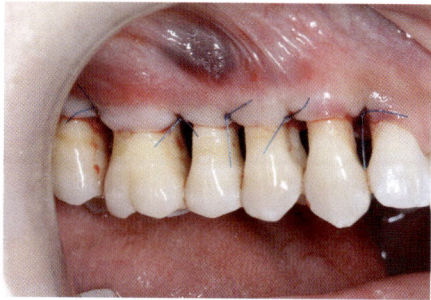

D. 缝合

图 4‑3‑10 12～17 牙位牙周翻瓣术术中照片

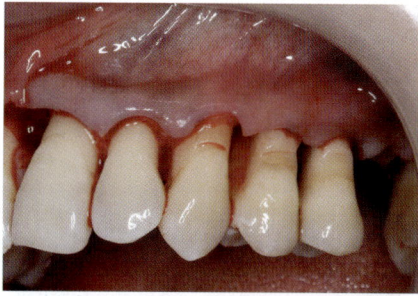

A. 切口制备

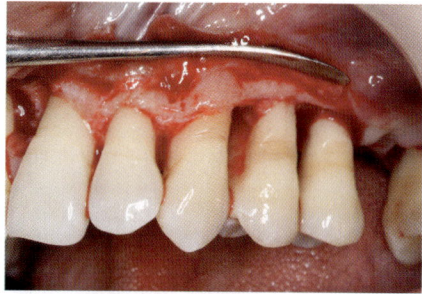

B. 翻瓣、清创、骨修整后

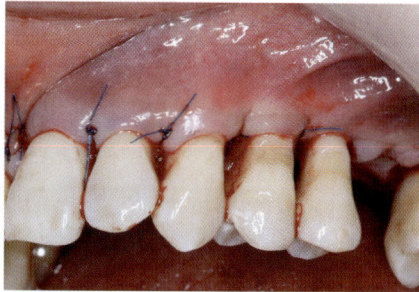

C. 缝合

图 4‑3‑11 22～25 牙位牙周翻瓣术术中照片

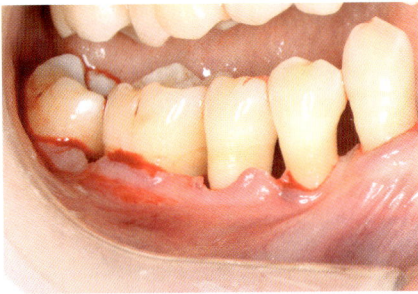

A. 切口制备

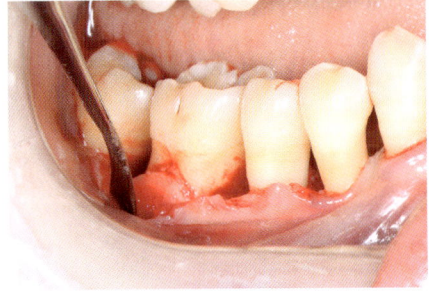

B. 翻全厚瓣

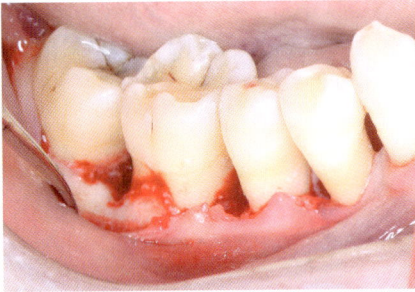

C. 清创、骨修整后

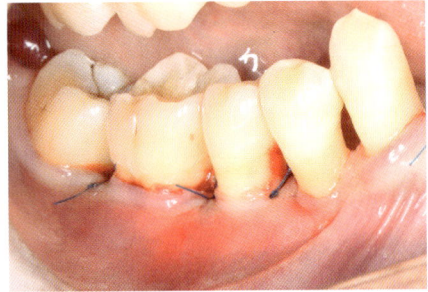

D. 缝合

图 4‑3‑12　43~47 牙位牙周翻瓣术术中照片

　　11、21 牙位根尖片可见近中垂直型骨吸收,且骨下袋深度>3 mm,故在完善清创后植入 100 mg 骨胶原,5‑0 不可吸收缝线间断缝合。术后 2 周拆线可见术区愈合良好,术后 2 个月龈乳头高度基本稳定,1 年零 4 个月随访时根尖片可见 11、21 牙位近中有新骨形成(图 4‑3‑13、图 4‑3‑14)。

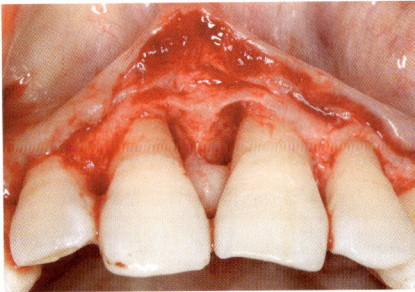

A. 近中骨下缺损

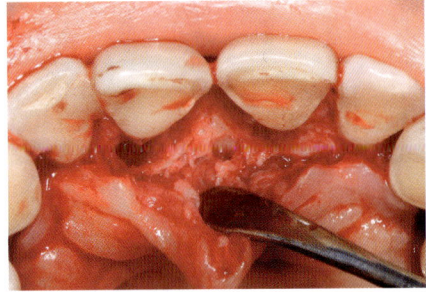

B. 腭侧骨下缺损

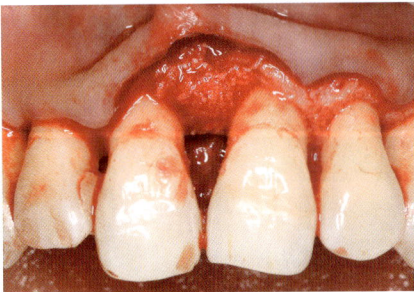

C. 清创、骨修整、植入 Bio-collagen 后

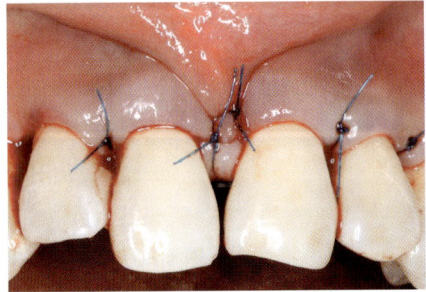

D. 缝合

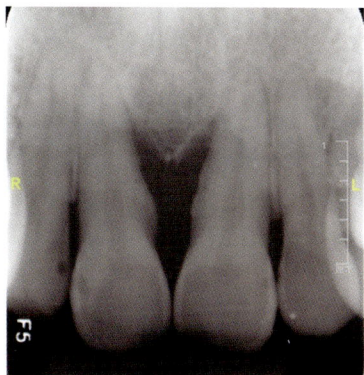

E. 术前根尖片

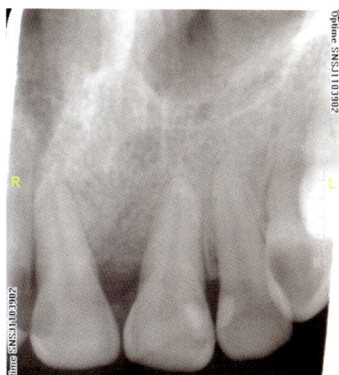

F. 术后 2 周根尖片

图 4-3-13　11、21 牙位牙周翻瓣术联合植骨术照片

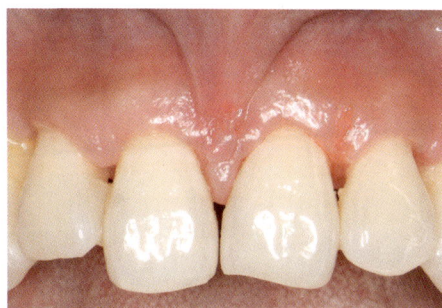

A. 术后 2 周唇侧观

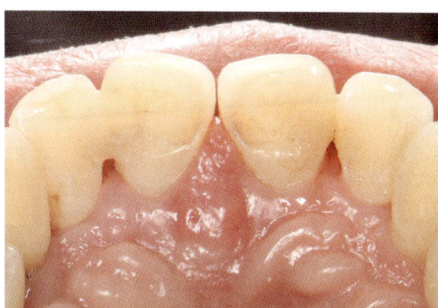

B. 术后 2 周腭侧观

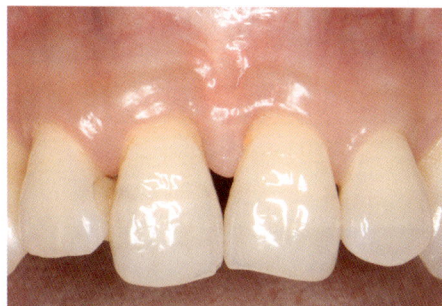

C. 术后 1 年,唇侧观

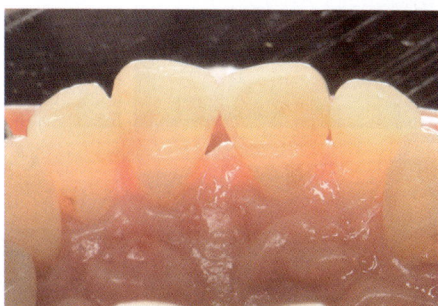

D. 术后 1 年腭侧观

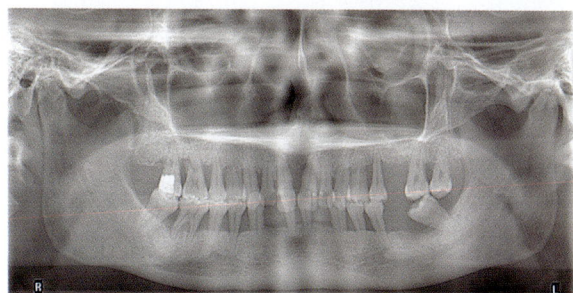

E. 术后 1 年全颌曲面断层片

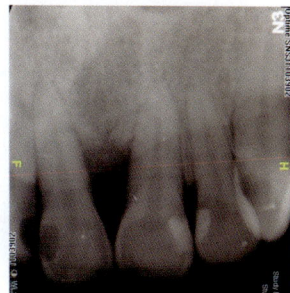

F. 术后 1 年根尖片

图 4-3-14　43～47 牙位牙周翻瓣术后照片

（病例由孙梦君提供）

患者,男,42 岁。主诉为全口牙龈出血伴牙齿松动 2 年。临床检查发现全口牙龈红肿,牙面大量菌斑,CI:3,11 和 35 牙位缺失,31 牙位松动Ⅲ度,21 和 26 牙位松动Ⅱ度,22、41 和 42 牙位松动Ⅰ度。全颌曲面断层片示:全口牙槽骨吸收达根长 1/2～2/3(图 4-3-15)。诊断为:牙周炎(Ⅲ期 B 级,广泛型)。随后给患者进行口腔卫生指导,全口龈上洁治及反复龈下刮治。8 周后复查,牙龈红肿明显减轻,口腔卫生和牙龈出血有明显改善,但仍存在 PD≥5 mm 且 BOP＋位点,拟行牙周翻瓣术(图 4-3-15～图 4-3-18)。

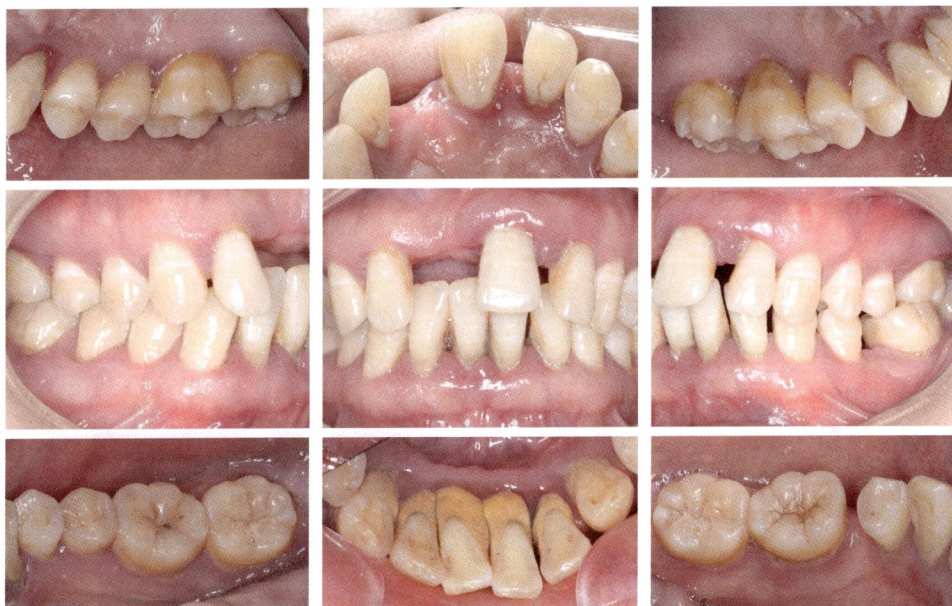

A. 口内临床照片

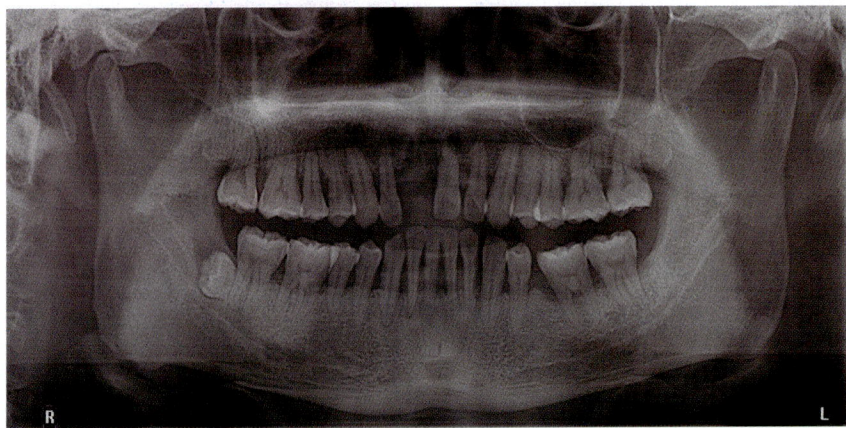

B. 全颌曲面断层片

牙位	17			16			15			14			13			12			11		
探诊深度(颊)	5	7	5	6	5	6	5	5	5	5	2	4	4	1	5	6	2	4			
探诊深度(舌)	5	6	4	4	4	4	3	2	4	4	2	5	6	6	6	7	4	3			
龈缘至釉牙骨质界距离(颊)	0	0	-1	-1	-1	0	0	0	1	0	0	1	1	1	0	-2	0	-4			
龈缘至釉牙骨质界距离(舌)	2	0	-1	-2	-3	-3	-2	-3	-2	-2	-1	-2	-2	-2	-1	-1	-1	-3			
探诊出血（颊）	+	+	+	+	+	+	+	+	+	+	-	+	+	-	+	+	-	+			
探诊出血（舌）	+	+	+	+	+	+	-	-	+	+	-	+	+	+	+	+	+	+			
松动度	0			0			0			0			0			0			缺失		

牙位	21			22			23			24			25			26			27		
探诊深度(颊)	6	5	7	6	5	3	2	2	4	8	2	4	4	6	6	8	8	8	7	7	8
探诊深度(舌)	7	6	7	6	4	3	2	4	5	5	5	4	3	2	3	6	4	4	4	4	10
龈缘至釉牙骨质界距离(颊)	-4	0	-2	-3	0	-1	-1	0	-1	-2	0	-1	-1	0	-1	0	0	2	2	0	0
龈缘至釉牙骨质界距离(舌)	-3	-1	-1	-3	-2	-2	-2	-1	-2	-2	-1	-2	-1	-2	-3	-4	-5	-4	-2	-2	-2
探诊出血（颊）	+	+	+	+	+	-	-	-	+	+	-	+	+	+	+	+	+	+	+	+	+
探诊出血（舌）	+	+	+	+	+	-	-	+	+	+	+	+	+	-	+	+	+	+	+	+	+
松动度	2			1			0			0			0			2			0		

牙位	47			46			45			44			43			42			41		
探诊深度(颊)	3	8	5	4	6	9	8	5	7	6	2	6	6	1	7	4	2	3	5	5	7
探诊深度(舌)	12	4	5	4	4	6	7	4	10	6	4	5	4	6	7	4	3	2	3	2	7
龈缘至釉牙骨质界距离(颊)	-1	0	-1	-2	-2	2	2	-2	2	2	0	2	2	1	0	0	-3	-4	-5	-4	-4
龈缘至釉牙骨质界距离(舌)	2	-2	-1	-2	-2	-2	-2	-2	1	-2	-2	-3	-2	-2	-4	-3	-2	-4	-4	-4	-4
探诊出血（颊）	+	+	+	+	+	+	+	+	+	+	-	+	+	-	+	+	-	+	+	+	+
探诊出血（舌）	+	+	+	+	+	+	+	+	+	+	+	+	+	+	+	+	-	-	-	-	+
松动度	0			0			0			0			0			1			1		

牙位	31			32			33			34			35			36			37		
探诊深度(颊)	5	4	7	9	2	4	3	2	6	6	1	4				8	1	10	4	2	8
探诊深度(舌)	7	6	7	8	3	4	3	5	5	7	3	4				5	7	6	3	3	5
龈缘至釉牙骨质界距离(颊)	-5	-4	-4	-3	-2	-2	0	-1	1	2	-2	-2				-1	-2	0	0	-1	-1
龈缘至釉牙骨质界距离(舌)	-3	-3	-3	-2	-2	-3	-2	0	-2	-1	-2	-3				-2	-2	-2	-2	-2	-2
探诊出血（颊）	+	+	+	+	-	+	+	-	+	+	-	+				+	-	+	+	-	+
探诊出血（舌）	+	+	+	+	-	+	+	+	+	+	-	+				+	+	+	+	-	+
松动度	3			0			0			0			0			0			0		

C. 牙周检查表

图 4-3-15 基础治疗前临床资料

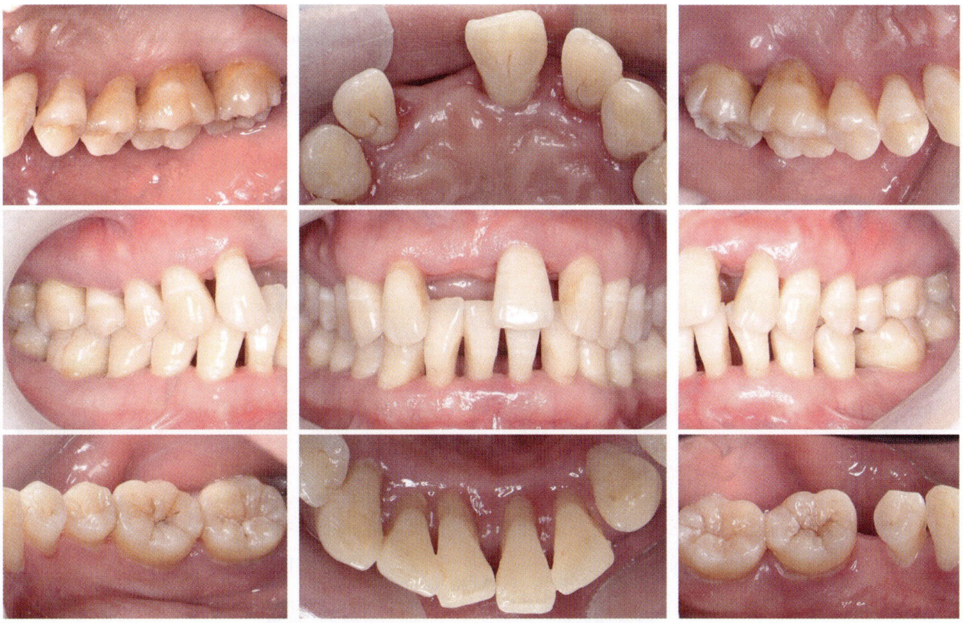

A. 口内临床照片

牙位	17			16			15			14			13			12			11		
探诊深度(颊)	5	7	4	4	4	4	4	5	5	5	2	4	2	1	3	5	1	4			
探诊深度(舌)	4	6	3	3	4	3	2	2	3	3	2	3	4	5	3	4	4	3			
龈缘至釉牙骨质界距离(颊)	0	0	-1	-2	-1	-1	-2	0	0	-1	0	-1	-1	0	-1	-2	-1	-3			
龈缘至釉牙骨质界距离(舌)	1	0	-1	-2	-3	-3	-3	-3	-2	-2	-1	-2	-2	-2	-2	-2	-1	-3			
探诊出血（颊）	+	+	-	-	+	-	-	+	+	+	-	+	-	-	-	+	-	-			
探诊出血（舌）	+	+	-	-	+	-	-	-	-	-	-	-	+	+	-	-	-	-			
松动度	0			0			0			0			0			0			缺失		

B. 11～17 牙位牙周检查表

图 4-3-16 基础治疗后临床资料

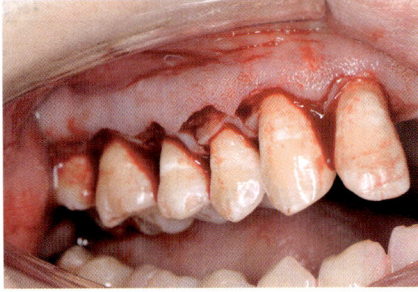
A. 切口制备

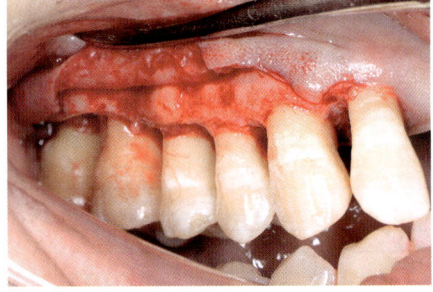
B. 翻全厚瓣清创后

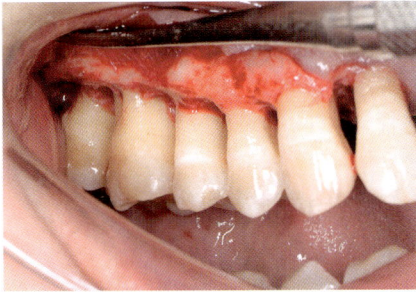
C. 骨修整后

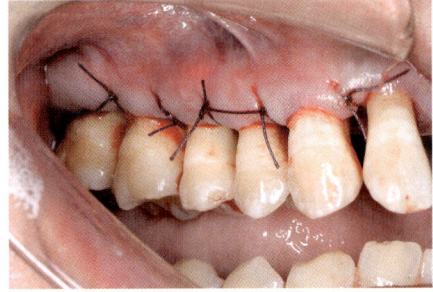
D. 缝合

图 4-3-17　12~17 牙位牙周翻瓣术术中照片

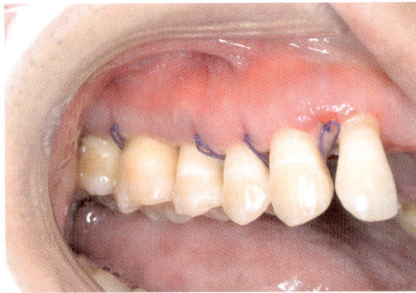
A. 术后 2 周拆线

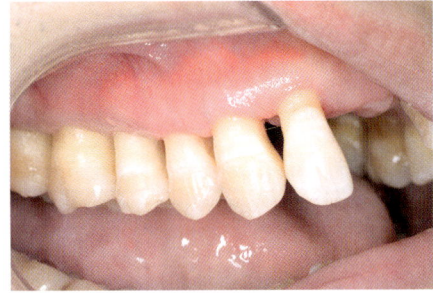
B. 术后 1 个月

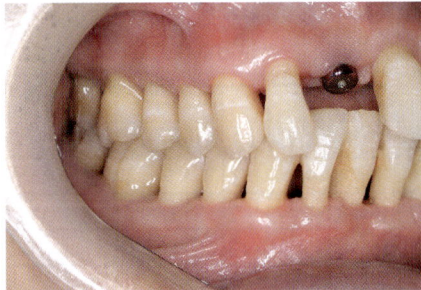
C. 术后 6 个月

图 4-3-18　12~17 牙位牙周翻瓣术术后资料

（病例由邱澈提供）

二、病例体会

牙周翻瓣术最重要的目的是减少牙周 PD，并对感染区域进行彻底的清创，减少龈下菌斑中革兰阴性厌氧菌。龈下菌斑生物膜中脂多糖及其他毒力因子会影响牙周组织中成纤维细胞的增殖和黏附。细菌内毒素对牙根表面的黏附力较弱，一般附着于牙骨质的表层，因此术中不必将牙面表面的牙骨质全部刮除。

医生必须经过完善的基础治疗后才能评估是否需要进行牙周翻瓣术。对于 PD 在 1～3 mm 的牙周袋，盲目进行翻瓣治疗可能导致不必要的附着丧失。有研究表明，在一些深牙周袋内，尤其对 PD>6 mm 的深牙周袋位点，翻瓣术后一年的临床效果优于非手术治疗，包括 PD 减少和临床附着水平增加。但对于 PD 在 4～6 mm 的位点，非手术治疗组的临床附着水平增量较手术组多 0.4 mm，但 PD 的减少却不如手术治疗组显著。若患者存在根分叉区域的病变，翻瓣术的清创较刮治更加彻底，能够更加有效地控制炎症。因此，对于 PD 4～6 mm 的位点，需根据患者的具体情况进行更加详细的评估和分析。

对于深度>3 mm 的骨下缺损，可考虑行翻瓣术联合牙周再生术，可以根据牙槽骨破坏后剩余的骨壁数量、缺损的深度、范围对骨下缺损进行分类。骨下缺损的角度越大，则术后牙周组织再生的效果越差。

三、注意事项

（1）改良 Widman 翻瓣术的第一切口非常重要，注意第一切口的角度及距离龈缘的位置。

（2）在确保彻底清创的情况下，尽量选择微创的术式，可以更好地保护术区软组织的微血管系统。

（3）原位复位瓣术制备切口时，若牙龈较厚，可减少切入的角度，则切口终点更靠近根方。

（4）腭侧切口设计时应考虑骨修整导致的骨高度降低，术前可以通过探诊对骨下袋进行评估，然后再决定切口的位置。

（5）术区需覆盖牙周塞治剂，使颊侧和舌侧的龈瓣紧密贴合牙槽骨。

（廖　悦）

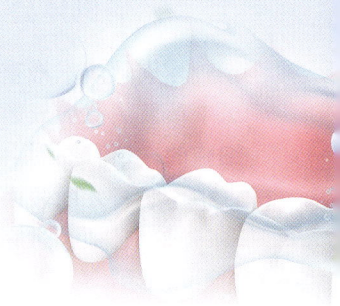

第五章

牙冠延长术

第一节　概　述

一、手术简介

牙冠延长术(crown lengthening surgery)分为两大类:功能性牙冠延长术和美学性牙冠延长术,包含牙龈和牙槽骨的修整。当牙冠与牙槽骨之间存在足够的牙龈组织(如牙龈增生肥大造成的假性牙周袋)时,牙冠的延长仅限于牙龈缘的修整,即牙龈切除术或牙龈成形术。当所涉及的病例需同时修整牙龈组织和牙槽骨时,需行牙冠延长术,则需考虑生物学宽度(biological width,BW)这一因素。

生物学宽度的定义为结合上皮和牙槽嵴顶冠方的纤维结缔组织,指龈沟底与牙槽嵴顶之间的恒定不变距离。1961 年,Gargiulo 等通过测量人类龈牙结合部发现,结合上皮(宽约 0.97 mm)与牙槽嵴顶冠方附着的纤维结缔组织(宽约 1.07 mm)占据的平均高度总和为 2.04 mm。2007 年,杨君平等报道了我国男性青壮年的牙周生物学宽度均值为 2.17 mm(结合上皮宽为 1.07 mm,结缔组织附着宽度为 1.10 mm)。在 2018 年牙周病和种植体周病国际新分类中,学者们提出用"牙槽嵴顶冠方组织附着"(supracrestal tissue attachment)来代替"生物学宽度"这一专业术语。

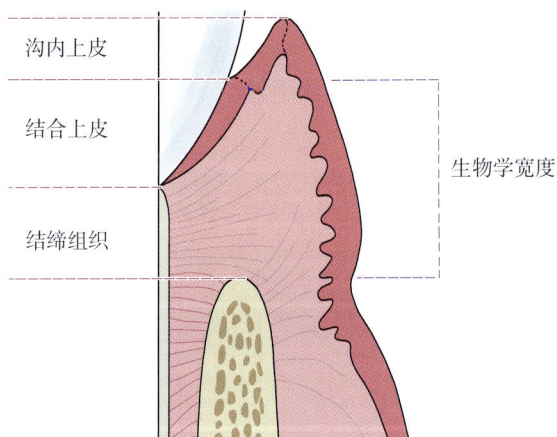

沟内上皮

结合上皮

结缔组织

生物学宽度

图 5-1-1　生物学宽度示意图

当修复体边缘占据了牙槽嵴顶冠方附着的空间时,会导致牙龈炎症、牙龈退缩、牙槽骨丧失、牙周袋形成等,修复体边缘越接近结合上皮,则越容易引起牙龈炎症。因此 Ingber 等学者在 1977 年提出,考虑到牙冠延长术后修复体所需的临床牙冠长度、正常龈沟深度及术后可能出现的牙槽骨轻度吸收等因素,牙槽嵴顶与修复体边缘之间应充分预留 3 mm 的空间,以获得长久稳定、成功的最终修复治疗效果。1984 年 Nevins 和 Skruow 进一步提出,由于很难确定沟内上皮和结合上皮的起点,建议修复体冠边缘在龈下的扩展不宜超过 0.5~1 mm。

牙冠延长术是指用翻瓣术结合骨切除术的方式,降低牙龈缘及牙槽嵴顶水平,从而达到延长临床牙冠、获得或保持正常牙槽嵴顶冠方附着的目的。该术式可暴露牙体组织结构,为保留牙冠扩展出足够的空间,避免修复体冠边缘侵犯牙槽嵴顶冠方附着。手术包括定位术后龈缘位置、翻瓣暴露根面、根向重建牙槽嵴顶冠方附着等步骤。应待组织充分愈合、重建稳定后再开始术后修复。通常在术后 4~6 周龈缘位置趋于稳定,但在术后 6 个月内仍有＜1 mm 的改变。因此永久性修复至少在术后 6 周后取终印模,涉及美学性的修复则应至少在术后 2 个月后,最好在术后 6 个月后进行。

二、手术目的

基于牙槽嵴顶冠方组织附着的原则,通过手术切除的方式,降低牙龈缘及牙槽嵴顶的高度,使位于龈下的健康牙体组织暴露于龈上,达到根向重建牙槽嵴顶冠方组织附着、延长临床牙冠的目的,并利于解决后续牙齿修复或美观问题。

三、适应证和禁忌证

(一) 适应证

(1) 牙折裂深达龈下,影响后续牙体的预备、取模、修复体制作及戴牙。

(2) 龋损深达龈下或过度龋坏致临床牙冠过短,无法直接进行牙体及修复治疗,而该患牙具有保留价值,具备牙髓治疗可行性。

(3) 存在牙合创伤或严重咀嚼功能紊乱的牙齿,需恢复牙齿结构者。

(4) 被动萌出异常致临床牙冠过短、露龈笑(gummy smile)需提高笑线、牙龈缘不规则影响美观者。

(5) 存在侵犯生物学宽度的不良修复体,需恢复牙龈健康行重新修复者。

(6) 临床牙冠过短,修复时难以提供足够的固位力者。

(二) 禁忌证

(1) 患牙冠根比例失调。

(2) 患牙牙根过短、过细或形态异常者。

(3) 牙折断至龈下过多,术后剩余牙槽骨高度不足以支持患牙行使正常功能者。

(4) 术后患牙的牙周组织与邻牙明显不协调或明显损害邻牙牙周组织者。

(5) 存在未控制稳定的牙周炎症。

(6) 全身状况不宜进行手术者。

第二节　手术方法

所有患者均需进行口腔卫生指导并给予完善的牙周基础治疗,术前应消除牙龈炎症并能较好地控制菌斑。

一、功能性牙冠延长术

(一) 术前检查

使用牙周探针探明或锥形线束 CT(cone beam computed tomography,CBCT)等三维影像学资料确定龋损或牙断端的位置及范围。

(二) 切口设计

依据龋损或断端位置,充分考虑术后冠根比、患牙牙根解剖形态、术后剩余牙槽骨量、邻牙牙周组织状况等,以判断患牙是否适合行牙冠延长手术,估计术后理想龈缘位置并以此设计切口。

(三) 麻醉、消毒

麻醉前可让患者使用 0.12%氯己定液含漱 1 min。推荐使用阿替卡因肾上腺素注射液行浸润麻醉,在前庭沟处进针,避免过深,缓慢注射,注射区域包含手术牙位,以及手术牙位近远中各延伸一个牙位。麻醉后常规口内及口外消毒。

(四) 切口制备

使用 15C 刀片沿理想的龈缘位置做内斜切口,在龈乳头区域可采用龈乳头保护瓣切口。切口需穿透黏骨膜。应避免来回切割破坏龈缘完整度,尽量一次切到牙槽嵴顶。如涉及牙位存在附着龈宽度不足,则可采用根向复位瓣术增加附着龈。

(五) 翻瓣

使用龈上锄形刮治器刮除多余的牙龈,暴露根面或牙根断面,使用显微骨膜剥离器翻全厚瓣。应轻柔地翻开龈乳头区域,这一步在前牙区尤为重要,需要术者保证龈乳头的完整性。翻开龈乳头之后就可以将龈瓣向根方剥离,注意保证黏骨膜的完整性,暴露龋损根方或牙断端与牙槽嵴顶的关系。

(六) 修骨及根面平整

采用慢速手机球钻或骨凿修整部分支持骨,使牙槽嵴顶距离术后预计的龈缘位置 3 mm,除此之外还要考虑保留 1.5~2 mm 的牙本质肩领,同时需保证患牙处的牙槽嵴高度与邻牙牙槽骨保持移行协调的关系。使用刀口锐利的刮治器去除牙根面上残余的牙周膜纤维,行彻底的根面平整。

(七) 修整龈瓣

使用组织剪修剪龈瓣以创造理想的龈瓣厚度及外形。

(八) 缝合

使用牙间间断缝合或垂直褥式缝合将龈瓣复位于牙槽嵴顶水平,必要时可配合水平褥式缝合。如为根向复位瓣,则使用间断缝合将龈瓣固定在根方骨膜。生理盐水冲洗术区,湿纱布压迫止血,必要时外敷牙周塞治剂保护术区。

(九) 术后护理

术后 24 h 内在与术区相应的颊面部间断性放置冰袋或冰毛巾,减轻术后组织水肿;术后当天可刷牙,但不可碰及术区;使用 0.12%～0.2% 氯己定含漱液清洁术区,每天 2～3 次,直至术区可恢复正常刷牙;必要时可口服止痛药物。术后 10～14 天拆线。

(十) 术后修复

术后 3 周后可进行牙备操作(仅限于龈上),制备临时修复体;术后至少 6 周后可进行终印模制取;涉及美学性的修复则应至少在术后 2 个月后进行,理论上最佳的修复时间为术后 6 个月。

二、美学性牙冠延长术

(一) 术前检查

术前制取初印模或数字化口腔扫描取模,在模型上根据现有临床牙冠的长度与宽度、原修复体冠或患牙牙龈边缘的位置、角化龈宽度、牙槽骨嵴顶至釉牙骨质界或修复体边缘的距离、患牙冠根比、颊侧牙槽骨板厚度、牙周表型、系带附着位置、笑线、患者脸型及喜好等对诊断蜡型进行个性化形态及理想龈缘位置的设计。上颌前牙理想龈缘位置应为中切牙与尖牙龈缘平齐,侧切牙牙龈顶点与该两牙牙龈平面平齐或位于冠方 1～2 mm,前牙区牙冠理想的宽长比在 0.77～0.86 区间(男性为 0.76～0.85,女性为 0.79～0.86)。

(二) 切口设计

依据诊断蜡型或根据数字化设计制作个性化手术导板,帮助术者在口腔中重建理想的牙龈线。在术前可与患者就术后龈缘模拟图进行沟通并做出个性化微调。

(三) 麻醉、消毒

麻醉前可让患者使用 0.12% 氯己定液含漱 1 min。推荐使用阿替卡因肾上腺素注射液行浸润麻醉,在前庭沟处进针,避免过深,缓慢注射,注射区域包含手术牙位,以及手术牙位近远中各延伸一个牙位。麻醉后常规口内及口外消毒。

(四) 切口制备

使用 15C 号刀片沿手术导板引导的理想龈缘位置做内斜切口,在龈乳头区域可采用龈乳头保护瓣切口。如涉及牙位存在附着龈宽度不足,则可采用根向复位瓣术。在美学区域,切口切勿反复切割,以免破坏牙龈完整度,尽量做到一刀到位。如后期不进行全冠或贴面修复,术后龈缘应位于釉牙骨质界冠方 1 mm。

(五) 翻瓣

使用龈上锄形刮治器刮除多余的牙龈。使用显微骨膜剥离器最小限度地翻全厚瓣,在龈乳头区域可采用 15 号刀片帮助剥离龈瓣,同时采用显微手术刀片或显微组织剪去除残余上皮组织,避免瘢痕。

(六) 修骨及根面平整

采用慢速手机球钻及骨凿修整部分支持骨,确保移除适量的牙槽骨并避免损伤牙根,使术后牙槽嵴顶位于釉牙骨质界根方 2 mm,同时也需修整邻间隙的牙槽骨轮廓以保持移行协调状态,使得牙槽嵴顶距离两牙接触点 5 mm 左右;刮除牙根面上残余的牙周膜纤维,行彻底的根面平整。使用组织剪修剪龈瓣以创造理想的龈瓣厚度及外形。

(七) 缝合

可以使用垂直褥式缝合或改良垂直褥式缝合,将龈瓣复位于牙槽嵴顶水平。生理盐水冲洗术区,湿纱布压迫止血,必要时外敷牙周塞治剂保护术区。

(八) 术后护理

术后 24 h 内,在与术区相应的颊面部间断性放置冰袋或冰毛巾,减轻术后组织水肿;术后当天可刷牙,但不可碰及术区;使用 0.12%～0.2%氯己定含漱液清洁术区,每天 2～3 次,直至术区可恢复正常刷牙;必要时可口服止痛药物。术后 10～14 天拆线。

(九) 术后修复

建议美学性牙冠延长术术后 6 个月后进行永久性修复。

美学性牙冠延长术各时间段的工作及注意事项见表 5 - 2 - 1。

表 5 - 2 - 1　牙冠延长术各时间段的工作及注意事项

时间	工作	注 意 事 项
0 周	牙冠延长术	龈乳头区域行半厚瓣分离并保留龈乳头高度,随后翻瓣,术中片薄软组织的厚度使牙龈能更好地贴合
2 周	拆线、制作临时义齿	用藻酸盐或是高精确度的取膜材料进行临时义齿的制作,不用排龈线
3 周	初期牙备	使临时义齿接触点至龈乳头有 3 mm 的距离
6 周～4 个月	复查龈乳头生长情况	如果龈乳头已经充满间隙,向冠方额外磨出 1 mm 的间隙距离
6 个月后	永久修复	观察患者龈乳头是否已经无继续生长迹象,并以最后一次调整的接触点为参照

第三节　病例与体会

一、病例

病例 1

患者,女,26 岁。主诉为上前牙不美观 10 年余。现病史为十余年前患者上前牙露龈笑,影响美观,14 年前与 6 年前自觉上前牙不美观分别于外院行正畸治疗,自觉仍未改善露龈笑问题,现至我院要求治疗。临床检查发现主诉 15、13、12、11、21、22、23、25 牙位临床牙冠过短,临床牙冠宽长比值为 1.00～1.42;CI:2,牙龈指数(gingival index, GI):2,平均 PD:2.8 mm,未探及附着丧失,牙龈色红,水肿光亮,菌斑比例 24%,BOP 阳性率 30%。CBCT检查发现 13、12、11、21、23 牙位的牙槽嵴顶至釉质牙骨质界距离小于 1.5 mm。平行投照根尖片示 11 龈缘至釉质牙骨质界大于 3 mm。X线头影测量显示上牙槽座角(SNA)86.3°↑,下牙槽座角(SNB)77.5°↓,上颌长 ANS - PTM//FH54(mm)↑,上颌位置 S - Ptm/FH12.2(mm)↓,上、下牙槽座角(ANB)8.8°↑、Wits 值(Wits appraisal)1.1↑,上下颌骨前后向不调指数(anteroposterior dysplasia indicator,APDI)75.4°↓,上中切牙倾斜度 92.2°↓,下中切牙-下颌平面角 102.6°↑。全口检查得出诊断:菌斑性龈炎,被动萌出异常(1 型 B 亚型),上颌骨发育过度。对患者进行口腔卫生指导、全口龈上洁治、龈下刮治及抛光,随后采用数字化美学设计及牙冠延长术治疗(图 5-3-1~图 5-3-3)。

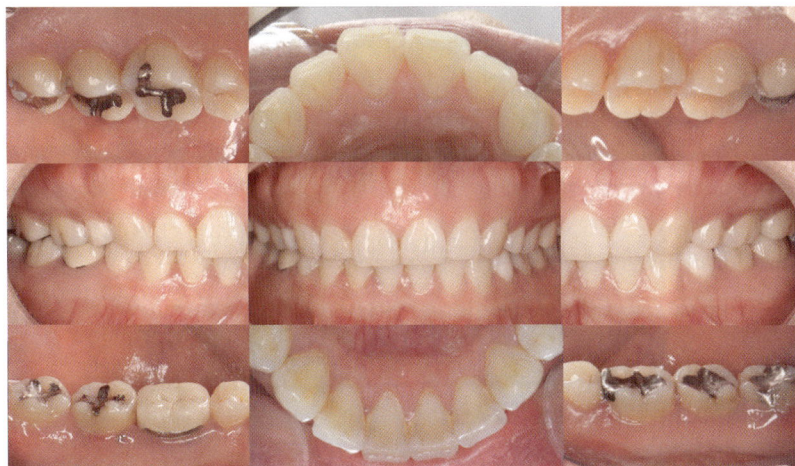

A. 术前口内检查

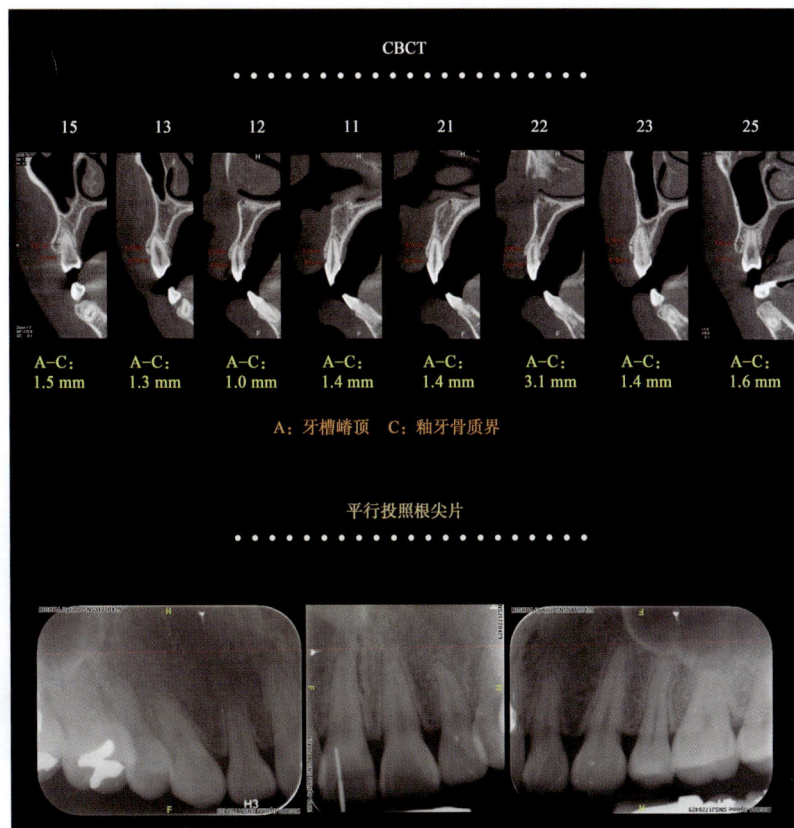

B. 影像学检查

图 5-3-1 术前检查

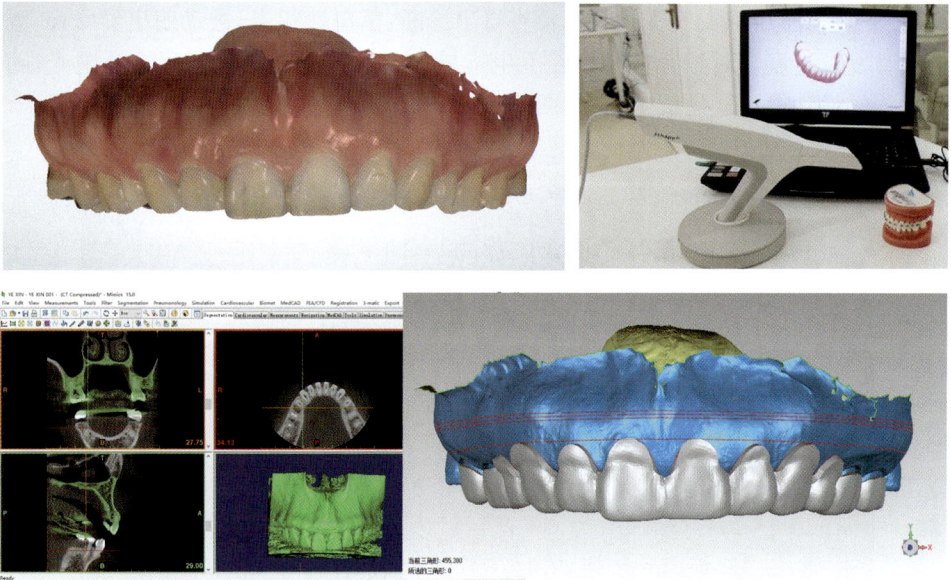

A. 数字化手术导板设计

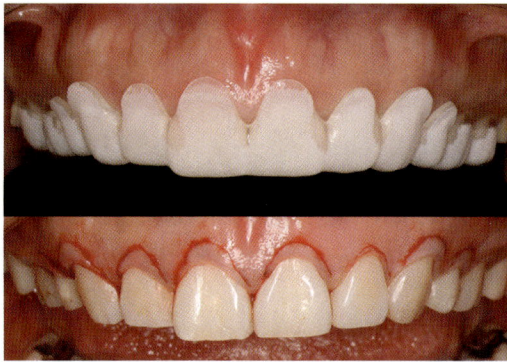

B. 切口制备

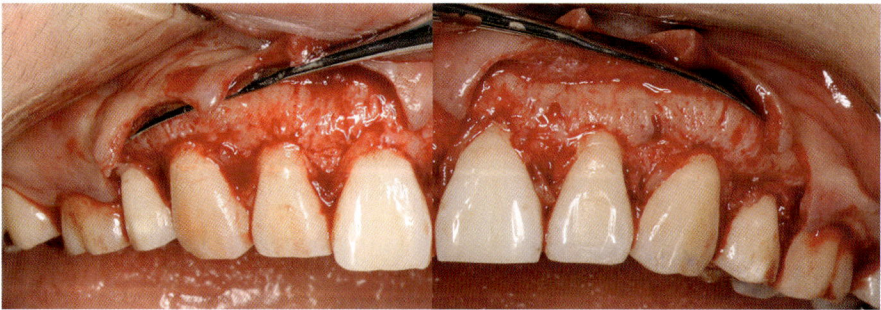

C. 翻瓣

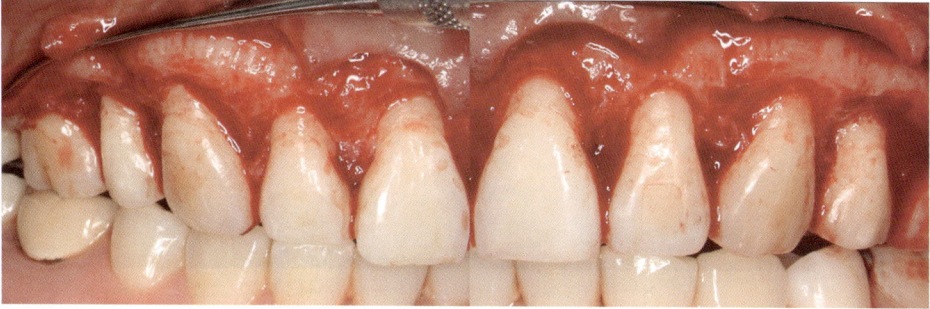

D. 骨修整

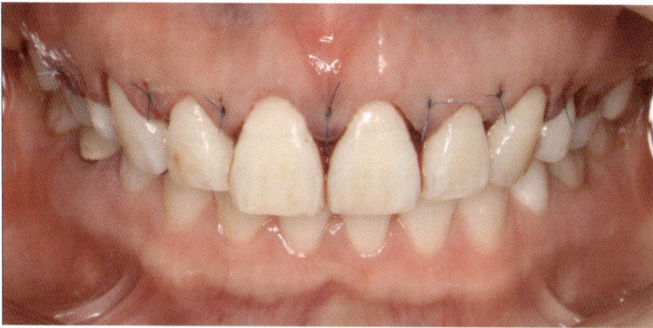

E. 缝合

图 5-3-2　术中照片

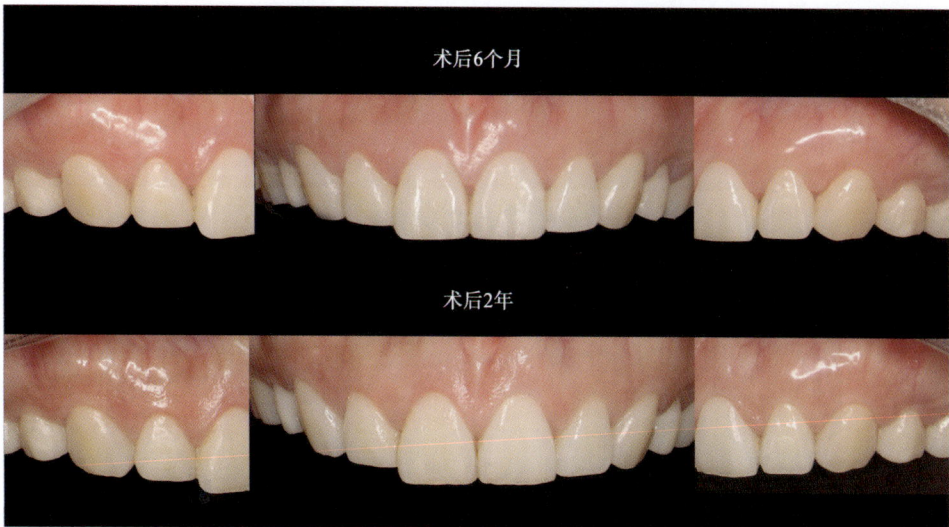

术后6个月

术后2年

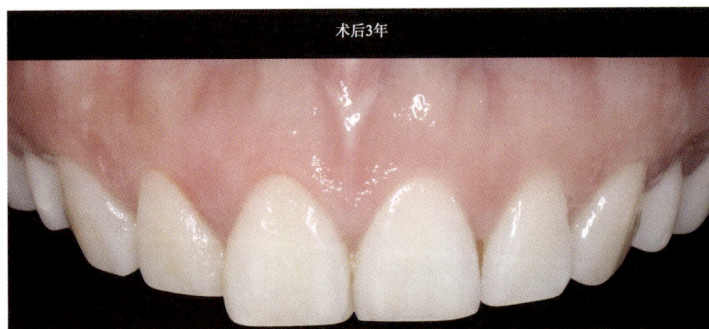

术后半年、术后 2 年及术后 3 年随访口内照

图 5 - 3 - 3　术后照片

（病例由陈慧文提供）

病例 2

患者,女,21 岁。主诉为左上前牙不美观 2 年余。现病史为 5 年前因龋坏于外院行左上前牙根管治疗及临时冠修复,自觉左上前牙牙龈不美观,现于我院就诊。临床检查发现主诉 21 牙位临床牙冠过短,牙体变色唇侧龈缘低于 11 牙位约 1.5 mm,龈缘红肿;全口 CI:2,GI:2,平均 PD:3 mm,未探及附着丧失,菌斑比例 44%,BOP 阳性率 41%。CBCT 检查发现 13、12、11、21、23 牙位牙槽嵴顶至釉牙骨质界距离小于 1.5 mm。全口检查得出诊断:菌斑性龈炎,被动萌出异常(1 型 B 亚型)。对患者进行口腔卫生指导,全口龈上洁治及龈下刮治,随后采用牙冠延长术增加临床牙冠,最终采用贴面修复(图 5 - 3 - 4~图 5 - 3 - 6)。

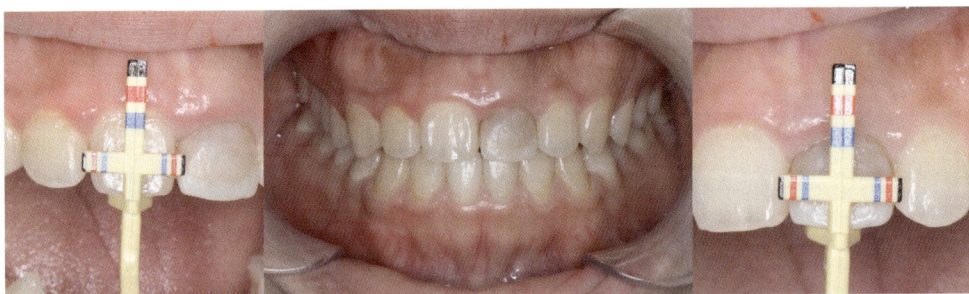

A. 术前口内检查

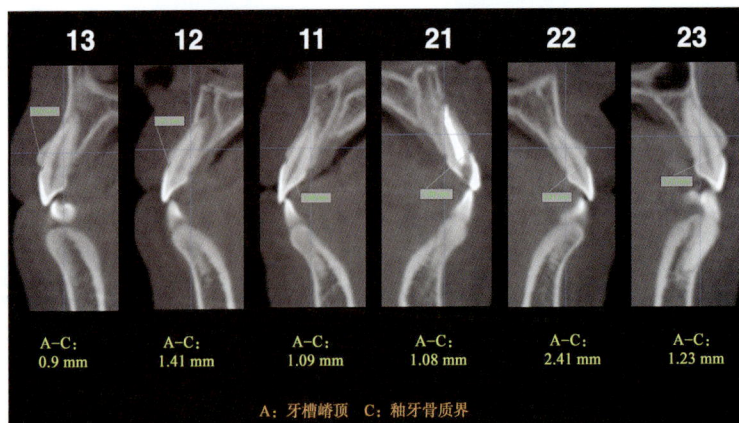

B. 影像学检查

图 5 - 3 - 4　术前检查

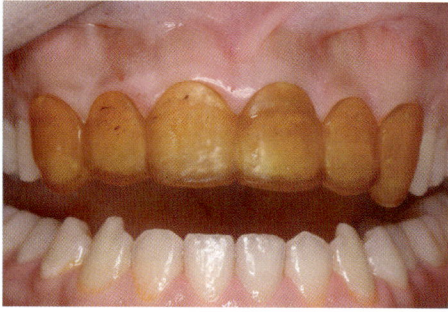

A. 手术导板确定龈缘位置

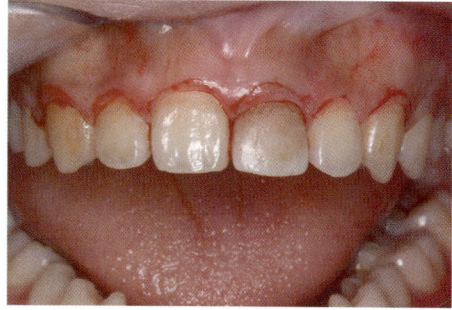

B. 切口制备

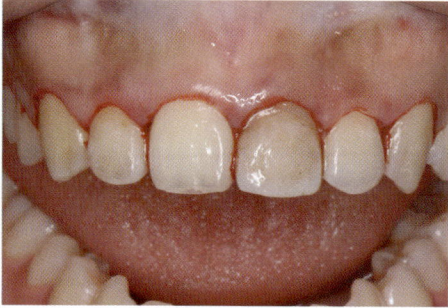

C. 切除多余龈缘

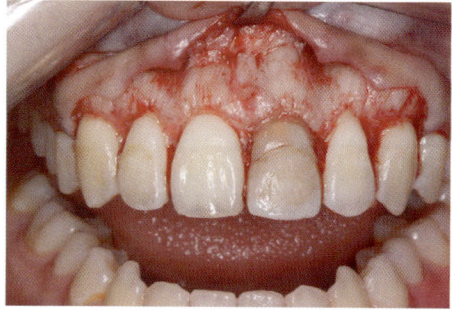

D. 翻瓣

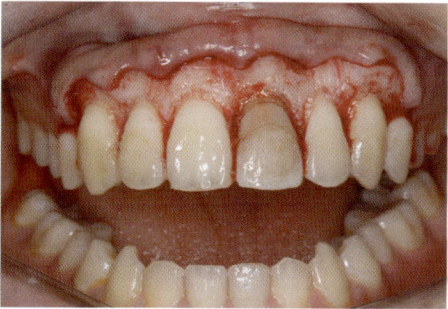

E. 骨修整

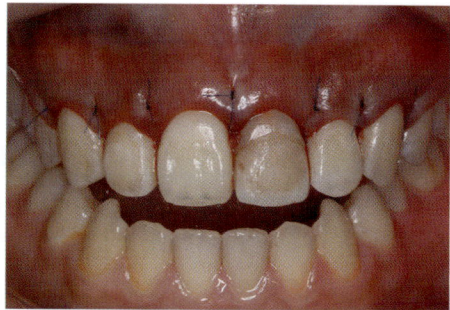

F. 缝合

图 5-3-5 术中照片

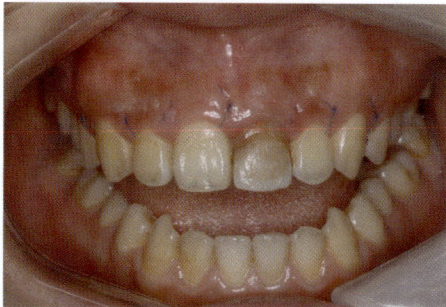

A. 拆线

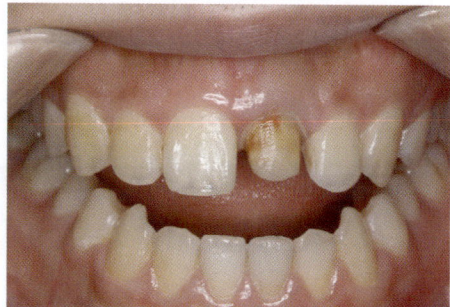

B. 术后 1 个月

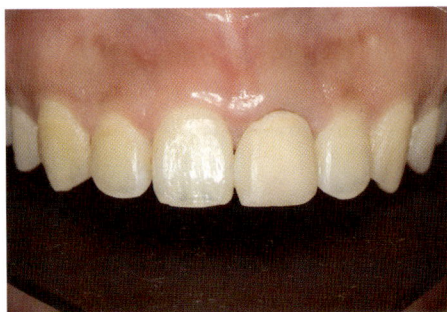

C. 术后 2 个月

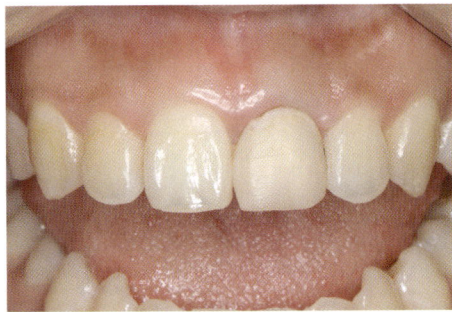

D. 术后 3 个月

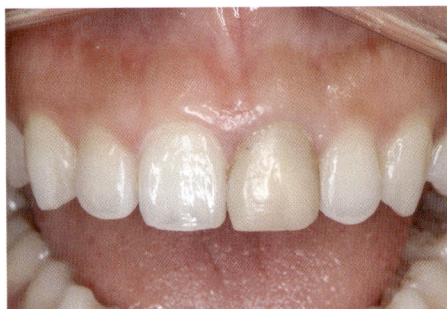

E. 术后 10 个月

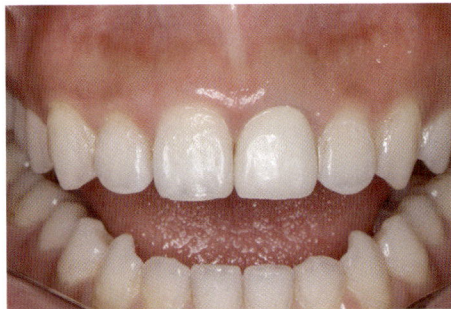

F. 最终修复体

图 5-3-6 术后照片

（病例由陈慧文提供）

病例 3

患者,女,29 岁。主诉为上前牙变短 2 年余。临床检查发现主诉 12、11、21、22 牙位牙体缺损,临床牙冠长度 4～6 mm,无松动,龈缘轻度红肿,探诊点状出血,根尖片示 12、11、21、22 牙位冠根比为(1∶2)～(2∶3),根尖未见低密度影。全颌曲面断层片示:后牙区牙槽骨少量吸收,约 10%。全口检查得出诊断:牙周炎(I 期 B 级,广泛型)。对患者进行口腔卫生指导,全口龈上洁治及龈下刮治,随后采用牙冠延长术增加临床牙冠,最终采用贴面修复(图 5-3-7～图 5 3 9)。

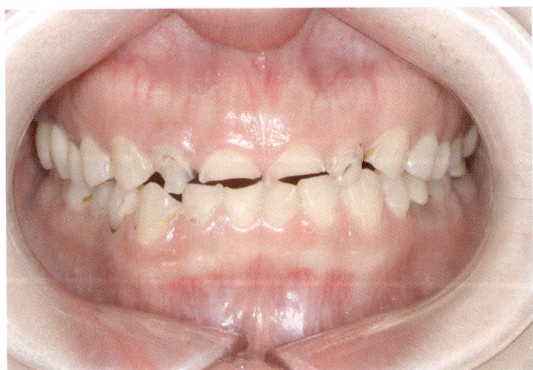

A. 术前口内照

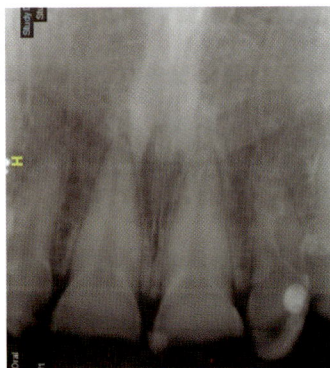

B. 术前影像学检查

图 5-3-7 术前检查

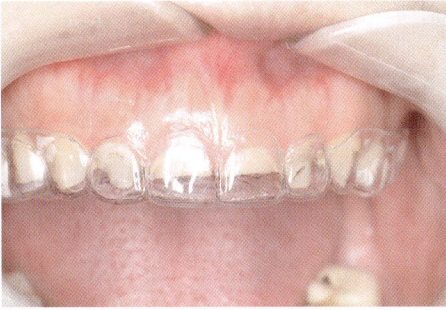

A. 术前手术导板确定龈缘位置

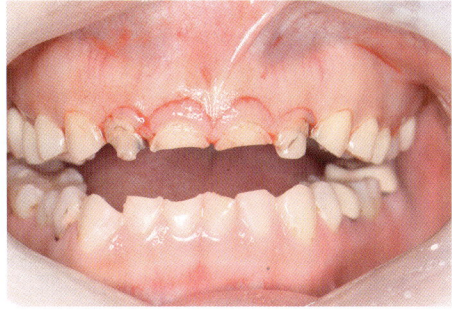

B. 切口制备

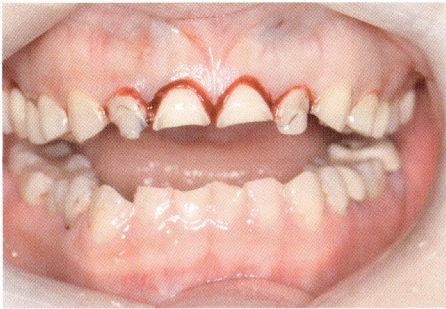

C. 切除多余龈缘

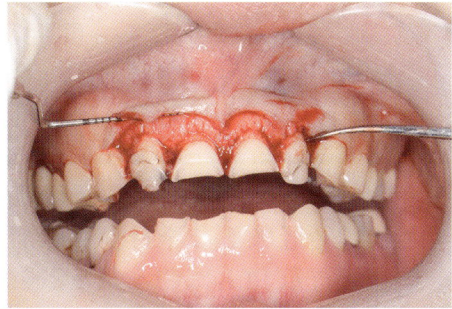

D. 翻瓣

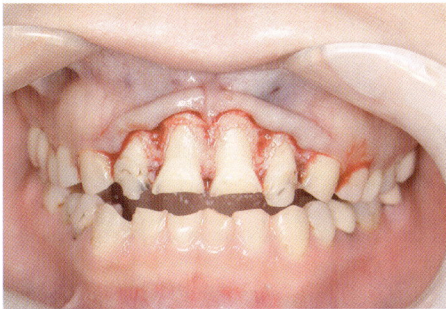

E. 骨修整

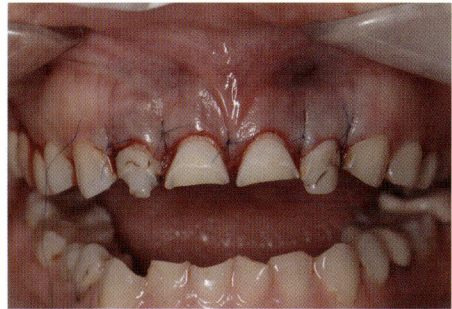

F. 缝合

图 5-3-8　术中照片

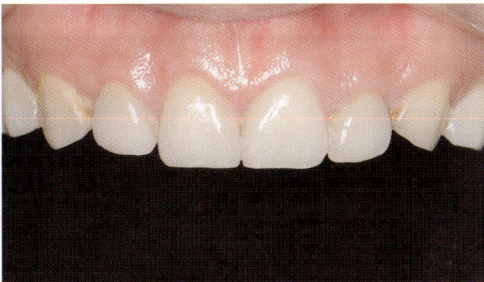

A. 贴面修复后 1 周

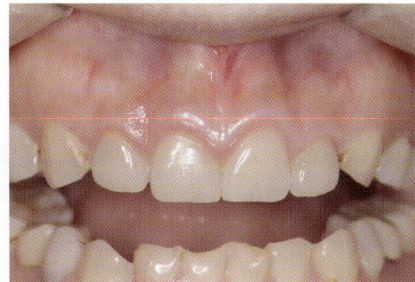

B. 贴面修复后 14 个月

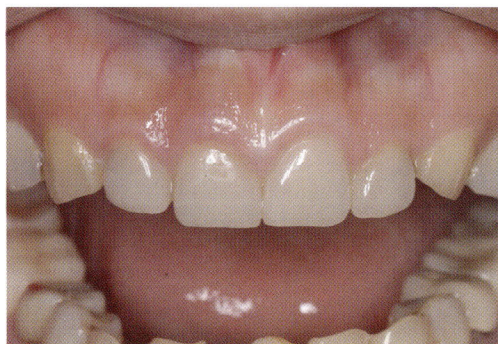

C. 贴面修复后 21 个月

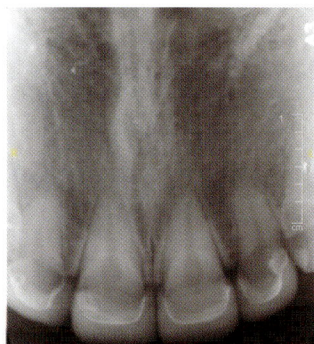

D. 术后 21 个月影像学检查

图 5-3-9　术后照片

（病例由周可聪提供）

病例 4

患者，女，26 岁。主诉为上前牙牙龈反复肿胀伴刷牙出血 1 年余。现病史为 2 年前于外院行上前牙冠修复，3 个月前拆除后行临时冠修复，并行根管治疗，无既往牙周治疗史。临床检查示 PLI：2，CI：2，PD 1～4 mm，主诉 11、21 牙位为临时冠修复，前牙区龈乳头充血水肿，根尖片示 11、21 牙位根充密合、冠根比约 1：2，根尖未见低密度影，全口检查得出诊断：牙周炎（Ⅰ期 A 级，广泛型）。对患者进行口腔卫生指导，全口龈上洁治及龈下刮治，随后采用牙冠延长术增加临床牙冠，最终采用贴面修复（图 5-3-10～图 5-3-13）。

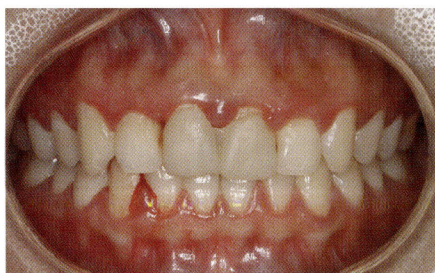

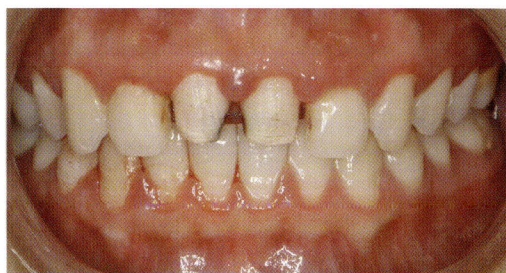

图 5-3-10　术前口内照

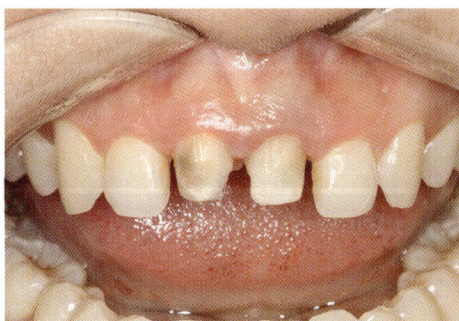

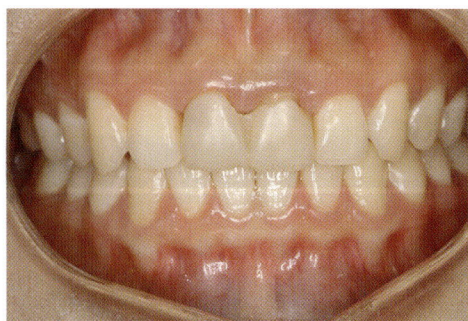

图 5-3-11　基础治疗后 3 个月口内照

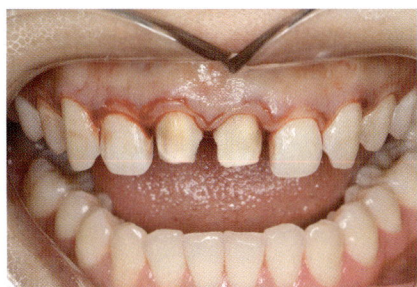

A. 切口制备

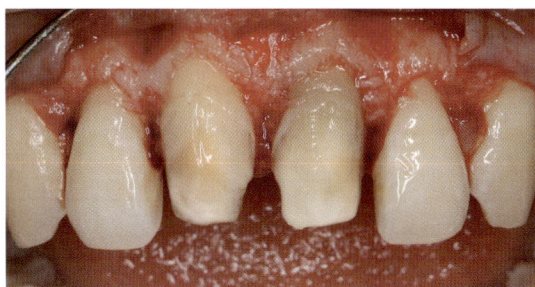

B. 翻瓣及骨修整

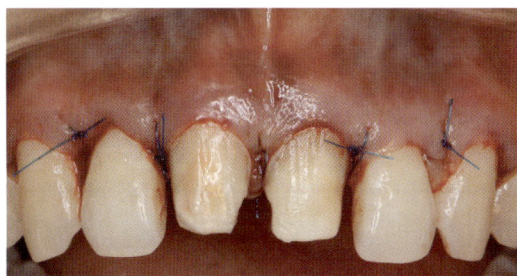

C. 缝合

图 5 - 3 - 12　术中照片

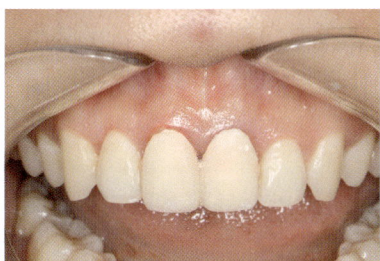

A. 术后 4 周(临时冠塑形牙龈)

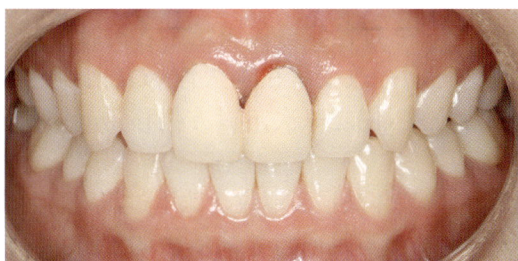

B. 术后 6 周

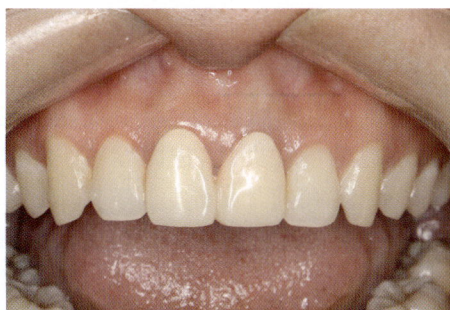

C. 术后 5 个月

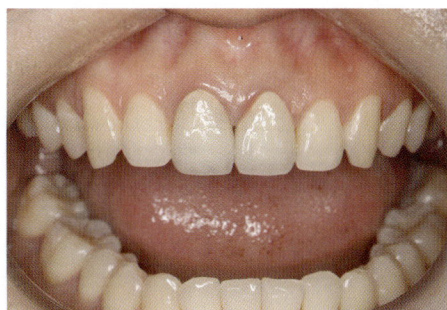

D. 术后 2 年(全瓷冠修复)

图 5 - 3 - 13　术后照片

(病例由廖悦提供)

二、病例体会

(一) 功能性牙冠延长术

当患者因外伤或龋坏导致上前牙牙体缺损时,在全冠修复治疗之前需通过牙冠延长术暴露足够多的临床牙冠。对于此类患者,医生已经无法获得其原有牙齿的生物学参考标记(如切缘位置、牙齿长度等),相应的美学评估会较为复杂。

修复前美学评估的第一步为确定切缘位置。此时嘱患者嘴巴微张且下颌放松,微笑时前牙露出的程度需参考患者的性别、年龄及旧时照片,发音练习如发"fu""wei""si"等音有助于评估切缘位置。第二步为评估微笑时切缘轮廓与下唇曲线的相对关系,理论上切缘轮廓应与下唇曲线保持平行协调。在确定好切缘位置后,可参考同名对照牙或文献平均数值来确定牙齿长度与宽度。最后依据患者面型、前牙排列、形态等确定牙龈边缘。对于上述美学评估,虽有大量文献提供了相应参考值范围,但医生仍需尊重参考患者自身的偏好与期望进行个性化调整。

在进行牙周手术延长临床牙冠之前,临床修复医师、技工和患者可通过诊断蜡型、数字化设计或诊断性临时修复体模拟术后理想化牙齿切缘位置和临床牙冠长度。这类诊断模型可帮助患者在可视的情况下对修复体提出具体的修正和调整建议,直至医患双方对美观和功能均达到满意的期望效果。

在涉及骨修整的牙冠延长术中,术后龈缘位置及形态一般在6个月之后才会保持稳定,因此建议永久性的修复治疗应在术后6个月之后进行。其间对于涉及前牙美学区的患牙,可通过临时性修复体满足患者的社交需求,同时也可避免缺牙期间邻牙微小的移位导致缺牙间隙改变。在永久性修复前,可每隔1个月适当调整临时性修复体的牙间隙邻接点位置,使之每次向冠方偏移1mm,促进龈乳头冠向移位,直至龈乳头高度不再改变。

另外,如牙体缺损断端位于龈下过深,直接行牙冠延长术则可能导致术后冠根比失调或剩余牙槽骨高度不足或与邻牙不协调,此时可先辅助以正畸牵引,使牙断面位于龈下1～3mm内,再配合行牙冠延长术。

本章中的病例4因存在侵犯生物学宽度的不良修复体,导致上前牙区牙龈反复发炎、红肿,在完善牙周基础治疗无效后需拆除原有不良修复体行再治疗。

当修复体边缘占据了生物学宽度(牙槽嵴顶冠方组织附着)的空间时,该区域组织会产生两种机制:第一种是机体进行自我调节,恢复固有生物学宽度,即出现牙龈退缩和牙槽骨吸收;第二种是修复体边缘牙龈出现迁延不愈的慢性炎症,进而导致一系列继发反应。因此,为保证牙龈健康及生物学宽度不被侵犯,在前牙美学区,修复体冠边缘应尽量平龈缘或最多位于龈沟1/2以内;在非美学区,修复体冠边缘应尽量位于龈上或平龈缘。

对于该类患者,在术前、术后均应给予充分的口腔卫生指导和专业口腔维护。修复前同样需进行详尽的美学评估。最理想的治疗方式是通过正畸牵引重建生物学宽度,将患牙向冠向移动可使修复体边缘与牙槽嵴顶之间保持合理距离,且不影响牙龈边缘的美观效果。在牵引过程中需每隔两周对嵴顶上牙龈纤维进行切除并进行充分的根面处理,以防止牙槽骨与龈缘不会冠向迁移。只有当患者明确不考虑正畸治疗时,才选择通过切除部分支持骨根向重建生物学宽度来达到治疗目的。

(二) 美学性牙冠延长术

理想的微笑是指男性微笑时仅露出上颌前牙而不暴露牙龈,女性微笑时露出上颌前牙且牙龈不超过 2 mm。现实中有些人存在高笑线,即在微笑时会露出过多的牙龈,这种笑容被称为露龈笑。

导致露龈笑的原因有很多。①上颌垂直发育过度。这类患者具体表现为下半脸的长度显著大于平均值,而其牙齿相对于过度发育的上颌骨具有代偿性根向生长,从而导致前牙区暴露牙龈过多,对于该类患者应辅以头颅侧位片等影像学检查进行明确诊断,同时正颌手术结合正畸治疗是优先的治疗方法。②主要原因是被动萌出不全,即牙齿已完全萌出到位但牙龈组织未能退回到正常水平,这类患者的牙槽嵴顶至釉质牙骨质界的距离正常,但其龈缘至釉质牙骨质界的距离往往超过正常 3 mm 距离,具体表现为露龈笑且伴随较短的临床牙冠。③患者牙槽嵴顶至釉质牙骨质界的距离过短,甚至牙槽嵴顶平齐釉质牙骨质界,使得加上牙槽嵴顶冠方组织附着后,临床牙冠过短。④由于上唇过短或唇系带牵拉,上唇活动度异常增大也会导致微笑时暴露过多牙龈。

临床牙冠过短除了被动萌出不全之外,也应考虑单纯的菌斑牙石引起牙龈红肿,这类原因导致的临床牙冠过短可仅通过牙周非手术治疗解决。另外,对于切缘磨损而不伴牙齿继发过度萌出所致临床牙冠过短,通常无须进行牙冠延长术;切缘磨损伴牙齿继发过度萌出则可通过牙冠延长术或正畸治疗,或二者合并进行以纠正。在实际临床操作中,医生应根据不同的病因选择恰当的治疗方式。

在进行美学牙冠延长术之前,必须进行一系列完善的美学分析,包括切牙切缘的位置、前牙相对于唇部和面型的位置、基于牙龈边缘评估所需的牙齿长度、术后理想牙冠的宽长比等。这些美学分析可以依据石膏模型、数字化口腔扫描数据、影像学检查和患者术前旧照片等进行参考。

然而,美是相对的。患者对牙龈及牙齿美观的认知和评判相当主观且复杂,只遵守美学现有标准并不能够保证所有个案都能获得相对协调和自然的微笑。因此临床医生必须与患者一起制订治疗计划以同时满足双方期待。

数字化微笑设计是一种借助计算机分析并结合口腔美学理念进行可视化修复的美学设计新技术。基于患者本身所具备的美学因素进行分析,其设计出来的修复体或手术导板将更加个性化且更符合患者的实际病情和美学理念,同时可更直观地将术后效果"提前展示"给患者,增强医患之间的相互沟通。

如果在类似病例中患者不希望进行正颌、正畸或修复治疗,在牙冠延长术后则应避免釉质牙骨质界甚至是牙根的暴露,设计的切龈量需同时考虑合理的牙长宽比、笑线、各牙位龈缘相对位置、冠根比例、附着龈宽度和牙殆平面偏斜等问题,综合考量才能达到最适宜的美学效果。

三、注意事项

(1) 术前必须确定准确的术后龈缘位置。

(2) 尽可能保证手术微创。

(3) 尽可能保证切口的连贯性。

（4）骨修整必须到位,在牙槽嵴顶处需移行处理。

（5）嘱患者术前、术后均需进行完善的口腔卫生维护。

（陈慧文）

牙冠延长术
视频

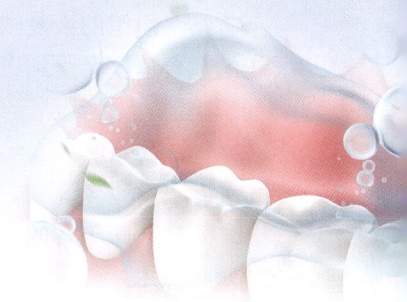

第六章

牙龈切除术

第一节　概　述

一、手术简介

牙龈炎症及牙周袋的形成是牙周病最重要的两大病理改变。牙龈因炎症发生红肿及增生现象，严重情况下会覆盖部分牙面，这不仅影响美观，还不利于患者自我菌斑控制，导致菌斑堆积在龈缘附近及牙面上，进一步加重牙龈增生。牙周袋可根据结合上皮是否向釉质牙骨质界根方迁移分为假性牙周袋及真性牙周袋。假性牙周袋的形成是由于牙龈因炎症向冠方肿胀增生，致使龈缘位置向冠方移动，龈沟加深；而真性牙周袋则是结合上皮向釉质牙骨质界根方移动，伴或不伴龈缘的冠方增生所致。

牙龈切除术（gingivectomy）是通过手术的方式切除牙龈组织过度增生导致的假性牙周袋和骨上袋，恢复牙龈的生理外形和龈沟深度。手术通常选择外斜切口的方式，切除增生的牙龈组织或者中等深度的骨上袋，重新形成由根方向冠方逐渐变薄的扇贝状外形，以恢复其自然的生理形态。牙龈切除术作为最早开展的牙周手术之一，早在1941年就被应用于药物性牙龈肥大的手术治疗。随着其手术方式和手术器械的不断发展，术者可以根据需求选择手术刀片、电刀、激光等方式进行牙龈切除。牙龈切除术在临床中应用广泛，常与其他学科的技术联用。如正畸过程中需通过切除增生的牙龈组织以充分暴露临床牙冠。对于单纯由牙龈过度增生导致的牙冠过短、修复体固位不佳的患牙，修复前可通过切除牙龈组织，延长临床牙冠以供牙备和冠固位。

牙龈成形术（gingivoplasty）的手术原理与牙龈切除术相似，但其侧重于重塑牙龈的生理外形，并不能消除深牙周袋，常与牙龈切除术联合使用。

牙龈切除术术后创面可见血凝块形成，随后血凝块下方开始形成新生的结缔组织。术后12～24 h，上皮细胞开始向创面爬行，将肉芽组织与下方的炎症坏死组织分开；在术后24～36 h内上皮细胞的增殖达到高峰。术后1～3天，大量成纤维细胞覆盖在创面，而富含毛细血管的肉芽组织向冠方增殖，形成新的游离龈缘及龈沟。术后的5～14天，创口的表面基本完成上皮化,牙龈外观基本恢复正常。术后 4 周,牙龈的角化程度基本恢复至术前,但下方结缔组织的恢复则需约 7 周,因此术后不可过早进行牙周探诊检查。牙龈切除术后组织的愈合速度会受到患者全身情况、术区创面大小、局部刺激因素和术区抗感染能力等因素的影响。

二、手术目的

重建牙龈正常的生理外形及龈沟深度,为患者创造一个利于自我菌斑控制的口腔环境。牙龈切除术一般用于附着龈具有足够宽度,需要通过切除假性牙周袋和骨上袋改善牙龈增生,或在某些情况下用于美学的牙冠延长等。

三、适应证和禁忌证

(一) 适应证

(1) 经基础治疗后,仍然存在假性牙周袋和牙龈组织肥大增生,影响患者的菌斑控制、进食、美观等。

(2) 牙周袋底不超过膜龈联合的骨上袋,尤其是纤维性增生、质地坚韧的牙龈组织。

(3) 可能会引起牙周急性炎症的龈袋,例如阻生齿的冠周、磨牙根分叉区域等。

(二) 禁忌证

(1) 存在骨下袋或骨下缺损,或术中需要进行骨修整。

(2) 袋底位于膜龈联合根方,或附着龈不足。

(3) 存在系带或肌肉附着干扰。

(4) 有美学需求的前牙区深牙周袋,牙龈切除术后会导致临床牙冠过长。

第二节 手术方法

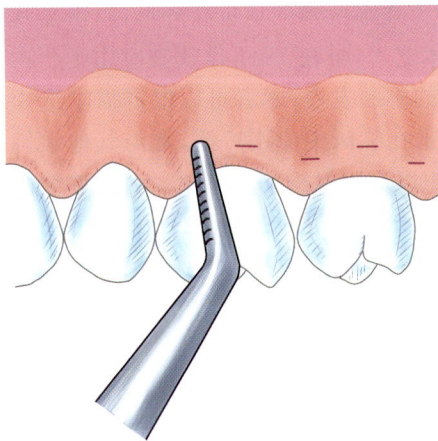

图 6-2-1 印迹镊标记牙周袋底

1. 麻醉、消毒

术前常规麻醉、消毒。

2. 标记手术切口

使用牙周探针探查牙周袋底位置,并在牙龈外侧做标记。可以用探针刺破牙龈的外侧,以出血点为标志,或用美兰在牙龈外侧做标记;还可以使用印迹镊标记牙周袋底,将直喙侧插入牙周袋内,直达袋底,然后夹紧镊子使弯喙在袋底对应的牙龈外侧刺破牙龈,同样以出血点作为标记。一侧的牙面至少标记 3 个位点,以便确定连线的准确性(图 6-2-1)。术者也可以使用亚甲蓝染料将标记点相连,绘制出对应牙周袋底的扇贝形连线。手术切口位于连线根方 1~2 mm,可以根据患者的牙龈厚度、角化牙龈宽度等进行调整。

3. 外斜切口

使用斧形刀行唇颊侧的弧形切口，在末端游离牙位的远中也可以使用斧形刀切除牙龈。柳叶刀可用于离断邻面的龈乳头。如果牙龈质地较坚韧，建议使用 12 号刀片辅助完成舌腭侧切口，前牙美学区可以使用 15C 号刀片进行辅助切口制备。将刀刃置于切口连线根方 1~2 mm，刃口由根方斜向冠方，呈 45°直达牙周袋底下方根面。可以采用连续切口或间断切口，切口要保持连续的扇贝状（图 6-2-2）。如果术区邻牙的牙周袋底位置差异较大，则间断切口更加精准。切口与牙长轴的角度如果过大，容易暴露下方骨面，增加术后并发症风险，且切面容易形成台阶，不利于牙龈移形。如果因术区角化牙龈过窄等原因，导致切口角度过大，可在后续操作中对外侧龈缘进行修整。

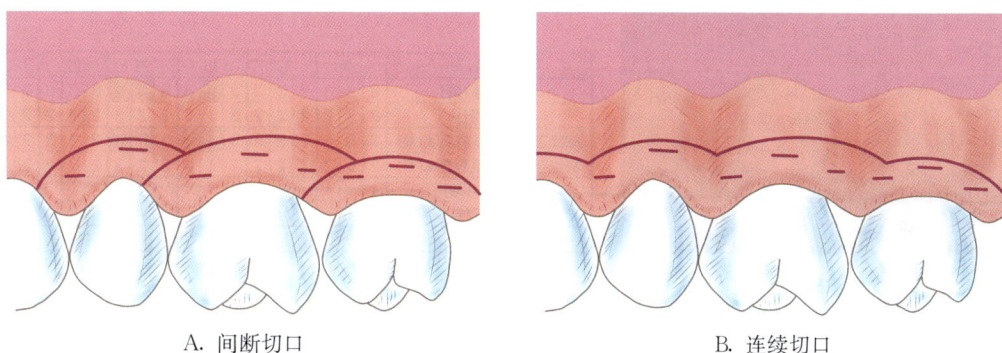

A. 间断切口　　　　　　　　　　　　B. 连续切口

图 6-2-2　切口设计示意图

4. 清创

用锄形刮治器刮除唇颊侧多余的牙龈组织，邻面可以使用镰形刮治器或龈下刮治器。彻底去除根面的菌斑、牙石及肉芽组织，必要时行根面平整，去除病变牙骨质。

5. 牙龈修整

用弯曲剪或双弯剪修整切口外侧的龈缘，使创面形成连续、移形且平整的外观（图 6-2-3）。避免靠近牙面的龈缘过厚，术后形成台阶。对于前牙美学区或累及中线两侧的前牙，尽量保持两侧同名牙的龈缘外形对称，且高度一致。

6. 冲洗创面、止血

用无菌生理盐水反复冲洗创面，纱布压迫止血，如个别位点出现渗血，可用肾上腺素润湿纱布后再行压迫。必要时可使用牙周塞治剂覆盖术区止血。

7. 术后护理

常规使用 0.12% 氯己定含漱液，每日 2~3 次，含漱 1 min。5~7 日后如术区愈合良好，可改用软毛牙刷对术区进行菌斑控制。术后 2 周，牙龈外观已基本恢复正常。

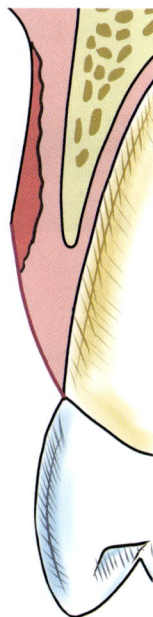

图 6-2-3 修整后牙龈形态

第三节　病例与体会

一、病例

患者，女，29岁。主诉为上前牙区微笑时露龈5年余，影响美观。临床检查示 PLI:1~2,CI:1,全口龈缘少许水肿,21牙位龈缘肿胀增生明显,与11牙位不对称。根据临床检查诊断为:慢性龈炎。在完善的牙周基础治疗后,患者菌斑控制良好,牙龈炎症减轻且龈缘位置稳定,随后根据牙周探诊情况行前牙区牙龈切除术(图6-3-1、图6-3-2)。

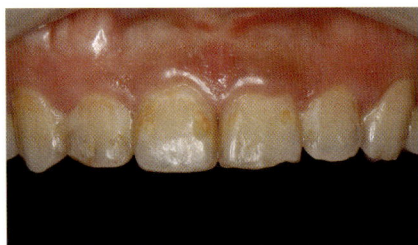

A. 口内照片

牙位	13			12			11			21			22			23		
探诊深度(颊)	3	3	3	2	3	3	3	4	3	3	5	4	3	3	3	2	3	2
探诊深度(舌)	2	1	2	2	2	2	2	1	3	2	2	3	2	2	2	2	1	2
龈缘至釉牙骨质界距离(颊)	3	3	3	2	3	3	3	4	4	3	5	4	3	3	2	3	2	2
龈缘至釉牙骨质界距离(舌)	2	1	2	2	2	2	2	1	3	2	2	3	2	2	2	2	1	2
探诊出血（颊）	+	-		-	-		-	-		-	+	-		-	-		-	-
探诊出血（舌）	-	-		-	-		-	-		-	-	-		-	-		-	-
松动度	0			0			0			0			0			0		

B. 术区牙周检查表

图6-3-1　基础治疗前临床资料

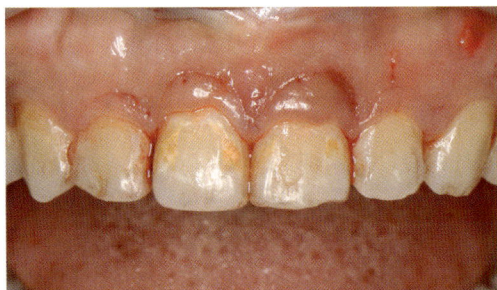

A. 外斜切口制备

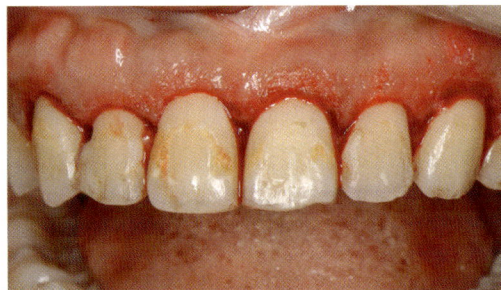

B. 刮除多余牙龈组织

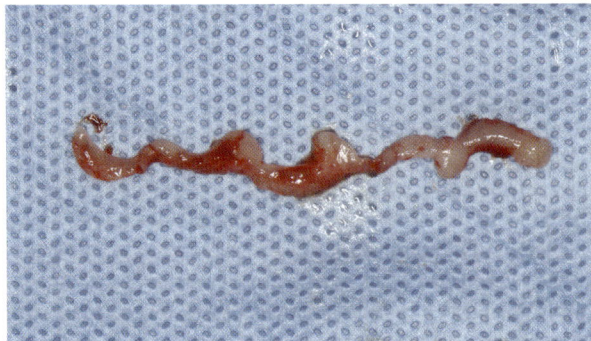

C. 切除后的牙龈组织

图6-3-2　术中照片

术后 2 周复查可见术区愈合良好,定期进行复查、复治,术后 1 年、2 年随访时,患者龈缘稳定,且术后牙龈边缘对称,符合前牙美学区的临床特点(图 6-3-3)。

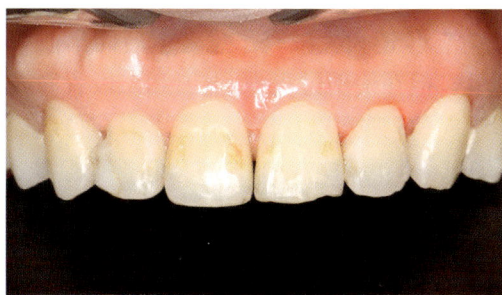

A. 术后 2 周口内照

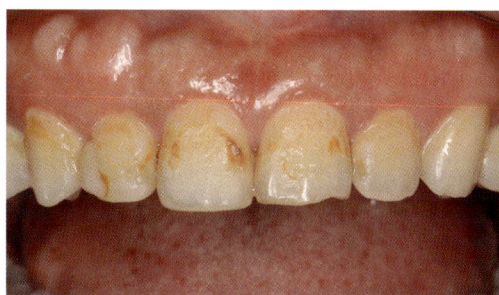

B. 术后 1 年口内照

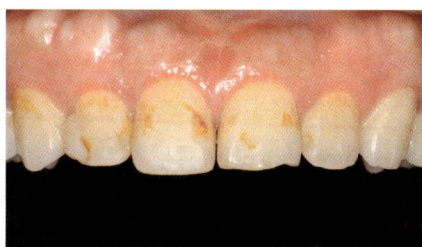

C. 术后 2 年口内照

牙位	13			12			11			21			22			23		
探诊深度(颊)	2	1	2	2	1	1	2	1	2	2	2	2	2	1	2	2	1	2
探诊深度(舌)	2	1	2	2	2	2	2	1	3	2	2	3	2	2	2	2	1	2
龈缘至釉牙骨质界距离(颊)	2	1	2	2	1	1	2	1	2	2	2	2	2	1	2	2	1	2
龈缘至釉牙骨质界距离(舌)	2	1	2	2	2	2	2	1	3	2	2	3	2	2	2	2	1	2
探诊出血 (颊)	-	-	-	-	-	-	-	-	-	-	-	-	-	-	-	-	-	-
探诊出血 (舌)	-	-	-	-	-	-	-	-	-	-	-	-	-	-	-	-	-	-
松动度		0			0			0			0			0			0	

D. 术后 2 年牙周检查表

图 6-3-3　术后资料

（病例由廖悦提供）

二、病例体会

牙龈切除术主要用于以牙龈增生为主要临床表现的牙龈病治疗。导致牙龈增生的原因较为复杂,需要术前仔细询问病史,调整治疗方案,必要时配合病理检查明确病因。其中,最常见的原因为长期炎症刺激合并体内激系改变,这类患者多为青少年。除此之外,药物性牙龈肥大、遗传性牙龈纤维瘤病等也可使用牙龈切除术进行治疗。术前除了对患者进行完善的口腔卫生指导和基础治疗外,还应纠正患者的不良口腔习惯,例如口呼吸等,减少术后复发概率。伴有口呼吸习惯的患者,通常前牙区牙龈增生及炎症情况较后牙区更加严重。对于牙龈增生程度严重且病程较长,或因正畸治疗需要暴露牙面,粘贴托槽、带环等附件的患者,可在基础治疗后选择牙龈切除术。

除了炎症刺激因素外,药物也是引起牙龈肥大的常见病因。对于此类患者,若基础治疗后牙龈肥大状况未明显好转,则建议内科会诊更换或交替使用药物,例如选择地尔硫䓬类药物代替地平类药物。此外,遗传性牙龈纤维瘤病、浆细胞性龈炎或白血病也会引起牙龈肥大,在临床诊疗过程中可以通过仔细的病史采集、血液检查及组织病理检查等方式进行鉴别诊断。在患者全身状况不允许或诊断尚未明确的情况下,应避免盲目进行手术治疗。手术刀切除是最常用的方法,其优点在于操作简单,切口精准,对组织的创伤较小,但术后创面可能会出现渗血,尤其是炎症控制不佳的牙龈组织,或者增生的部位含有大量肉芽组织,术后需特别关注创面的止血。电刀在切除牙龈组织的同时,能起到一定的凝血作用,但操作不当可能引起周围组织的热损伤，影响组织愈合。对于凝血功能不佳的患者可以采用激光进行牙龈切除，如 Nd:YAG 激光、CO_2 激光、Er:YAG 激光等，均已广泛应用于口内的软组织手术，其优势在于能够显著减少术中和术后的出血情况。这一特点不仅为手术医生提供了更为清晰、无阻碍的手术视野，使得操作更为精准和高效，还大大减轻了患者术后因出血而导致的肿胀和不适感，并且降低了瘢痕形成的可能性。但在使用过程中，电刀和二极管激光存在导致创面扩大的风险。相比之下，CO_2 激光、Er:YAG 激光以及传统的手术刀在精确控制切割范围和减少术后创面方面表现更为出色。

三、注意事项

（1）在明确牙周袋底后，可以先使用美兰染料将袋底位点连接，预先绘制出切口线，或使用斧形刀在牙龈外侧先压出扇贝形的切口印迹，再沿着印迹行外斜切口。

（2）斧形刀的切口要保持锋利，若牙龈质地坚韧，或切口涉及前牙美学区等对切口精准性要求更高的牙位，可以选择 15C 号刀片进行切口制备。

（3）进行多牙位的牙龈切除术时，术区可能存在个别牙位牙龈增生较轻，或存在永久冠修复位点，可跨越该牙位或改为沟内或内斜切口，避免术后出现牙龈退缩或冠边缘暴露。

（4）涉及前牙美学区时，可一次完成中线两侧牙位的牙龈切除，尽可能保证对侧同名牙的龈缘高度一致，外形对称。

（廖　悦）

第七章

牙周引导性组织再生术及牙周植骨术

第一节　概　　述

一、手术简介

牙周引导性组织再生术(guided tissue regeneration, GTR)是 20 世纪 80 年代由 Nyman 等学者提出的牙周手术概念,是指在手术时,利用屏障膜阻止上皮细胞长入根面,将根方的空间留给牙周膜细胞,使得牙周膜及牙骨质得到稳定的再生空间,从而达到新附着,即牙骨质、牙槽骨获得新生,在牙骨质与牙槽骨之间有牙周膜的生成。

常规牙周翻瓣术组织在愈合过程中,有牙龈上皮、牙龈结缔组织、牙周膜和牙槽骨 4 种来源的细胞先后向根面生长贴附。在这 4 种细胞中,牙龈上皮细胞的增殖及迁移速度最快。牙周翻瓣术后,上皮细胞会优先占领牙根表面,最终形成长结合上皮形式的愈合。在菌斑控制较佳的情况下,此区域可以保持健康,牙龈无炎症,探诊无出血。而引导性组织再生术使用屏障膜,有效阻止牙龈上皮细胞及牙龈成纤维细胞向根方迁移,使其只能在缺损区域的冠方附着,而根方则有牙骨质的生成及插入牙骨质和牙槽骨之间的牙周膜的新生,此种愈合称为新附着。一般认为,新附着是牙周组织最理想的愈合方式。但是牙骨质、牙槽骨、牙周膜都达到新生较难,现阶段,学者们认为牙根表面有牙骨质的新生,并有胶原纤维插入其中即可认为是新附着的形成(图 7-1-1)。

引导性组织再生术中使用的屏障膜包括可吸收膜和不可吸收膜两大类。可吸收膜有胶原膜、聚乳酸膜等,可以被人体自我吸收,无需二次手术取出,但是可吸收膜较软,稳定性较差,不适合大范围的再生性手术。不可吸收膜有聚四氟乙烯膜,其可塑性较强,不易被人体吸收,但术后 6～8 周需要二次手术取出,可应用于缺损范围较大的再生性手术。

牙周植骨术又称骨或骨替代材料的植入术,它是指采用骨充填材料(包括骨或骨替代材料)充填因牙周炎或其他因素导致的牙槽骨缺损的方法。

目前,常用的骨或骨替代材料包括自体骨、异体骨、异种骨及骨替代材料。植骨材料成骨的基本原理包括骨发生(osteogenesis)、骨诱导(osteoinduction)及骨传导(osteo-conduction)。

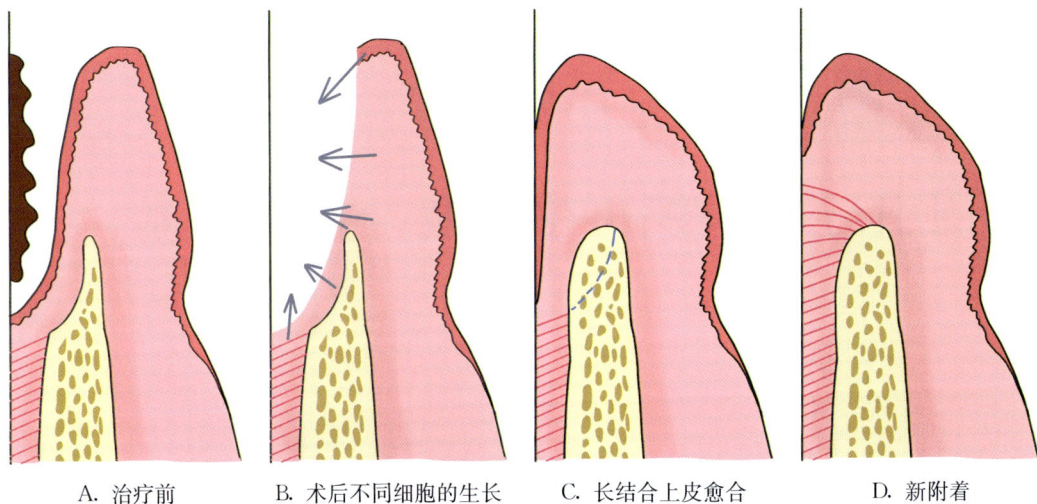

| A. 治疗前 | B. 术后不同细胞的生长 | C. 长结合上皮愈合 | D. 新附着 |

图7-1-1 组织愈合示意图

骨发生是指植骨材料中含有成骨细胞,能形成新骨。骨诱导是指植骨材料中的分子(如骨形成蛋白)能使邻近的细胞分化为成骨细胞,从而形成新骨。骨传导是指植骨材料的基质起到支架作用,以利于邻近组织中的成骨细胞或干细胞进入植骨材料,从而形成新骨或分化形成新骨。

目前可供选择的材料主要有自体骨、异体骨、异种骨及非骨替代材料。自体骨主要为患者自身所取的骨组织,取骨区域包括上颌结节、磨牙后区、下颌颏部、髂骨区等位置。自体骨主要发挥骨生成作用,自体骨内含有成骨细胞及骨髓间充质细胞,松质骨的骨生成作用优于皮质骨。异体骨主要来自同一物种其他个体的骨组织,主要是健康捐献者的新鲜冷冻骨、冻干骨、脱矿冻干骨等,国内目前没有相应产品。异种骨主要来自不同物种的骨组织,目前多用小牛骨,将小牛骨进行特殊处理,保留其中的无机骨基质即可得到临床应用的替代材料,这种材料也是临床中最常使用的材料,可发挥骨传导作用。非骨替代材料进入国内市场较少,临床中也较少使用,包括磷酸钙生物材料、珊瑚来源材料、生物活性玻璃等,这类材料主要起到骨传导作用。

临床中常将引导性组织再生术和植骨术联合使用,即在骨缺损区域植入骨或骨替代材料后放入屏障膜,再进行严密的关创缝合。

二、手术目的

将骨或骨替代材料植入牙周组织的缺损区域,同时利用屏障膜技术有效隔离牙龈上皮组织,以达到缺损区域牙槽骨、牙骨质的再生,牙周膜插入牙骨质和牙槽骨之间形成稳定的新附着,显著减少附着丧失及PD,改善牙周健康状况。

三、适应证和禁忌证

(一) 适应证

(1)窄而深的骨下袋。窄而深的骨下缺损较为容易放入骨替代材料,并获得稳定性。一般而言,两壁及三壁骨缺损是手术的适应证(图7-1-2)。此外,骨下缺损深度达3 mm

以上建议采用引导性组织再生术及牙周植骨术。

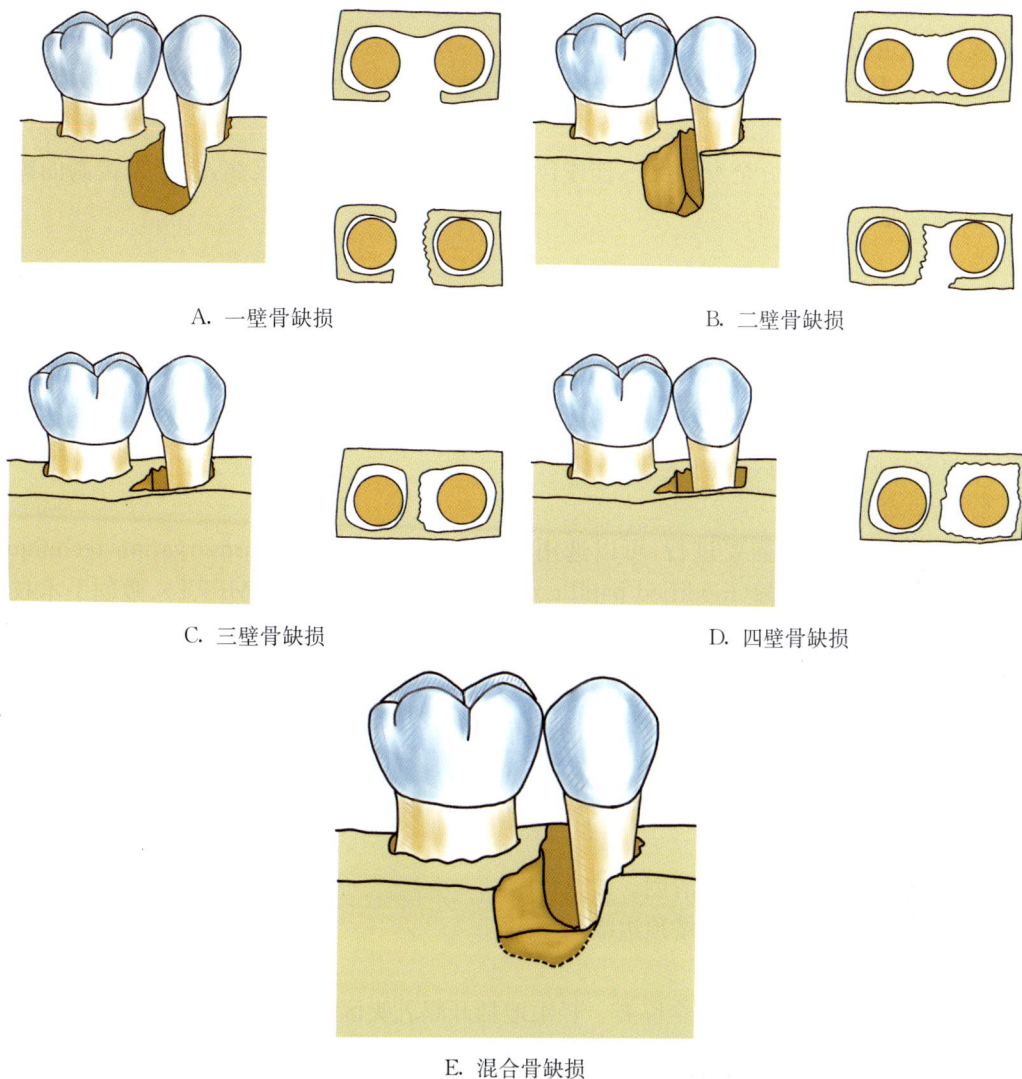

A. 一壁骨缺损

B. 二壁骨缺损

C. 三壁骨缺损

D. 四壁骨缺损

E. 混合骨缺损

图 7 - 1 - 2　垂直型骨缺损示意图

（2）Hamp 分度Ⅱ度根分叉病变。较表浅的 Hamp 分度Ⅱ度根分叉病变不需要手术治疗，当缺损较大时，可以翻瓣清创后行植骨术及引导性组织再生术。建议下颌磨牙颊或舌侧、上颌磨牙颊侧单发的 Hamp 分度Ⅱ度根分叉病变，采用引导性组织再生术及牙周植骨术。

（3）局限性牙龈退缩。Miller Ⅰ类和Ⅱ类牙龈退缩也可以通过引导性组织再生术进行治疗。

（二）禁忌证

（1）局部致病因素及炎症未消除。患者行再生性手术首先需要经过彻底的牙周基础治疗以消除病因并控制炎症。

（2）自我菌斑控制不佳。术前需要对患者进行口腔卫生指导，达到良好自我菌斑控制，控制不佳会影响术后组织愈合。

（3）吸烟。吸烟影响组织愈合过程，在牙周基础治疗阶段应嘱咐患者戒烟或降低每日吸烟量，吸烟量应小于 10 支/日。

（4）术区软组织量不足。患者术区角化龈宽度不足会影响术中减张、关创，且不利于患者术后口腔卫生维护。

（5）全身状况不佳。全身状况不佳或伴有各种未控制的全身疾病，包括未控制的糖尿病、心血管疾病、高血压等。

第二节　手术方法

1. 麻醉、消毒

术前常规麻醉、消毒。

2. 切口设计

切口设计根据手术需要进行，可以选用龈乳头保护瓣（papilla preservation technique，PPT）、改良龈乳头保护瓣（modified papilla preservation technique，MPPT）、微创手术技术（minimally invasive surgical technique，MIST）、改良微创手术技术（modified minimally invasive surgical technique，M‑MIST）等手术切口，也可以增加近远中垂直切口，以便手术视野清晰，龈瓣也可以得到更好的减张。使用显微手术刀或 15C 号手术刀做切口直达牙槽嵴顶，穿透黏骨膜。避免重复切割，尽量一次切到牙槽嵴顶。

切口设计遵循以下原则：

（1）微创。

（2）保证骨缺损区域彻底清创。

（3）可以翻开龈瓣至牙槽嵴顶边缘。

3. 翻瓣

使用显微骨膜剥离器翻开全厚瓣。轻柔地翻开龈乳头区域，这一步最为重要，需要术者保证龈乳头的完整性。翻开龈乳头之后就可以将龈瓣向根方剥离，注意保证黏骨膜的完整性。翻瓣范围一直到牙槽骨缺损根方的 1～2 mm 处。

4. 清创

使用刮治器清除骨缺损区域的炎性肉芽组织及暴露在缺损区根面上残余的牙石，随后去除袋内壁肉芽组织。将暴露的根面行根面平整并进行化学根面处理，去除根面的玷污层，开放牙本质小管，消除残留的内毒素等。

5. 减张

龈瓣减张应当放在清创之后进行，避免清创过程中残留毒素或感染物质进入减张内部区域，引起术后感染。减张对于再生性手术非常重要，消除龈瓣过大的张力可以使得龈瓣下方血凝块稳定愈合。

使用 15C 号刀片行龈瓣减张，推荐使用双层减张技术。在翻开的龈瓣根方，刀片与骨面平行进入，保留黏骨膜，将深层的软组织与骨面分离，深度为 2～5 mm，视减张程度而定，这一步称为深层减张。随后使用手术镊向外轻轻拉紧龈瓣，再将刀片与外层牙龈平行进入，分离外层牙龈与深层软组织,这一步称为浅层减张(图7-2-1)。深层减张后可以将根方肌层组织与骨面分离,避免因肌肉牵拉而影响移植物的稳定,浅层减张后可以将软组织轻松的冠向复位,避免因嘴唇、面颊部的活动而影响龈瓣的稳定。

6. 植入替代材料

等待上述步骤完成后才能进行替代材料的植入。植入物包括膜、骨充填材料等。植入骨充填材料前需要先将膜修剪并固定,按照缺损区域的形态将膜修剪成相应形状,可以使用膜钉或可吸收缝线固位膜,对于大部分缺损范围较小的牙周组织缺损,也可以不使用上述材料固定膜,而是先将膜插入唇侧或颊侧深层分离好的龈瓣之下,黏骨膜之上,随后将膜的另一端跨过邻间隙放置。

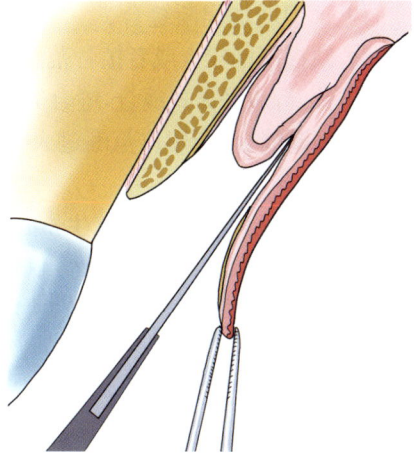

图7-2-1 深层、浅层减张(刀片位置为浅层减张,贴近骨面部分为深层减张)

膜放置稳定后使用充填器械将骨充填材料紧密填入缺损区域,建议少量多次充填压实。骨充填材料的植入高度达到余留骨壁的高度即可,再将膜覆盖到充填材料冠方,插入对侧龈瓣下方,最后牵拉浅层分离的龈瓣冠向复位,将上层龈瓣紧密关闭缝合。这种方法在大部分牙周组织再生性手术中都适用。

使用膜钉固定时唇颊侧的膜无须插入深层组织下方,膜的边缘放置在靠近根方的健康骨面即可,使用膜钉将膜固定在骨面,若骨面较为坚硬,可以先用0.5 mm直径的球钻在植入点制备孔径,随后再覆盖膜并将膜钉钉入制备好的孔中,注意,若使用膜钉,则需待术后6个月后及时将膜钉取出。

使用可吸收缝线固定膜时需要将膜放置在深层组织下方,也就是分离出来的黏骨膜上方。使用微创持针器操作,采用间断缝合将膜与黏骨膜固定即可,沿着膜的近远中向固定。

无论使用膜钉还是可吸收缝线固定膜,两者只是在唇颊侧膜的固位方式有所不同,后续的操作步骤基本类似。

7. 缝合

充分减张后才能进行严密的缝合。若缺损范围较小,翻瓣范围较小建议行改良垂直内褥式缝合(图7-2-2),该缝合方法不仅可以起到减张作用,还可以关闭龈乳头区域。若两颗患牙邻间隙较大,一针改良垂直内褥式缝合无法将近远中的龈瓣严密关闭,可以在该邻间

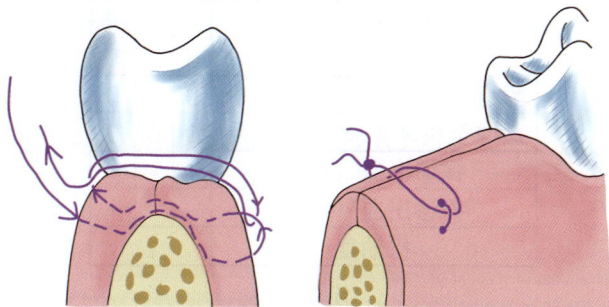

图7-2-2 改良垂直内褥式缝合

隙的近远中增加间断缝合。

若缺损范围较大或者植骨范围涉及无牙区，可以先在游离龈瓣切口稍偏根方2～3 mm的位置进针，行水平褥式缝合，缝合完成后可使得颊舌侧龈缘位置达到最理想的张力效果，再对龈缘行间断缝合，若切口范围过大（超过两颗牙缺失），可以选用连续锁边缝合关闭龈缘。

8. 术后护理

术后5日内可以服用抗生素预防感染，术后可以口服布洛芬等镇痛药物。拆线前可不使用机械性清洁措施清洁术区，仅使用0.2%氯己定含漱液（或浓替硝唑含漱液等）进行术区的口腔护理，或者术后3天开始使用软毛牙刷轻轻清洁术区。术后14～21天拆线。术后定期复查。

第三节 病例与体会

一、病例

病例1

患者，女性，26岁。主诉为右下后牙松动伴咬合无力2年。临床检查示：46牙位近中PD9 mm，松动Ⅰ度，探诊出血，无明显龈下牙结石；X线片检查发现46近中牙槽骨角型吸收超过根中1/2。全口检查得出诊断：牙周炎（Ⅲ期C级，广泛型）。对患者进行口腔卫生指导，全口龈上洁治及龈下刮治，局部调𬌗，随后采用植骨术修复缺损牙槽骨（图7-3-1～图7-3-4）。

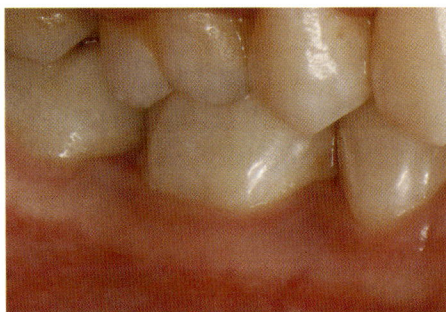

A. 术前口内照片

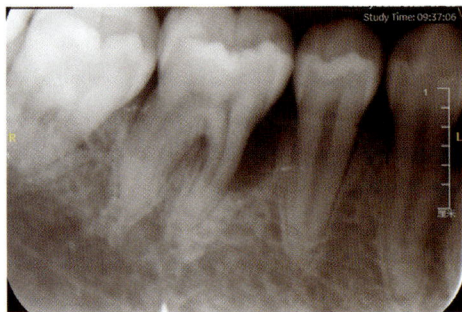

B. 术前X线片

牙位	46		
探诊深度(颊)	3	3	9
探诊深度(舌)	3	2	8
龈缘至釉牙骨质界距离(颊)	0	0	0
龈缘至釉牙骨质界距离(舌)	0	0	0
探诊出血 (颊)	+	-	+
探诊出血 (舌)	-	-	+
松动度	1		

C. 牙周检查表

图7-3-1 术前检查

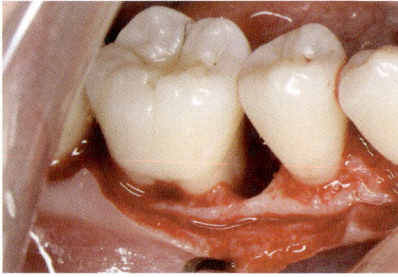

A. 翻瓣清创后可见三壁骨下缺损

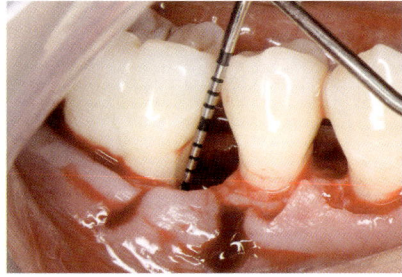

B. 骨下缺损深度 5 mm，垂直切口减张

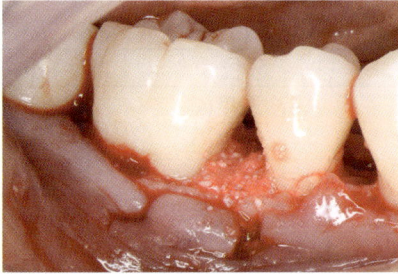

C. 植入骨替代材料（骨胶原）

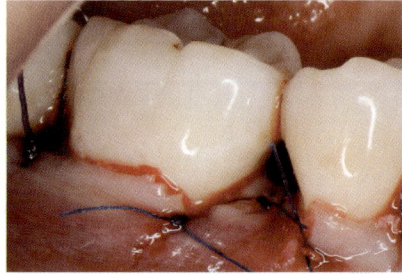

D. 改良垂直内褥式缝合关闭龈乳头区域，间断缝合关闭垂直切口

图 7-3-2　植骨术术中

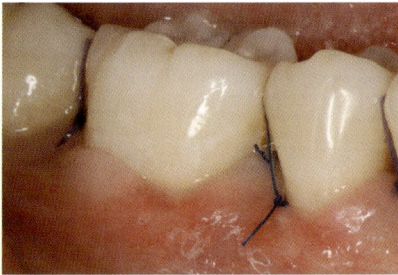

A. 术后 14 天拆线前

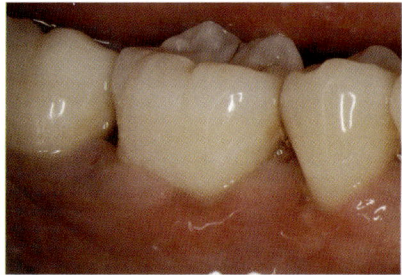

B. 术后 14 天拆线后

图 7-3-3　术后 14 天拆线

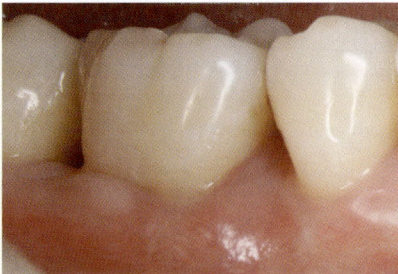

A. 术后 3 个月

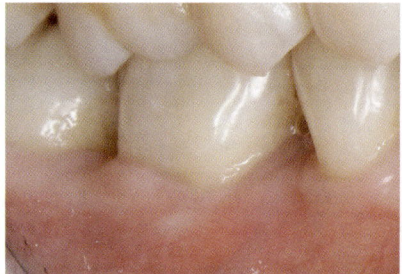

B. 术后 6 个月

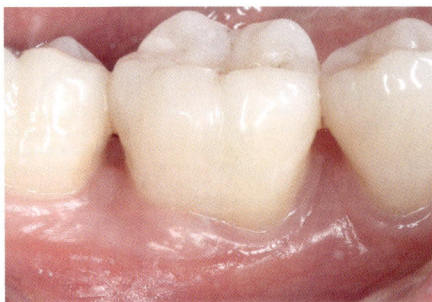

C. 术后 12 个月

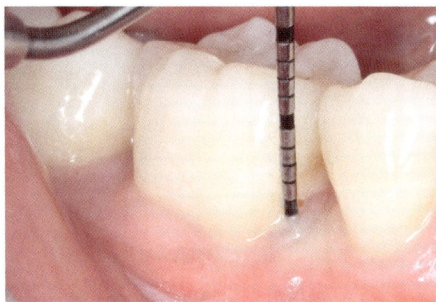

D. 术后 12 个月探诊

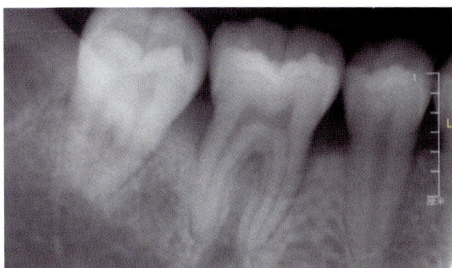

E. 术后 12 个月 X 线片

牙位	46		
探诊深度(颊)	2	1	4
探诊深度(舌)	2	1	4
龈缘至釉牙骨质界距离(颊)	0	0	-1
龈缘至釉牙骨质界距离(舌)	0	0	-2
探诊出血 (颊)	-	-	-
探诊出血 (舌)	-	-	-
松动度	0		

F. 术后 12 个月牙周检查表

图 7-3-4　术后资料

（病例由董家辰提供）

病例 2

患者,女性,30 岁。主诉为右下后牙反复肿胀半年。临床检查示:46 牙位松动Ⅰ度,近中颊侧牙龈红肿明显,近中深牙周袋 PD:11 mm。X 线检查发现,46 牙位近中牙槽骨垂直型吸收至根尖 1/3,根尖区无低密度影像,根分叉及远中牙槽骨无明显丧失影像。全口检查得出诊断:牙周炎(Ⅲ期 C 级,局限型)。处理方案:牙周基础治疗后,46 牙位行引导性组织再生术＋植骨术再生缺损牙周组织(图 7-3-5～图 7-3-7)。

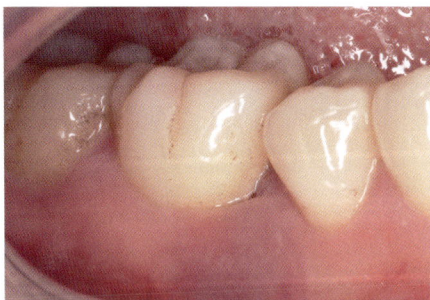

A. 基础治疗前口内照

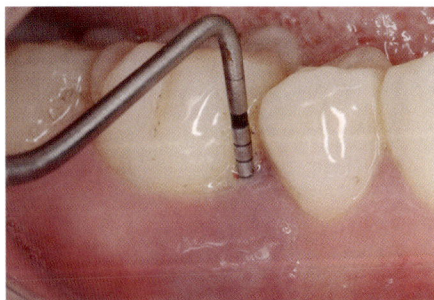

B. 46 牙位颊侧近中 PD 11 mm

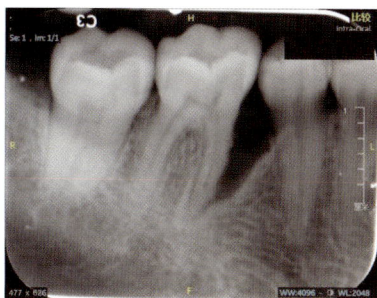

C. 基线 X 线片

牙位	46		
探诊深度(颊)	3	3	**11**
探诊深度(舌)	3	2	**10**
龈缘至釉牙骨质界距离(颊)	2	0	0
龈缘至釉牙骨质界距离(舌)	2	1	0
探诊出血（颊）	+	+	+
探诊出血（舌）	+	+	+
松动度	1		

D. 牙周检查表

图 7-3-5　基础治疗前

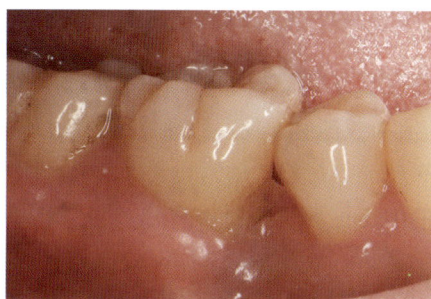

A. 基础治疗后口内照

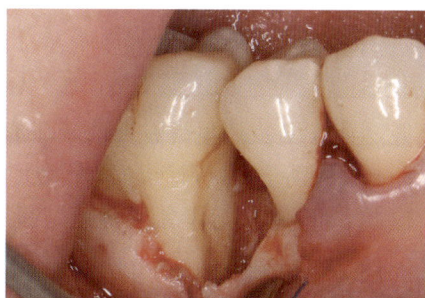

B. 翻瓣清创后见 46 牙位两壁骨缺损

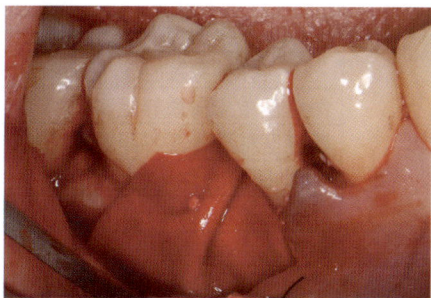

C. 植入骨替代材料,覆盖膜

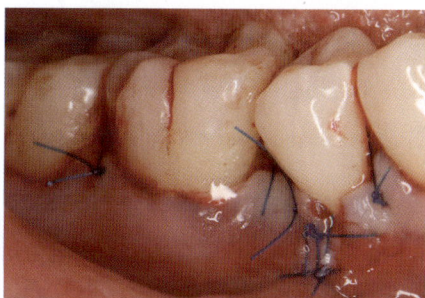

D. 缝合

图 7-3-6　术中照片

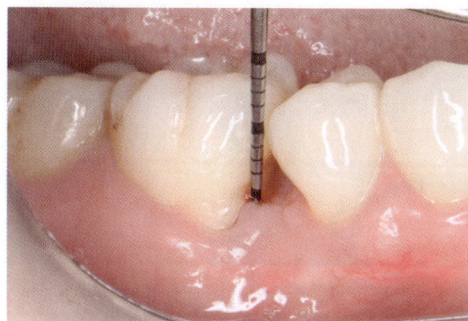

A. 术后 1 年,PD 4 mm

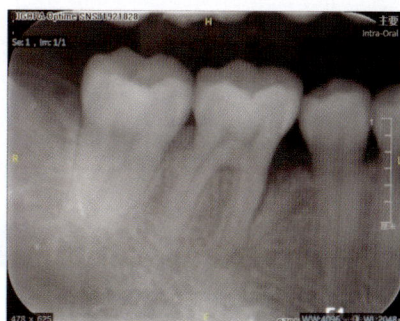

B. 术后 1 年 X 线片

牙位			46
探诊深度(颊)	2	1	4
探诊深度(舌)	2	1	4
龈缘至釉牙骨质界距离(颊)	1	-2	-2
龈缘至釉牙骨质界距离(舌)	1	1	-1
探诊出血 （颊）	-	-	+
探诊出血 （舌）	-	-	-
松动度			0

C. 术后1年46牙位牙周检查表

图7-3-7　术后1年

（病例由李虎虓提供）

病例3

患者,男性,26岁。主诉右上前牙牙龈肿胀2年余。临床检查示:11牙位牙龈肿胀,近中PD:9 mm,松动Ⅰ度,探诊出血,探及大量龈下牙结石,前牙反𬌗,11牙位扪及咬合震颤。X线片检查示:11牙位近中牙槽骨角型吸收超过根中1/2。全口检查得出诊断:牙周炎(Ⅲ期C级,局限型)。对患者进行口腔卫生指导,全口龈上洁治及龈下刮治,局部调𬌗,采用龈乳头保护瓣结合植骨术修复缺损牙槽骨(图7-3-8～图7-3-11)。

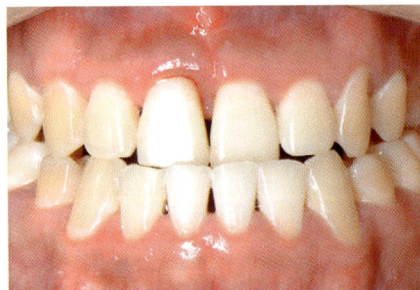

A. 基线临床照片

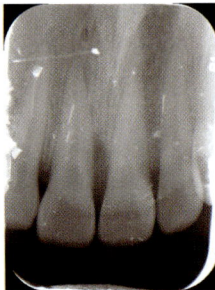

B. 术前X线片

牙位			11
探诊深度(颊)	2	6	7
探诊深度(舌)	2	2	2
龈缘至釉牙骨质界距离(颊)	0	-1	-2
龈缘至釉牙骨质界距离(舌)	0	0	0
探诊出血 （颊）	-	+	+
探诊出血 （舌）	-	-	-
松动度			0

C. 牙周检查表

图7-3-8　治疗前

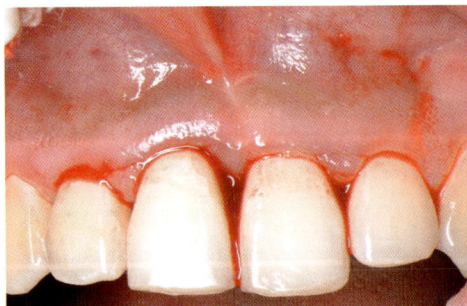

A. 切口

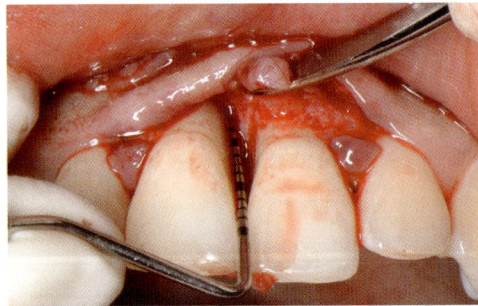

B. 翻瓣可见11牙位近中垂直骨缺损达6 mm

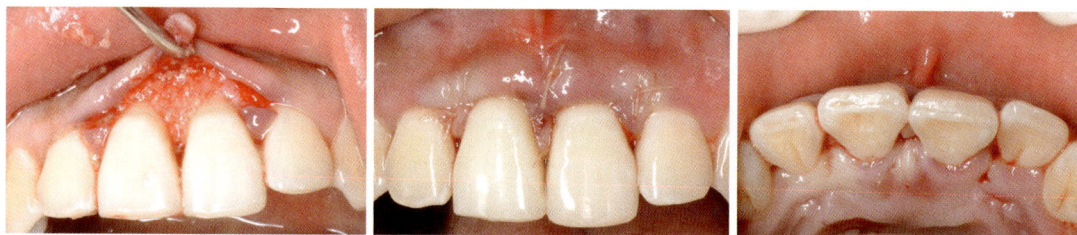

C. 植入骨替代材料   D. 缝合(唇侧)   E. 缝合(腭侧)

图 7-3-9 术中照片

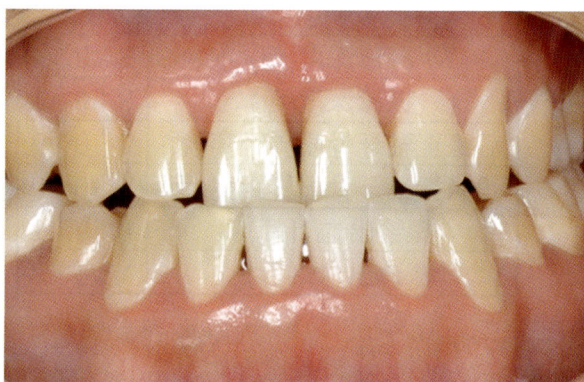

A. 术后 3 个月临床照片   B. 术后 3 个月 X 片

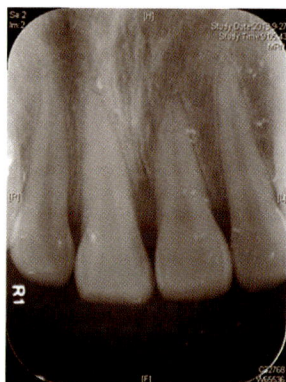

图 7-3-10 术后 3 个月

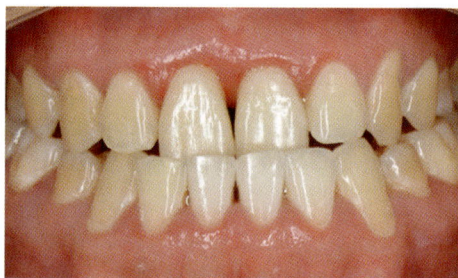

A. 术后 1 年临床照片   B. 术后 1 年 X 片   C. 术后 1 年术区牙周检查表

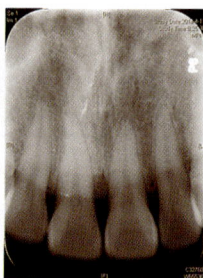

牙位	11		
探诊深度(颊)	2	2	2
探诊深度(舌)	2	2	2
龈缘至釉牙骨质界距离(颊)	0	-1	-1
龈缘至釉牙骨质界距离(舌)	0	0	0
探诊出血（颊）	-	-	-
探诊出血（舌）	-	-	-
松动度	0		

图 7-3-11 术后 1 年

（病例由倪靖提供）

病例 4

患者,女性,27 岁。主诉右上前牙牙龈肿胀半年。临床检查发现全口 PLI:1～2,CI:1～2,全口牙龈充血水肿,GI:1～2,11 牙位松动Ⅰ度,腭侧近中 PD:8 mm,腭侧正中 PD:6 mm。余牙 PD:2～4 mm。X 线片检查发现 11 牙位近中牙槽骨角形吸收超过根长 1/2。全口检查得出诊断:牙周炎(Ⅰ期 B 级,局限型)。对患者进行口腔卫生指导,全口龈上洁治＋局部龈下刮治,11 牙位调𬌗,牙周植骨术＋引导性组织再生术,术中磨除 11 牙位腭侧畸形沟(图 7-3-12～图 7-3-15)。

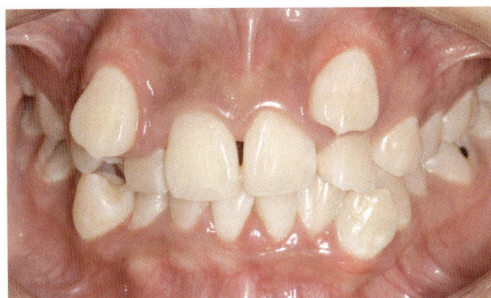

A. 治疗前口内照（唇侧）

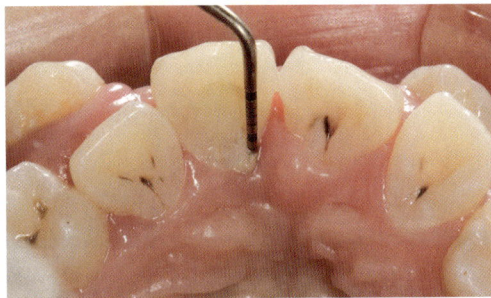

B. 治疗前口内照（腭侧）

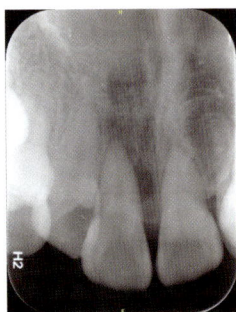

牙位	11		
探诊深度(颊)	3	2	4
探诊深度(舌)	3	6	8
龈缘至釉牙骨质界距离(颊)	0	0	0
龈缘至釉牙骨质界距离(舌)	0	0	0
探诊出血 （颊）	0	0	1
探诊出血 （舌）	1	1	3

C. 术区牙周检查表

图 7-3-12 治疗前

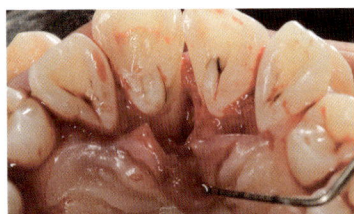

A. 翻瓣清创

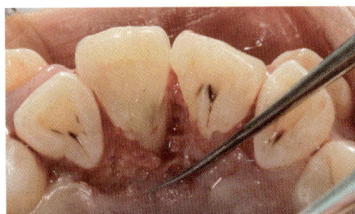

B. 磨除舌侧冠方畸形根面沟

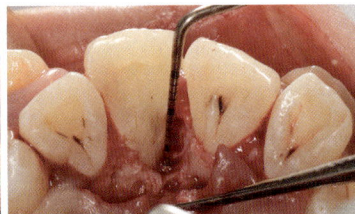

C. 骨下缺损 5 mm

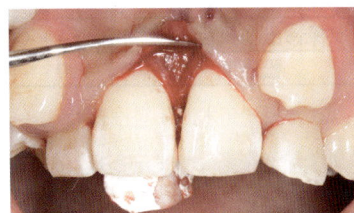

D. 唇侧放置膜，插入龈瓣内侧

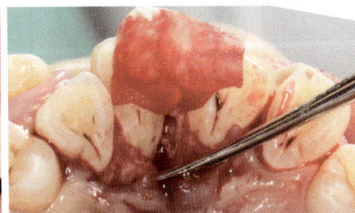

E. 膜穿过邻间隙

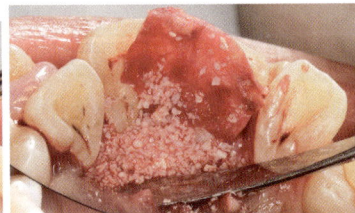

F. 植入骨替代材料

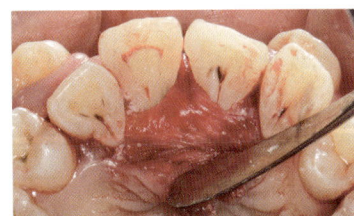

G. 膜插入腭侧龈瓣下方

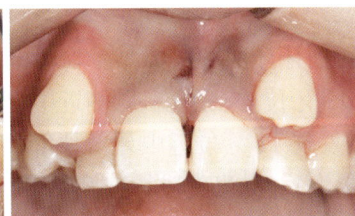

H. 缝合(唇侧)

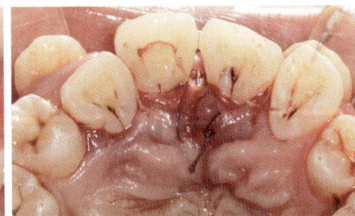

I. 缝合(腭侧)

图 7-3-13 术中照片

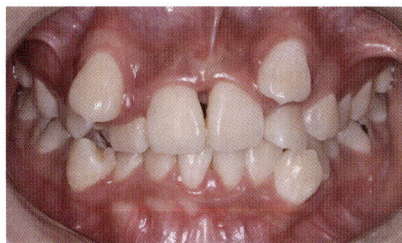

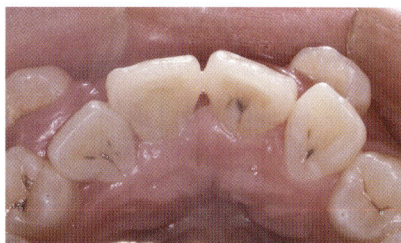

A. 术后3个月(唇侧)　　　　　　　B. 术后3个月(腭侧)　　　　　　C. 术后3个月X线片

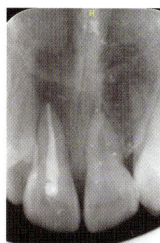

图7-3-14　术后3个月

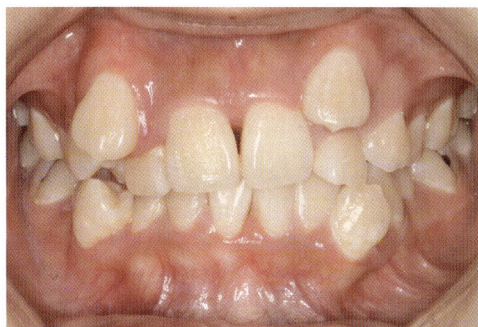

A. 术后1年(唇侧)　　　　　　　　　　　B. 术后1年(腭侧)

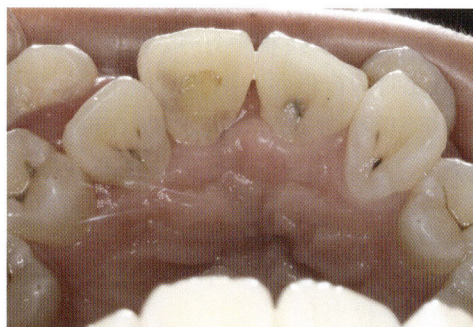

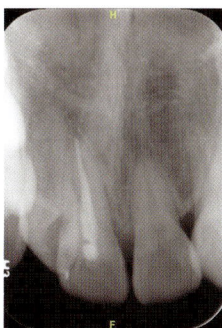

牙位	11		
探诊深度(颊)	3	2	3
探诊深度(舌)	3	3	4
龈缘至釉牙骨质界距离(颊)	0	0	0
龈缘至釉牙骨质界距离(舌)	0	0	0
探诊出血 (颊)	0	0	0
探诊出血 (舌)	0	0	1

C. 术后1年X线片　　　　　　　　　D. 术后1年术区牙周检查表

图7-3-15　术后1年

（病例由孙梦君提供）

二、病例体会

牙周引导性组织再生术及牙周植骨术在临床中已被广泛应用于窄而深的骨下袋、根分叉病变等治疗中，此外，还能针对唇侧骨开窗、骨开裂甚至牙龈退缩等情况进行多学科联合治疗。

相较于牙周翻瓣术等重建性手术，牙周再生性手术可以更有效改善术区水平向及垂直向附着丧失，减少牙周袋深度，但手术效果仍受到许多因素的影响。其中重要的影响因素包括患者自我菌斑控制情况、骨缺损区域深度和角度、患牙牙髓活力。除此之外，患牙松动度、骨替代材料种类等也会对手术效果产生重要影响。一般来说，窄而深的骨下袋是牙周再生手术理想适应证,骨下袋越深,术后附着增加也越明显。当骨下袋的骨壁和牙长轴之间的角度小于25°时,再生效果较为理想,当角度大于40°时,效用欠佳。在选择替代材料时,也应充分考虑缺损区域形态。对于二壁袋或骨下袋较宽的位点,建议选择空间维持能力及稳定性良好的替代材料,并且联合使用引导性组织再生术和植骨术。再生手术前,术者还应对患牙的牙髓活力进行评估,这一点容易被忽视。对于伴有深牙周袋的患牙,出现牙周-牙髓联合病变的风险会大大增加。牙髓活力异常的患牙,需在术前行完善的根管治疗,减少术后牙源性感染概率,这有利于维持患牙术后的长期稳定。此外,如果患牙松动度在Ⅱ度及以上,建议在术前行松牙固定,并调整咬合。最后,患者的牙周炎症控制情况,如菌斑指数、探诊出血率、吸烟史均会影响牙周组织的再生效果。

在手术清创的过程中,一般会使用锋利的刮治器将术区根面的牙结石及肉芽组织彻底清除,必要时进行根面平整。但是在牙周再生性手术中,过度去除原本的牙骨质并不利于术后牙周组织的再生。有研究发现,在再生性手术清创过程中,保留部分原有的牙骨质相较于完全去除牙骨质能获得更好的牙周再生效果。因此,在根面平整的过程中可以使用更为轻柔的方式去除沉积在牙根表面疏松的菌斑,有条件的情况下使用抛光杯配合抛光膏处理根面,从而保留大部分的牙骨质。以上操作有利于术后牙骨质的新生。

三、注意事项

(1) 尽可能保证手术微创。
(2) 必须对手术区域进行彻底清创。
(3) 使用骨充填材料,获得稳定的组织愈合空间。
(4) 充分松弛龈瓣,获得无张力缝合。
(5) 嘱咐患者术后进行完善的口腔卫生维护。

(董家辰)

引导性组织再生术＋牙周植骨术视频

第八章

腭侧自体软组织移植物获取技术

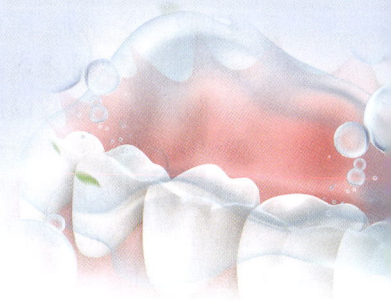

第一节　概　　述

一、手术简介

自体软组织移植已成为牙周整形和种植体周软组织增量的重要方法,可以广泛用于天然牙和种植体周软组织缺损的修复重建。虽然目前软组织替代物,例如脱细胞真皮基质(acellular dermal matrix,ADM)、双层胶原基质(collagen matrix,CM)等材料已广泛应用于角化牙龈不足或牙龈退缩的治疗,但效果仍不及自体组织。一项 15 年的回顾研究比较了使用 ADM 与自体游离龈组织增宽角化牙龈的临床效果,结果显示两者均可以增加角化牙龈宽度,但是 ADM 收缩约 59.5%,同时伴有移植位点牙龈退缩;而游离龈移植区域则获得了 17.6% 的牙龈附着爬行。在另一项临床随机试验中,研究者比较了双层 CM 与上皮下结缔组织在根面覆盖中的优劣,以完全根面覆盖作为主要评价指标,结果显示双层 CM 没有达到预期结果。以上这些研究数据表明,目前临床上所使用的这些细胞外支架材料,虽然在牙周及种植体周软组织增量领域起到了一定的治疗效果,但它们的组织增量效果不稳定,容易发生术后收缩。因此,目前临床上主要使用自体移植物进行牙周及种植体周的软组织增量手术。

本章将介绍供区的解剖结构、自体游离龈移植物及上皮下结缔组织移植物获取的具体方法。

二、腭侧组织解剖结构

上皮下结缔组织移植物的供区主要是硬腭前部和硬腭后部,以及上颌结节。这些区域可以提供不同几何形状和组织学组成的移植物。不同移植物的选择取决于所需组织的体积、适应证和临床医生的个人偏好。

口腔黏膜可分为三个部分:感觉黏膜(舌上的味蕾)、衬里黏膜(嘴唇、脸颊、前庭、口底、舌根和软腭)和咀嚼黏膜(牙龈和硬腭)。硬腭的咀嚼黏膜由三部分组成,分别为上皮层、固有层(上皮下结缔组织层)和黏膜下层。上皮以角质化为特征,厚度约为 $300\,\mu m$,其结构与牙龈上皮基本一致。固有层(上皮下结缔组织层)质地坚韧,主要由Ⅰ型和Ⅱ型胶原以及少量Ⅴ型和Ⅵ型胶原组成,弹性纤维几乎不存在,组织结构上分为乳头状部分和网状部分。乳头状部分与上覆上皮以指状互锁方式结合,而网状部分则由厚而密集的网状纤维组成。黏膜下层则将固有层附着至骨膜表面,其中含有丰富的腺体、神经和脂肪组织。黏膜下层的厚度在不同个体及同一个体腭部的不同区域有所不同。在腭前区的黏膜下层主要以脂肪组织为主,在腭后区的黏膜下层则以丰富的腺体为主。Harris 等对所获取的上皮下结缔组织进行组织学评估,结果证实固有层在所获取的移植物中的比例为 21.1% 到 100% 之间,差异较大,这说明不同的患者拥有不同厚度的上皮下结缔组织层。Eger 等通过超声波设备测定腭部各区域软组织的厚度,上颌结节的软组织最厚,超过 $4\,mm$,其次是第二磨牙和前磨牙腭侧的咀嚼黏膜,平均厚度为 $3\,mm$。

腭部区域的血液供应由腭大动脉提供,腭大动脉是上颌动脉的分支,从腭大孔穿出,经腭前神经外侧,向腭黏膜和牙龈发出许多细小分支,并最终与蝶腭动脉在切牙孔处发生吻合。硬腭黏膜和牙龈的感觉由腭前神经支配,腭前神经由腭大孔穿出,穿过腭大动脉的内侧,细分为几个分支,向上皮层逐渐变细。腭神经血管束受损导致术中出血是移植物获取最主要的潜在并发症。因此,临床医生应该对腭动脉的走行有翔实的认识。Klosek 和Rungruang 等通过解剖发现腭大孔最常见于成人第二磨牙和第三磨牙根尖部附近,位于腭骨垂直段和水平段结合的区域。Monnet Corti 等在 198 个牙周健康患者的石膏模型中测量了腭大动脉的主要分支与腭部牙龈边缘的距离,发现牙龈边缘与腭大动脉之间的平均距离在尖牙区域约为 $12\,mm$,在第二磨牙区域约为 $14\,mm$。但是有学者提出基于石膏模型明确腭大动脉走行往往不准确。Benninger 等进一步通过解剖测量了第一磨牙与腭大动脉之间的平均距离为 $12\,mm$(范围为 $9\sim16\,mm$)。为了进一步使临床医生对腭大动脉的走行有直观的认识,Zuhr 等明确在大多数情况下,腭大动脉位于从第一磨牙釉质牙骨质界处至腭穹隆顶的 76% 处。同时,也有学者提出腭弓的高度与腭大动脉的走向存在相关性,腭弓越浅,腭动脉与腭侧牙龈边缘的距离越近。

第二节 自体软组织移植物获取的方法

一、根据不同的手术目的进行自体软组织移植物的选择

自体游离龈移植用于增宽角化牙龈或角化黏膜的宽度,纠正并解决天然牙及种植体周围因系带附着异常或附着龈过窄等因素所引发的角化龈与角化黏膜不足问题,所需要使用的自体软组织移植物是带上皮的结缔组织移植物,又称游离龈移植物。上皮下结缔组织移植(subepithelial connective tissue graft,SCTG)指去除上皮层的结缔组织移植物,用于天然牙区域的根面覆盖、无牙区域的牙槽嵴增量术及种植体唇侧软组织厚度不足的治疗。

二、自体游离龈移植物的供区选择及获取方法

在距龈缘 $2\,mm$ 的上颌前磨牙至第二磨牙的腭侧进行供区设计,宽度与长度与受植区

大小相符,厚度为1~1.5 mm。可以使用美兰标记切口位置,或在体外裁剪消毒后的锡箔纸片作为切口的设计模板。在对移植组织的大小和切取部位设计完毕后,用刀片沿着冠方水平切口和近中垂直切口垂直切入腭部组织,控制刀片深度以获得所需移植组织的厚度。在进行近远中水平片切动作时,尽量保证刀片与腭部黏膜平行,获取一块厚度均匀的带上皮的游离龈组织,并用生理盐水清洗,修剪脂肪组织及腺体。腭部创面建议充分按压止血后,使用碘仿纱条覆盖裸露创面,行水平交叉悬吊缝合,固定碘仿纱条(图8-2-1)。不建议使用明胶海绵覆盖创面,因为明胶海绵会促进肉芽组织形成,容易导致术后一周腭部创面出血。

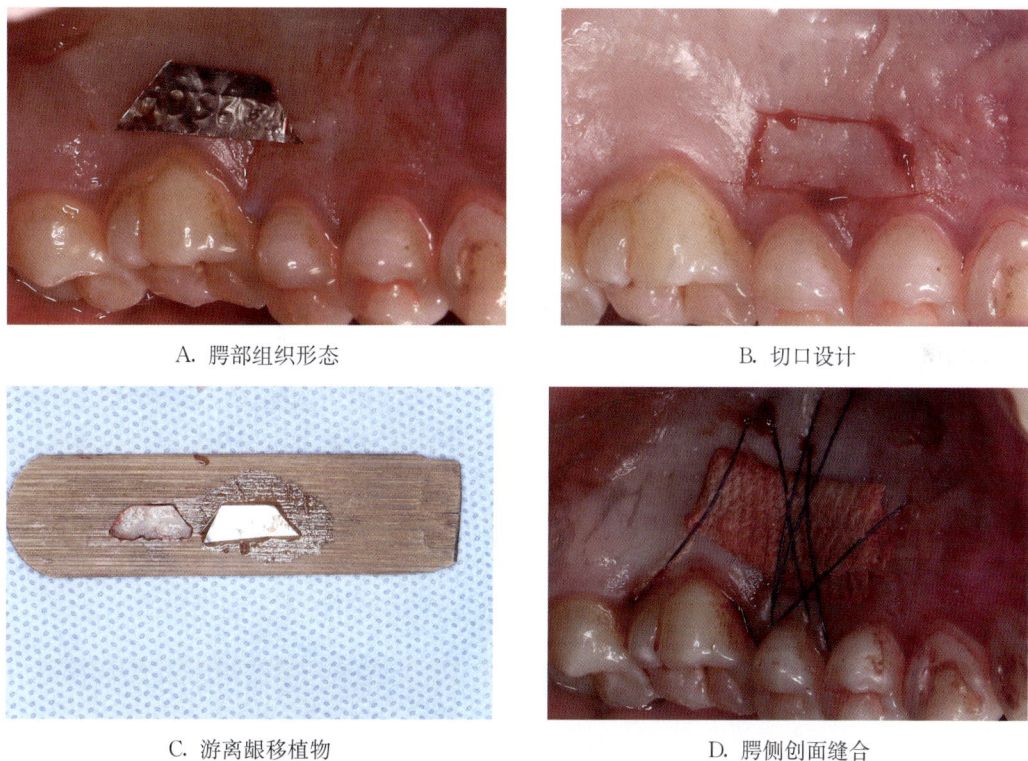

A. 腭部组织形态

B. 切口设计

C. 游离龈移植物

D. 腭侧创面缝合

图8-2-1　腭部自体游离龈移植物获取方法

三、上皮下结缔组织移植物的获取

(一) 根据不同的手术目的进行供区选择

不同部位的移植物形状各不相同,可以满足不同的软组织增量的目的。来自上颌结节的移植物体积更大,适用于牙槽嵴增量术;来自腭侧后部的结缔组织比较薄,适用于根面覆盖治疗。来自不同部位的移植物组织学组成也各不相同,这会影响移植物的体积稳定及再血管化过程。通常取自上颌结节以及腭后部的上皮下结缔组织比腭部的结缔组织更致密、更坚韧,因此这些部位获取的组织术后收缩率较低。而取自腭部的上皮下结缔组织,由于质地疏松,更容易在术后早期完成再血管化,组织存活率高。因此在临床治疗过程中,应根据手术目的合理选择供区。

(二) 准确评估供区的软组织厚度及质地

由于不同患者腭部区域的上皮下结缔组织层的厚度有很大差异,这就要求临床医生能够快速评估供区可用组织的体积和质地。Zucchelli 等提出使用具有硅胶 STOP 止点的根管扩大针,垂直刺入腭部黏膜,测量针尖到 STOP 的距离,以明确可以获取的软组织厚度。同时通过针尖刺入时的阻力感,预测供区上皮下结缔组织的质地。上皮下结缔组织层通常由大量胶原组成,质地致密,刺入时存在一定阻力。当供区以黏膜下层为主时,组织质地疏松,针尖阻力小。

(三) 上皮下结缔组织获取技术

可供选择的上皮下结缔组织获取技术主要有水平单切口技术、活门技术以及游离龈去上皮技术等。

1. 水平单切口技术

常规消毒、麻醉后在距离牙龈边缘 2 mm 处,沿着牙列方向行水平切口,根据所要获取的组织长度决定切口范围,相对安全的范围为第二磨牙近中缘到侧切牙区域。确保手术与腭面完全垂直,切口深度为 1.0~1.5 mm。完成水平切口后,逐渐增加刀片的角度,直到其与腭黏膜表面平行,手术刀的尖端沿着水平切口由远中向近中做重复运动,使刀片在逐渐分离腭黏膜上皮的同时紧贴其黏膜面。腭侧供区的分离深度不应超过上颌后牙釉质牙骨质界根方 10 mm,以避免对腭大血管造成损伤,引起术中出血。手术过程中,通常使用 15C 号刀片进行自体组织的获取,该刀片的刃缘部分长度约为 8 mm,手术过程中可以以此作为分离腭侧龈瓣的安全标尺。在分离腭侧龈瓣过程中,可以左手使用组织镊将分离的龈瓣轻轻掀开,暴露手术区域。随后在所创造的信封样结构内,获取上皮下结缔组织移植物。在初始水平切口根向 1.0~1.5 mm 处的结缔组织表面行水平切口,确保术后外侧龈瓣可以缝合固定于血供良好的结缔组织表面,而不是缝合在骨或骨膜上,促进创口一期愈合,减少术后疼痛。接着在骨膜表面做平行于腭部的切口,分离上皮下结缔组织移植物。并在结缔组织移植物的近、远、中各做垂直切口,将彻底从骨膜上分离的结缔组织移植物离断。最后使用水平交叉悬吊缝合或连续交叉水平褥式缝合关闭腭侧创面,术后充分按压止血(图 8-2-2)。

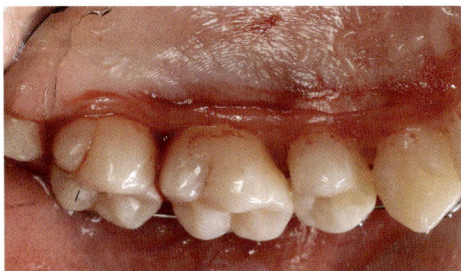

A. 水平切口

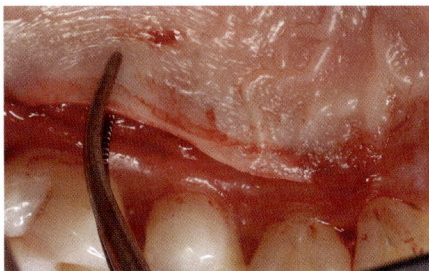

B. 组织镊将分离的龈瓣掀开

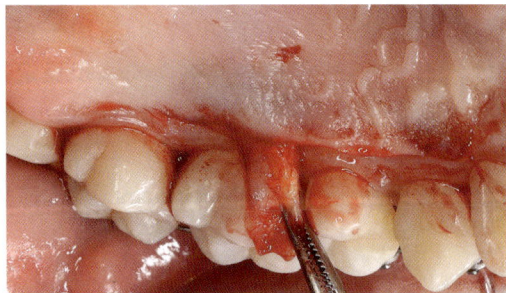

C. 获取上皮下结缔组织

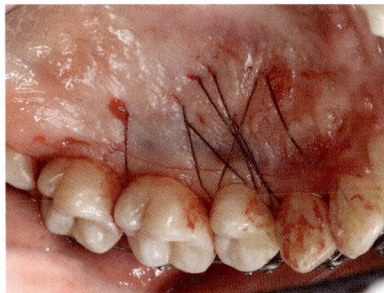

D. 水平交叉悬吊缝合关闭创面

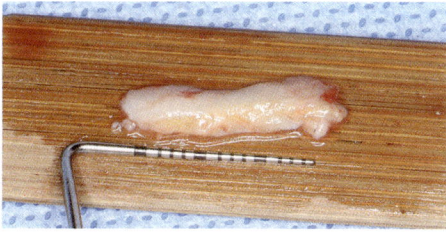

E. 测量上皮下结缔组织长度

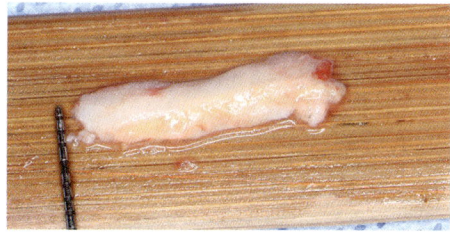

F. 测量上皮下结缔组织宽度

图8-2-2　水平单切口技术获取腭部上皮下结缔组织

2. 活门技术

相比水平单切口技术,活门技术需在其近远中增加两个垂直切口。两个垂直切口的距离与所要求的上皮下结缔组织移植物的宽度相同,垂直切口的长度比移植物预期的冠根向长度长1 mm,以便离断移植物根方的软组织。完成水平和垂直切口后,改变刀片的角度,使其与腭侧骨面平行,制备活门。制备过程中,应仔细观察刀片在龈瓣下方的移动,避免撕裂外侧龈瓣,导致伤口愈合不佳。直到活门被完全翻开,在外侧龈瓣的水平切口处,刀片垂直于腭侧骨面开始分离移植物,逐渐改变刀片方向,最终使其平行于腭侧骨面,刀片由远中向近中往复运动,并逐步向根方深入,在达到足够深度后,离断移植物。最后使用间断缝合及交叉水平悬吊缝合,封闭创面,按压止血(图8-2-3)。

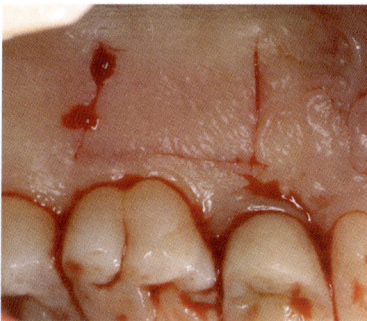

A. 水平切口及垂直切口

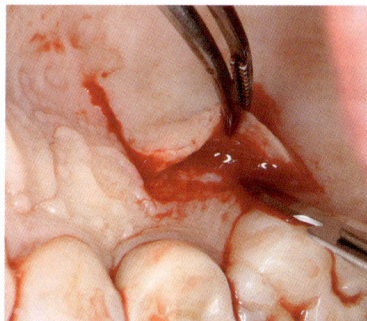

B. 制作活门

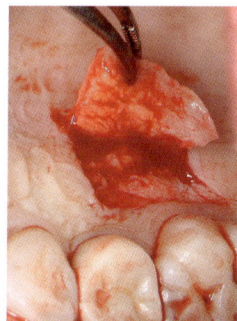

C. 掀开活门获取上皮下结缔组织

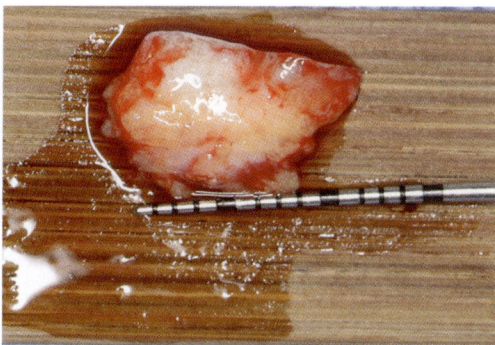

D. 测量上皮下结缔组织长度

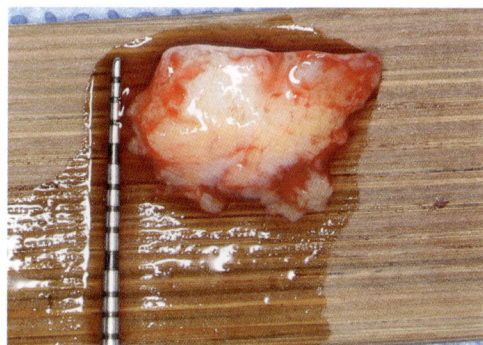

E. 测量上皮下结缔组织宽度

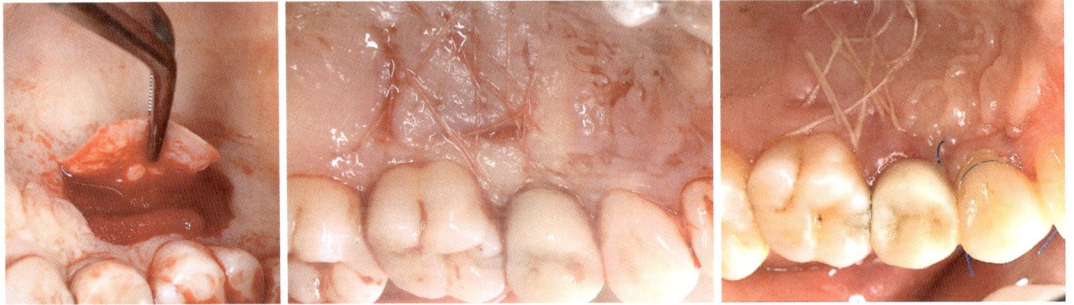

F. 放置明胶海绵止血　　　　　　G. 缝合　　　　　　　　H. 术后 2 周拆线

图 8-2-3　活门技术获取腭部上皮下结缔组织

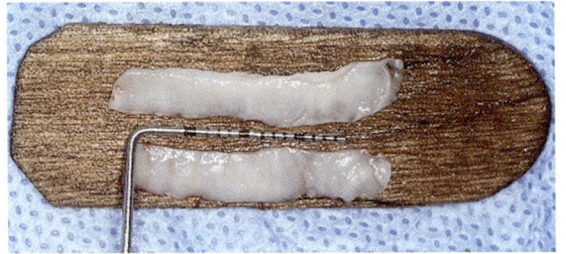

3. 游离龈去上皮技术

游离龈去上皮技术（de-epithelialized free gingival graft，DGG）由 Zucchelli 提出，方法类似于游离龈移植物获取技术，但是增加了口外去上皮过程。首先，获取上皮下结缔组织移植物同等大小的游离龈组织。刀片垂直于黏膜表面，制备结缔组织移植物的距离为腭侧龈缘 2 mm，行两个水平切口和两个垂直切口，深度为 1.5～2.0 mm。随后，旋转刀片角度，使其平行于黏膜表面，逐步向根方移动，直至形成厚度均匀的游离龈，整体离断，所获得游离龈厚度要比所要求的组织厚度厚 0.5 mm。接着将移植物放置在无菌硬木板上，用生理盐水充分湿润，使用 15C 号刀片去除移植物的上皮层（图 8-2-4）。

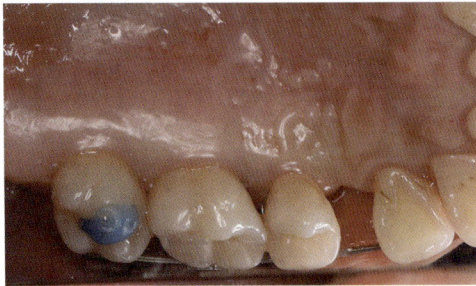

A. 腭部组织形态　　　　　　　　　　　　B. 切口设计

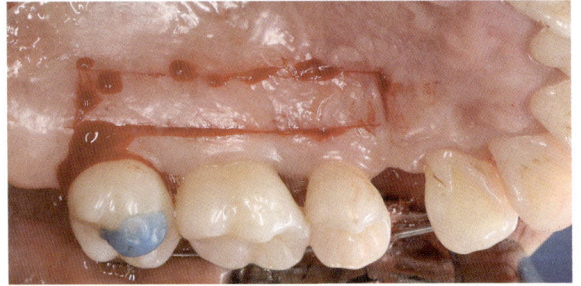

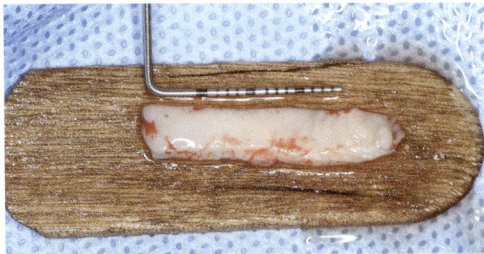

C. 游离龈移植物　　　　　　　　　　　　D. 游离龈去上皮

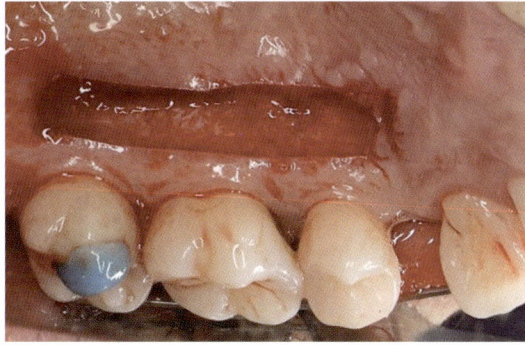

E.　腭侧创面缝合

图8-2-4　游离龈去上皮技术获取游离龈

这种方法的优点是:①适用于腭侧黏膜薄的患者。②由于移植物的获取位于更浅的层面,因此损伤血管神经的概率大大降低。③供区的范围增加,可以应用于多牙位软组织增量。④所获得移植物质地坚韧,术后组织收缩率显著降低(图8-2-5)。

该方法的不足之处:①相对于水平单切口技术和活门技术,该方法的腭部创面为二期愈合,术后疼痛显著增加,同时也会增加术后出血的发生率。②使用去上皮法获得的移植物,容易增加术后瘢痕组织形成的风险,引起美学并发症。这可能是由于上皮和固有层之间乳头状相互锁合,尽管去除了上皮层,但是在表浅的固有层中还残留了少量孤立上皮碎片。Harris等研究发现,尽管在最佳光学辅助下手动对游离龈进行去上皮化,组织学分析结果显示仍有80%的移植物中残存上皮组织,因此,对于牙周表型薄且美学要求较高的位点,需要谨慎选择。

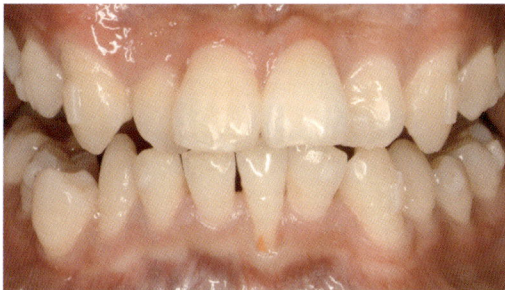

A.　右下前牙牙龈退缩

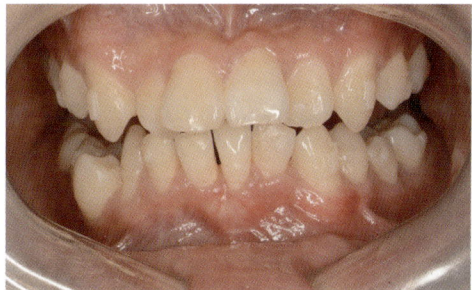

B.　使用游离龈口外去上皮技术后1个月

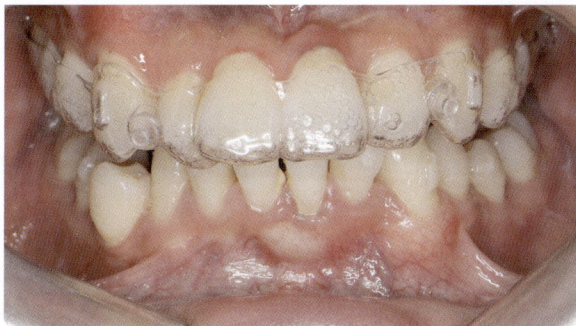

C.　使用游离龈口外去上皮技术后3个月

图8-2-5　使用游离龈口外去上皮技术后

四、组织的修整

移植物获取后,为了防止其脱水,应将其储存在生理盐水浸泡的纱布中;同时为了促进移植物与受区的快速整合及血管重建,应该使用锋利的手术刀片对移植物进行仔细修整,去除移植物上的脂肪和腺体组织,这些残留组织有可能干扰血液循环和再血管化过程。

（倪　靖）

第九章

自体游离龈移植增加角化龈宽度技术

第一节 概 述

一、角化龈及角化黏膜宽度增加的临床意义

美国牙周病学会在 1999 年的共识报告中列出了天然牙周围各种膜龈异常和状态,例如角化组织缺损、前庭沟变浅及系带或肌肉位置异常等。针对这类患者是否需要进行临床干预是存在争议的,因为前期有大量文献均证实,如果口腔卫生控制良好,定期进行专业的牙周维护,且不存在增加牙龈退缩、牙龈炎和牙周炎风险的因素,患者同样可以保持牙周健康。因此共识中认为,是否进行手术干预取决于患者的行为,例如口腔卫生情况,是否进行正畸、种植、修复治疗等。

Lang 等认为,天然牙周围至少需要 2mm 的角化龈,其中 1mm 为附着龈。对于角化龈不足的位点可以行角化龈增宽术。Agudio 等发现,角化龈增宽术后 10～25 年,移植位点的龈缘冠向移位。Agudio 等在另一项研究中比较了角化龈增量位点与未经治疗的半口对照位点的龈缘高度变化,平均随访时间为 15.3±3.9 年。结果显示治疗组的牙龈退缩程度减轻,而未经治疗组的牙龈退缩程度进一步加剧。这两项长期的回顾研究证实天然牙周围的角化龈增宽术可以起到预防牙龈退缩的作用。

种植体周围角化黏膜对于维持种植体周围组织健康的必要性也存在一定争议。一些临床研究认为种植体周围宽度≥2mm 的角化黏膜与种植体稳定性之间没有相关性,而另一系列的临床研究则证明足够的种植体周角化黏膜宽度对于种植体周围健康具有重要的临床意义。Jasmin 等通过横断面研究,对 52 例患者的 231 颗种植体进行评估。测量角化黏膜宽度、菌斑指数、牙龈指数、探诊出血指数和探诊深度,用于评估角化组织宽度与种植体周围黏膜炎之间的关系。结果显示,足量的角化黏膜宽度有助于降低种植体周围黏膜炎的风险和严重性。瑞士伯尔尼大学 Anton Sculean 教授在 *Peri-implant soft tissue integration and management* 一书中指出,尽管现有的证据仍然没有定论,但有理由认为种植体周角化黏膜的存在,有利于患者进行有效的口腔卫生维护,从而减少种植周围炎症和边缘骨丢失。同

时,角化黏膜的存在对植体周美学也具有一定的临床意义。目前针对天然牙及种植体周角化黏膜不足的干预方式主要是根向复位瓣联合自体游离龈移植(free gingival graft,FGG)技术。

二、手术目的

通过增宽角化牙龈或角化黏膜的宽度,纠正并解决天然牙及种植体周围因系带附着异常或附着龈过窄等因素所引发的角化龈与角化黏膜不足问题。

三、适应证和禁忌证

(一) 适应证

(1) 角化龈过窄,附近牙槽黏膜及肌肉牵拉,导致天然牙周围软组织封闭不佳。

(2) 角化龈过窄并伴有前庭沟过浅,阻碍活动义齿佩戴。

(3) 种植体周角化黏膜过窄,导致种植体周软组织封闭,同时影响口腔卫生维护。

(4) 个别牙唇侧龈退缩,退缩宽度≤3 mm,退缩根方及侧方缺乏角化黏膜,导致系带或肌肉牵拉,可使用该方法行根面覆盖。

(二) 禁忌证

(1) 自我菌斑控制不佳,或存在牙石等其他未控制的局部刺激因素。

(2) 吸烟,或存在未控制的全身系统性疾病而不能耐受手术。

第二节　手术方法、预后及组织愈合

一、手术方法

(一) 术前评估

在手术前,需要对患者进行全面的口腔检查,评估基线水平受区角化牙龈或角化黏膜的宽度和质地,供区组织厚度(图 9-2-1)。

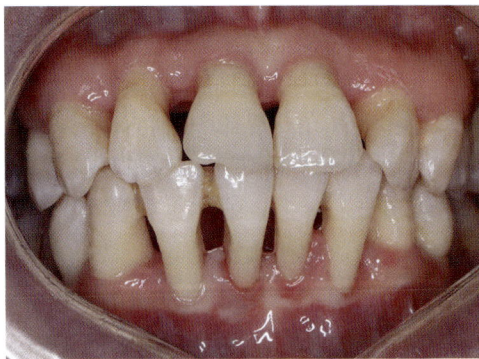

图 9-2-1　术前准备

（二）消毒和麻醉

推荐术区及供区使用阿替卡因肾上腺素注射液行局部浸润麻醉,术区在前庭沟处进针,避免过深,缓慢注射,注射区域包含手术牙位,手术近远中各延伸1～2个牙位。腭侧供区可在距龈缘2 mm处行局部浸润麻醉,范围可从侧切牙延伸至第二磨牙,按照所需结缔组织大小决定。

（三）受区准备

沿膜龈联合行水平切口,切口长度根据所需治疗的牙位数决定。通过锐性分离将牙槽黏膜向根方推移,保留骨膜和部分结缔组织在骨面上,注意保护骨膜的完整性(图9-2-2)。瓣的边缘可选择使用水平褥式缝合,固定缝合于根方的骨膜上,完成受区准备。

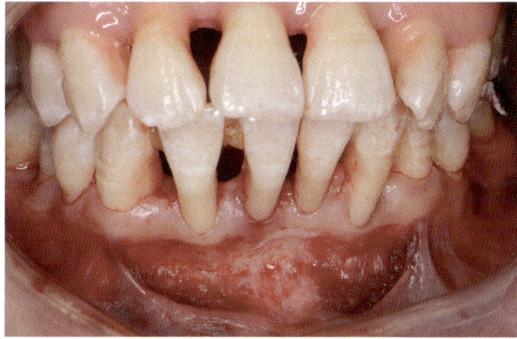

图9-2-2　受区准备

（四）供区获取自体游离龈移植物

在距龈缘2 mm的上颌前磨牙至第二磨牙的腭侧进行供区设计,宽度与长度与受植区大小相符,厚度为1～1.5 mm。

（五）自体游离龈移植物的移植与缝合

将获得的组织移植缝合于受植区,缝合前应清除受植区的血凝块,使移植组织能与受区的结缔组织紧贴,利于愈合。缝合时,使用间断缝合将自体游离龈移植物缝于受植区冠方端的牙龈,随后以连续水平交叉褥式缝合的方式,将自体游离龈移植物固位于受植区域,压迫止血,排净游离龈与骨面之间的淤血和空气。

使用合适大小的碘仿纱条填塞腭部创口,使用连续交叉水平褥式缝合固定碘仿纱条,避免术后供区出血(图9-2-3)。

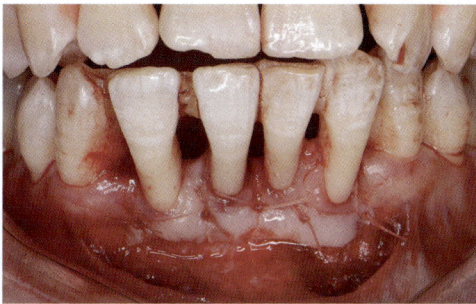

A. 使用间断缝合将自体游离龈移植物缝于受植区冠方端的牙龈

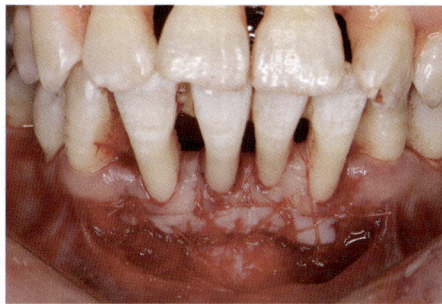

B. 以打包交叉缝合的方式,将自体游离龈移植物固位于受植区域

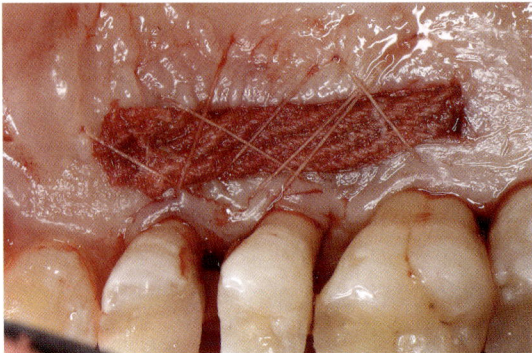

C. 腭创口可以使用碘仿纱条打包缝合

图 9-2-3 移植与缝合

(六) 术后护理

术后需要密切监测移植部位的愈合情况,患者应该遵循医生的建议进行相应的口腔卫生护理,同时避免唇(颊)部组织的过分牵拉,导致组织位置移动,减少并发症的发生,术后10~14 天拆线。

二、手术预后

自体游离龈移植成功率高,临床结果可预测,操作简单,是增加角化龈宽度的"金标准"。但是游离龈移植术也存在美学效果差、术后龈瓣收缩等缺陷。

(1) 美学效果较差。移植瓣移植后与受区颜色不匹配,形态欠自然,与邻牙膜龈联合不连续,有些病例甚至有白色瘢痕产生。

(2) 龈瓣收缩。自体游离龈移植术后龈瓣收缩是常见的并发症之一。有研究报道术后1 周移植物的面积收缩约 10.2%,4 周约 28.4%,26 周约 37.2%,随时间延长,最后趋于稳定状态,52 周时移植物的面积收缩约 43.25%,且不同厚度移植物的收缩率各不相同。还有学者提出自体游离龈移植术后,游离龈组织收缩包括初级收缩和次级收缩。初级收缩指的是在手术或创伤后,伤口周围的组织在愈合初期阶段由于生物力学作用而发生的快速收缩,通常在术后的几天内发生。次级收缩则是在初级收缩之后,软组织继续向伤口内部收缩,但速度较慢,主要是通过新生组织的产生和重塑来完成。次级收缩通常持续的时间较长,可能需要数周到数月才能完成。厚的游离龈移植物在术后愈合阶段,由于经历显著的生理变化和组织重塑,会表现出较大的初级收缩。然而,其富含的弹性蛋白在愈合过程中发挥了关键作用,有效减少了次级收缩的程度,并增强了组织对刺激的抵抗能力。尽管如此,这种移植物较易形成瘢痕,从而影响了其美学效果。相比之下,薄的游离龈组织由于结缔组织含量较少,具有更高的成活率,且愈合后能够呈现出更佳的美学外观。但值得注意的是,这类组织在愈合过程中可能会经历较大的次级收缩,同时其抵抗外界刺激的能力相对较弱。因而多数学者建议自体游离龈移植物的厚度为 1~1.5 mm。游离龈移植物的术后收缩主要发生在术后 3 个月内,这主要是由于其下方瘢痕增生造成的创面挛缩。术后 30 天,受植区完成再血管化,瘢痕形成。术后 3~4 个月时术区改建完成,瘢痕形成达到高峰,其后收缩现象放缓,龈瓣收缩趋于稳定。

三、组织愈合和血管形成

在愈合的初始阶段,移植物的存活仅通过受植床的无血管血浆循环。移植物越稳定,受植床和移植物之间形成的渗出物越少,血浆循环就越容易发生,移植物内的细胞就越容易存活。术后第3~4天,术区开始血运重建。Nobuto等观察到,在此阶段有毛细血管从受植床向移植物内生长,通过重新利用移植物原有的血管网络,在受植床和移植组织之间重建血液循环。术后第5天,血管的连续性增加,并在移植物和受植床连接处形成血管层。从第7天开始,移植物内发生毛细血管出芽,随后毛细血管增生明显,形成密集的血管网络,延伸至移植物周围。同时移植物上皮层脱落,邻近组织的上皮增殖,爬行覆盖于移植物表面,使其再上皮化,这一现象表明游离龈移植物的存活主要取决于移植物的结缔组织层。再血管化结束后,组织发生成熟。此时,血管的数量逐渐减少,同时由于角化层的形成,上皮逐渐成熟。大约3周后,移植物和受植床完全融合,两者之间的边界变得模糊。移植物的稳定及受植床的良好预备是游离龈移植物存活的关键。

第三节 病例与体会

一、病例

病例1

患者,女性,55岁。主诉:下前牙外伤后失牙5年余。患者5年前因外伤致下前牙脱落,为改善前牙区的美学效果拟行种植修复,半年行接受前牙区骨增量手术,术后下前牙唇侧角化牙龈不足,前庭沟浅,伴系带附丽异常,遂于我科就诊。对患者进行口腔卫生指导,龈上洁治、龈下刮治,待患者口腔卫生稳定后,行下颌3-3无牙区FGG(图9-3-1~图9-3-3)。

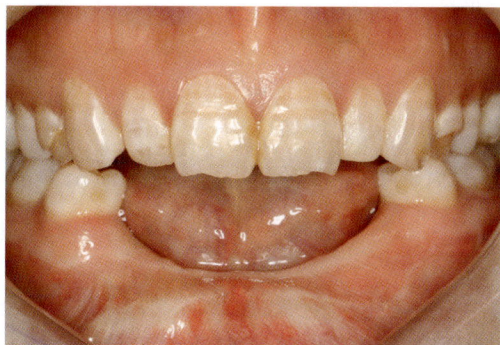 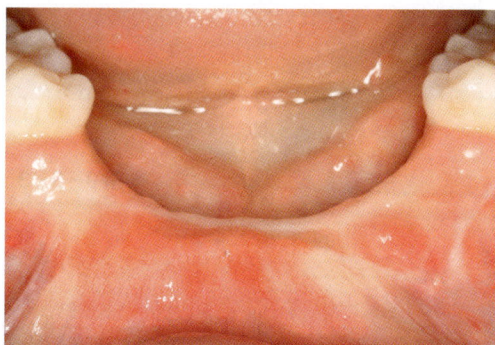

A. 正面观　　　　　　　　　　　　　　　　B. 局部观

图9-3-1 术前口内照片

A. 制备受区

B. 获取游离龈移植物

C. 将获取的自体游离龈移植物置放于受区

D. 连续水平交叉褥式缝合固位

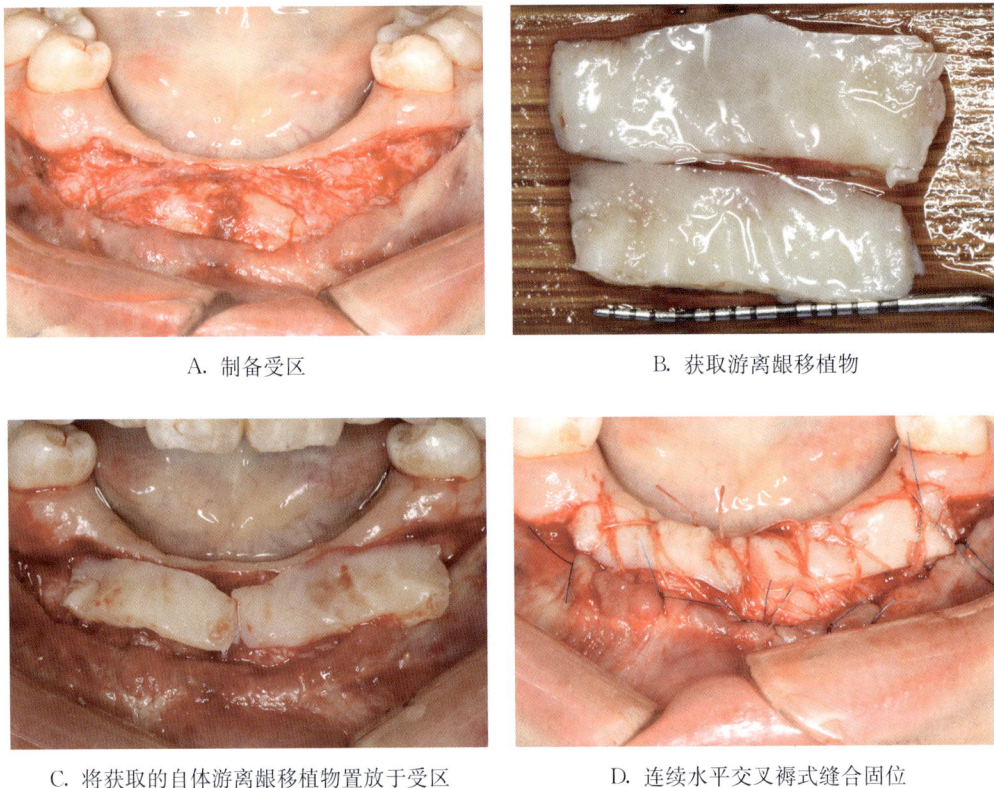

图9-3-2 术中照片

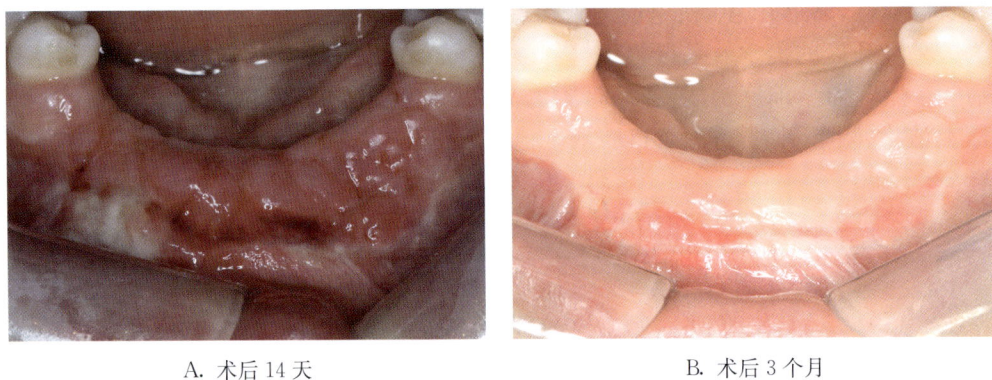

A. 术后14天

B. 术后3个月

图9-3-3 术后口内照片

（病例由廖悦提供）

病例2

患者,女性,40岁。主诉右下后牙倾斜伴牙龈萎缩1年。临床检查见右下第一磨牙(46牙位)近中倾斜,颊侧牙龈退缩深度5mm,退缩宽度7mm,角化龈宽度不足1mm,伴有邻面附着丧失。46牙位诊断为Miller Ⅲ类牙龈退缩。处理方案:口腔卫生指导和全口龈上洁治、龈下刮治后,采用自体游离龈移植物移植覆盖根面,同时增加46牙位颊侧的角化牙龈宽度(图9-3-4~图9-3-6)。

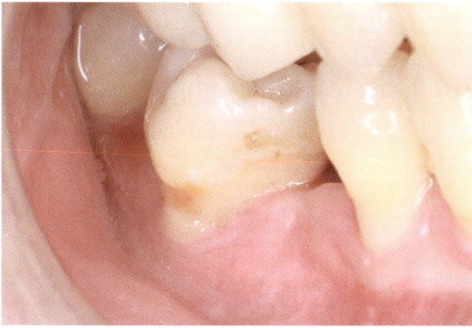

A. 术前口内照

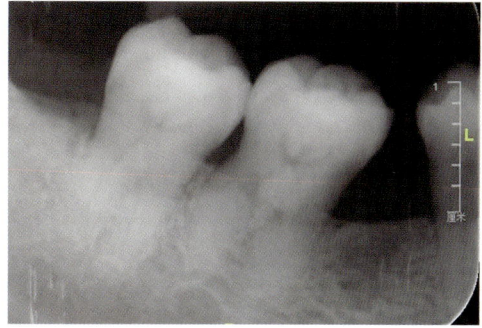

B. 术前 X 线

图 9-3-4 术前检查

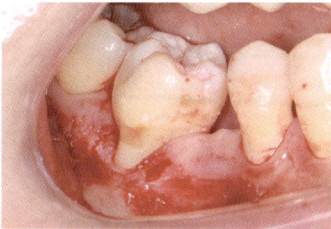

A. 膜龈联合处水平切开

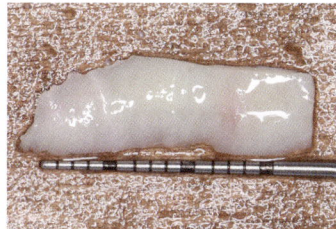

B. 腭部区域获取 FGG 长 16 mm

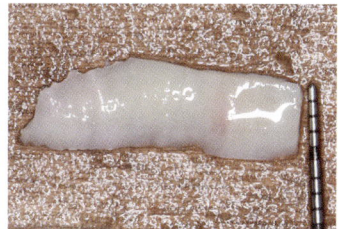

C. 腭部区域获取 FGG 宽 5 mm

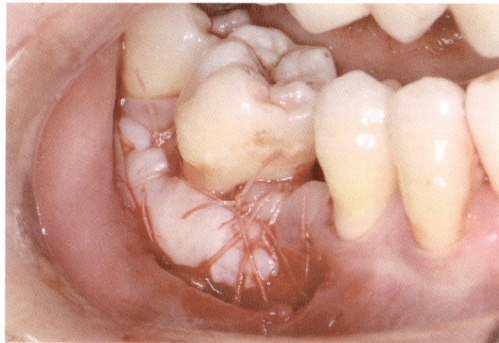

D. 将游离龈移植物缝合于受植区

图 9-3-5 术中照片

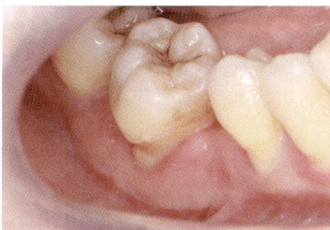

A. 术后 1 个月

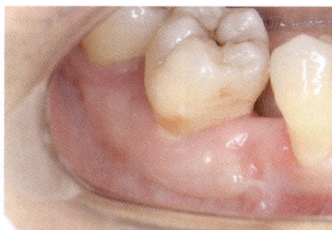

B. 术后 1 年

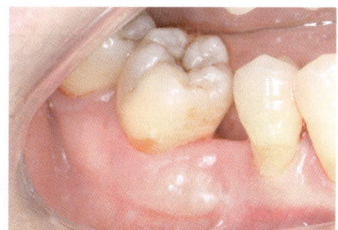

C. 术后 3 年

图 9-3-6 术后照片

（病例由邱澈提供）

患者,女性,34 岁,主诉下前牙牙龈退缩 1 年余。临床检查发现 PLI:1～3,CI:2,下前牙牙龈充血水肿,PD:2～5 mm,BI:2～4。41 牙位松动 Ⅰ度,唇侧正中牙龈退缩:3 mm,角化龈宽度:1 mm,下唇系带附丽近 41 龈缘。X 线片检查:41 牙位近中牙槽骨吸收达根长 1/2,远中牙槽骨吸收达根长 1/3～1/2。诊断:牙周炎(Ⅲ期 C 级,局限型)。治疗:口腔卫生指导,龈上洁治＋龈下刮治,基础治疗后再评估,41 牙位行 FGG 增宽角化龈(图 9-3-7～图 9-3-9)。

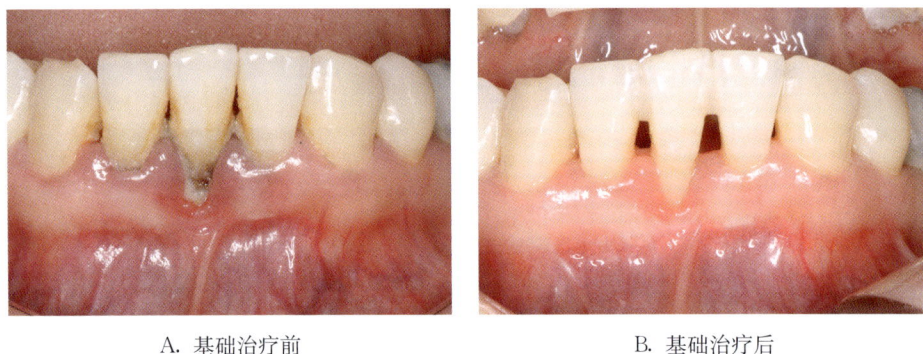

| A. 基础治疗前 | B. 基础治疗后 |

图 9-3-7 术前照片

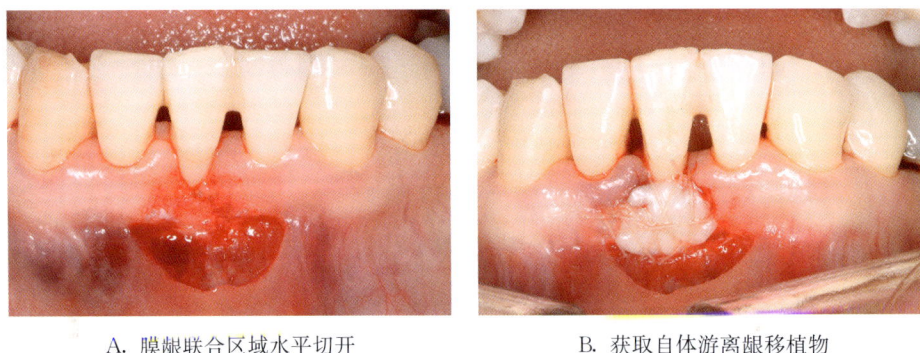

| A. 膜龈联合区域水平切开 | B. 获取自体游离龈移植物 |

图 9-3-8 术中照片

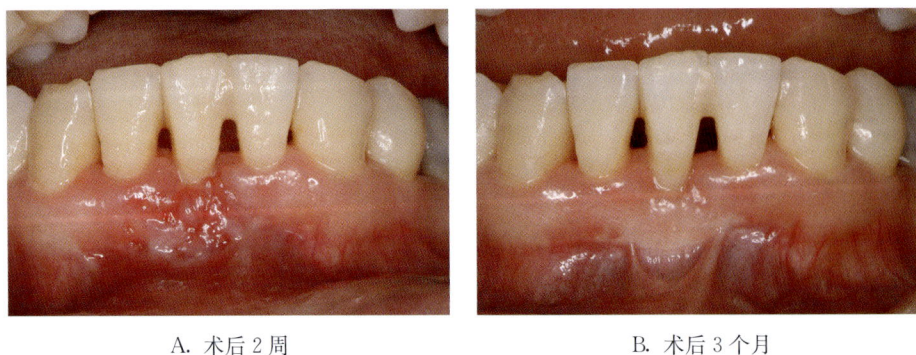

| A. 术后 2 周 | B. 术后 3 个月 |

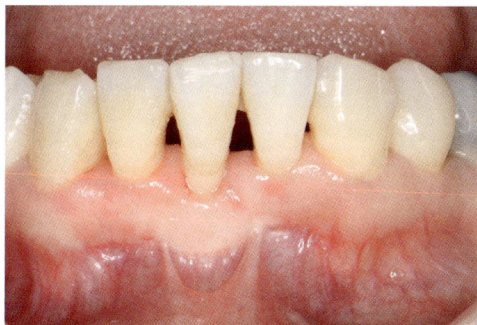

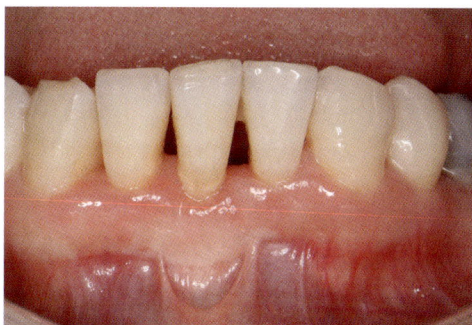

C. 术后 6 个月　　　　　　　　　　　　　　D. 术后 13 个月

图 9‑3‑9　术后照片

（病例由孙梦君提供）

病例 4

　　患者,女性,38 岁,主诉左下后牙牙龈退缩 3 年余。临床检查发现 PLI:0～1,CI:0,PD:2～4 mm,BI:0～2。34 牙位唇侧正中牙龈退缩:4 mm,角化龈宽度:0.5 mm,35 牙位唇侧正中牙龈退缩:5 mm,角化龈宽度 0.5 mm,34、35 牙位牙龈薄型。36、37 牙位种植联冠,44×46、42×31 种植支持式固定桥。X 线片检查:全口牙槽骨吸收达根长 1/3～2/3。诊断:牙周炎(Ⅳ期 C 级,广泛型)。治疗:牙周维护治疗,34、35 牙位行 FGG 手术增宽角化龈(图 9‑3‑10～图 9‑3‑12)。

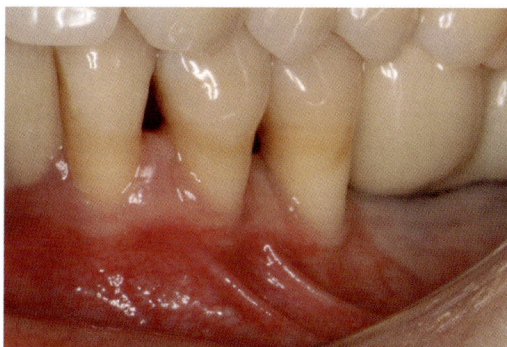

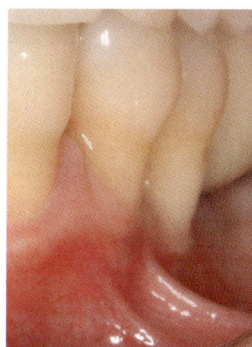

A. 左下 4、5 角化龈窄　　　　　　　　　　B. 左下 4、5 系带牵拉龈缘

图 9‑3‑10　术前照片

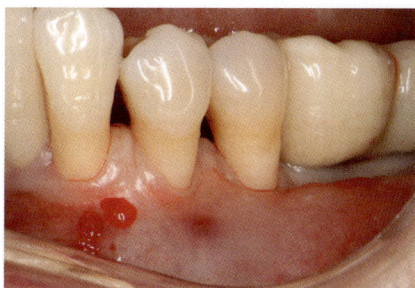

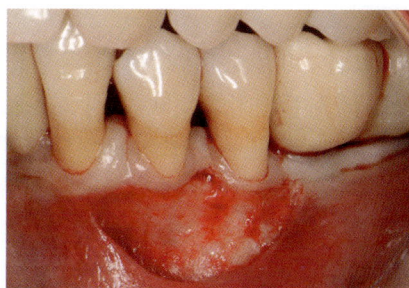

A. 浸润麻醉后　　　　　　　　　　　　　　B. 制备受区

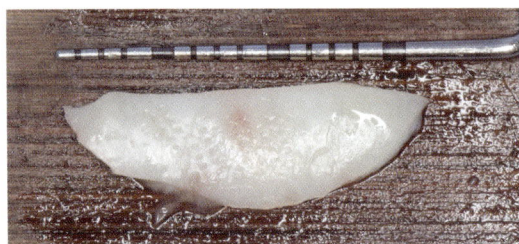

C. 获取游离龈组织(长度 16 mm)

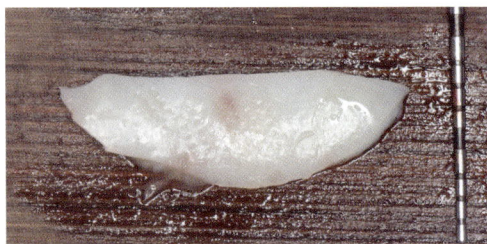

D. 获取游离龈组织(宽度 16 mm)

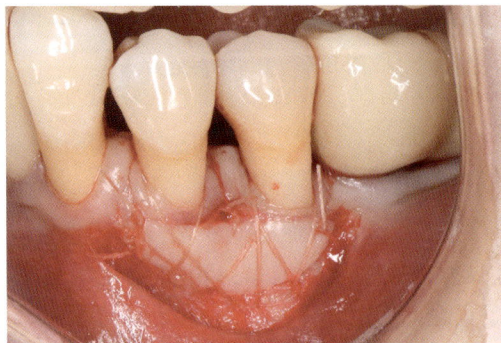

E. 缝合

图 9‑3‑11 术中照片

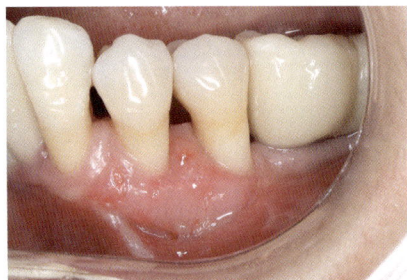

A. 术后 14 天拆线

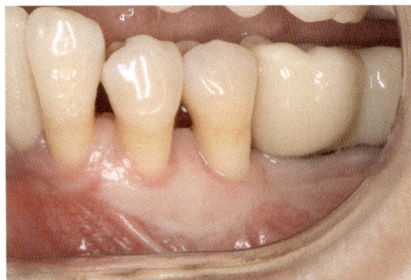

B. 术后 6 个月正面观

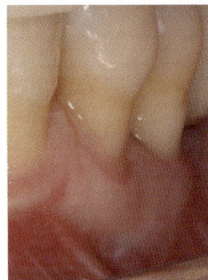

C. 术后 6 个月侧面观

图 9‑3‑12 术后照片

(病例由孙梦君提供)

病例 5

患者,女性,29 岁。主诉为左下后牙牙龈不适 2 个月。临床检查发现主诉 36 牙位(种植体),种植体周围颊侧附着龈缺失,牙周探诊出血(－),无松动,颊侧角化龈宽度:1 mm;35 牙位牙龈退缩:2 mm,颊侧正中附着龈缺失,PD:2~3 mm,牙周探诊出血(－),无探酸,无松动;根尖片示 35、36 牙位牙槽骨未见明显吸收,根尖未见低密度影;诊断:牙龈炎;膜龈异常(35、36 牙位)。随后对患者进行口腔卫生指导,全口龈上洁治,采用左下后牙区游离龈移植术增宽角化牙龈(图 9‑3‑13~图 9‑3‑15)。

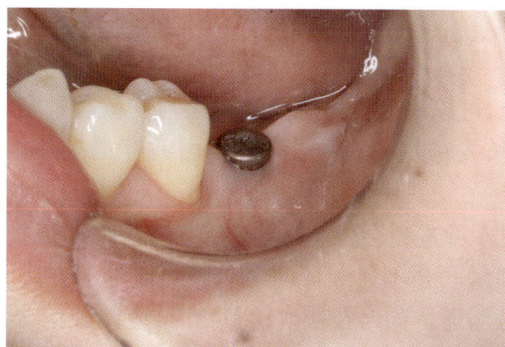

图 9-3-13　术前照片

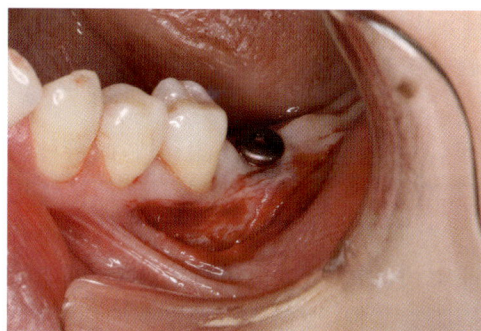

A. 制备受区

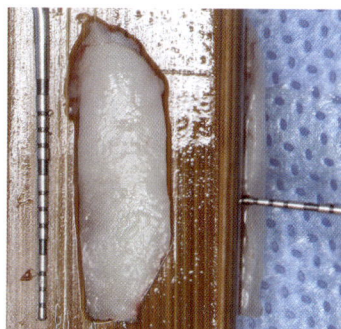

B. 获取游离龈组织（长度 17 mm，厚度 1.5 mm）

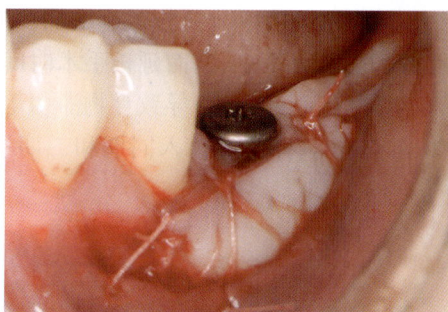

C. 缝合

图 9-3-14　术中照片

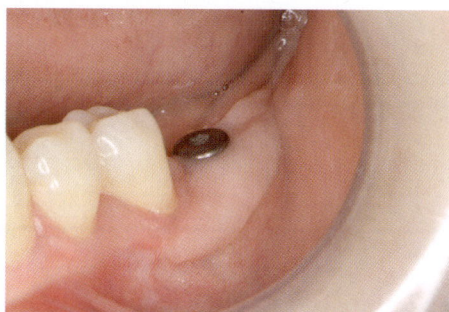

图 9-3-15　术后 3 个月照片

（病例由陈慧文提供）

二、病例体会

（1）严密的手术缝合，可以确保自体游离龈移植与受植区紧密贴合，保持稳定。这一操作要点有助于血管早期长入移植物，并与移植物内残存的毛细血管网吻合，促进组织的存活。

（2）自体游离龈移植不可避免会发生美学并发症，存在移植物移植后与受区颜色不匹配，形态欠自然，与邻牙膜龈联合不连续等问题。因此该手术方式主要运用于非美学区域，在手术前需要与患者充分沟通。同时在获取移植物时，应该避免涉及腭皱襞，理想的获取位置为上颌第一磨牙近中至上颌第二磨牙远中，距离龈缘 2～10 mm 范围内，组织厚度控制在 1～1.5 mm。获取组织后，应该对组织进行适当的修整，去除多余的脂肪组织及腺体组织，保证其厚度均一，表面平整。本章病例 3 和病例 4 中移植物与周围组织匹配度高，相对协调美观，可能的原因是术者根据受植区的形状，修整了移植物的形状，从而提升了术后美学效果。

（3）目前临床上针对种植体周角化黏膜不足，需要实施自体游离龈移植，改善种植修复效果的时机存在争议。目前可供手术的时机主要有：①种植体植入之前。②种植体植入同期。③Ⅱ期手术同期。④种植修复完成之后。文献回顾表明，前三种时机均可获得有预见性的结果，但在种植修复完成后进行自体游离龈移植，增量效果的可预测性差，可能的原因是：①血供不佳。植体周围不具备天然牙的牙周附着结构，缺乏牙周膜来源的血液供应，进而影响术后组织的愈合和再生。同时植体周围结缔组织血管成分少，影响移植物早期与受区创面的"血管化"，不利于组织的存活。②手术操作难度增加。由于有修复体的存在，对于龈瓣的缝合、手术器材的入路等均会造成困难，进而延长手术时间。③种植修复后不可避免地发挥咀嚼功能，会影响愈合期移植组织的稳定，导致食物滞留等问题。因此正如病例 1 和病例 5 所展示的，推荐种植体植入之前、种植体植入同期和二期手术同期这三个时间点，进行种植体周角化黏膜增宽术。

三、注意事项

（1）严格把控 FGG 的适应证和禁忌证。
（2）供区取游离龈组织和受植区制备时注意避让重要解剖结构。
（3）注意术后护理及医嘱。

（倪　靖）

游离龈移植
术视频

第十章

伴垂直切口的冠向复位瓣技术

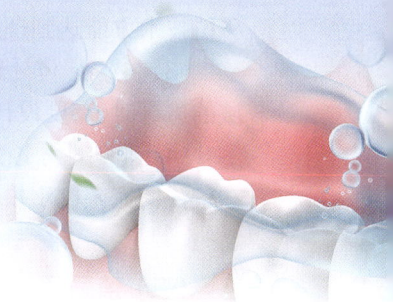

第一节　概　述

一、手术简介

冠向复位瓣（coronally advanced flap，CAF）技术最早由 Norberg 于 1926 年提出。在提出后最初的半个世纪里，由于其效果的不确定性和预后的不可预测性，CAF 技术并未获得良好的发展和推广。1989 年，由美国学者 Allen 和 Miller 报道的研究表明，CAF 技术适用于根方剩余足够角化组织、退缩深度≤3 mm 且牙龈厚度≥1 mm 的 Miller Ⅰ类牙龈退缩。2007 年，意大利学者 Sanctis 和 Zucchelli 对 CAF 技术进行了改良，发现在采用改良 CAF 技术治疗 Miller Ⅰ类和Ⅱ类牙龈退缩时，术后 1 年可达到 98% 的根面覆盖率和 88% 的完全根面覆盖率，术后 3 年仍能维持 96% 的根面覆盖率和 85% 的完全根面覆盖率，还能同时增加角化牙龈的宽度。

如今，CAF 技术已经成为治疗单牙位牙龈退缩的首选技术之一，因为术区范围小，且无须从腭部获取游离结缔组织，技术上相对简单，患者也容易接受，还可以达到较好的美学效果。CAF 附加的垂直切口可使得龈瓣充分减张并进行冠向移位，以保证充分的根面覆盖。但当牙龈厚度<1 mm 时，需要联合上皮下结缔组织移植物以获得更稳定的预后。

二、手术目的

CAF 技术通过龈瓣的充分减张和冠向复位，以治疗牙龈退缩造成的根面暴露，从而使患牙获得稳定的软组织附着，恢复正常的牙龈组织解剖形态。

三、适应证和禁忌证

（一）适应证

（1）退缩牙位根方角化龈具有足够的宽度。当退缩深度小于 5 mm 时至少需要 1 mm 的角化牙龈，当退缩深度≥5 mm 则需要至少 2 mm 的角化牙龈。

（2）厚型牙龈的术后稳定性优于薄型牙龈，薄型牙龈必要时需要联合上皮下结缔组织移植技术方能达到理想的根面覆盖效果。

（3）在多牙位牙龈退缩的情况下，当退缩深度不均匀或当最深的退缩牙位位于手术区域的边缘时，需要设计带垂直切口的 CAF。

（4）非龋性牙颈部缺损（non-carious cervical lesion，NCCL）并非 CAF 的禁忌证，当存在较浅的完全位于根面覆盖线根方的 NCCL 时，伴垂直切口的 CAF 技术是可供选择的技术之一。

（二）禁忌证

（1）菌斑控制不佳、局部刺激因素未控制或牙龈炎症未消退。

（2）Miller Ⅳ 类牙龈退缩或其他术区软组织量不足的情况，会影响术中的减张、创缘的缝合及术后口腔卫生维护。

（3）重度吸烟影响组织愈合过程。在牙周基础治疗阶段，应嘱咐患者戒烟或降低每日吸烟量，最大吸烟量不超过 10 支/日。

（4）患者有未控制的全身系统性疾病，包括未控制的糖尿病、心血管疾病和高血压等。

（5）当 NCCL 较深且有部分或全部位于根面覆盖线以上时，应当先考虑进行 NCCL 的充填修复，再进行 CAF 手术。

第二节　手术方法

术前常规麻醉、消毒。根据 CAF 不同的切口设计，可以分为梯形瓣和三角形瓣。

一、梯形瓣

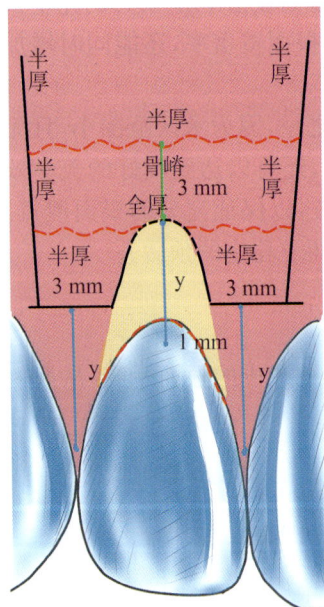

梯形瓣是最常使用的 CAF 切口设计，该设计由近远中水平切口与水平切口末端的两个垂直切口组成。设计梯形瓣的手术方法如下：

1. 确定水平切口的位置

水平切口的位置取决于牙龈退缩的深度。首先根据牙龈退缩的深度确定需要冠向复位的距离 y（牙龈退缩的深度＋1 mm），而后在距龈乳头尖端的根方 y 距离的高度做两条水平切口线，该切口线需自龈缘向近远中各延伸 3 mm。当近远中龈乳头高度不一致时，水平切口的位置也会相应改变（图 10-2-1）。

2. 确定垂直切口的位置

垂直切口起自水平切口的末端，从冠方至根方稍外展延伸至牙槽黏膜的根方 3～4 mm。

3. 半厚瓣分离

手术龈乳头由水平切口、垂直切口及龈缘构成的梯形区域内的软组织组成。在水平切口和垂直切口处翻半厚瓣分

图 10-2-1　梯形瓣切口示意图

离手术龈乳头,以保留裸露根面两侧有血供丰富的结缔组织附着床,同时保证厚度均一的手术龈乳头,利于与邻近软组织的结合。

4. 全厚瓣分离

全厚瓣分离暴露牙根根方组织,以确保角化组织的厚度可以满足根面覆盖的稳定。全厚瓣分离应至少暴露骨嵴根方 3 mm 的骨面,以保证覆盖于根面的瓣内部有足够带骨膜的区域能提供良好的血供。

5. 浅层和深层分离

在手术龈乳头及全厚瓣根方进行深层半厚切口(深层分离)和浅层半厚切口(浅层分离),以将肌纤维从牙槽黏膜下方的结缔组织中分离,使得肌肉根向收缩,CAF 则得以顺利向冠方无张力移动。

6. 根面平整

包括使用刮治器进行机械性根面平整和使用 EDTA 进行化学性根面处理,以彻底清洁和平整根面。

7. 龈乳头去上皮

使用刀片去除解剖龈乳头基底部的上皮组织,使用显微手术剪去除解剖龈乳头尖端的上皮组织,为手术龈乳头提供血供丰富的结缔组织床。注意在去上皮时保留尽可能多的结缔组织,以利于后续冠向复位瓣缝合在适宜的高度,防止去除过多结缔组织后出现龈乳头的退缩。

8. 无张力缝合

检查 CAF 的张力,以确保可以无张力缝合,保证术后愈合过程中瓣的稳定和更好的预后效果。缝合时,颊侧肌肉牵拉瓣向近中移位,因此应首先缝合垂直切口近中的最根方,锚固至骨膜,而后沿近远中垂直切口由根方向冠方逐针间断缝合,以稳固瓣的基底部。手术龈乳头区域则利用悬吊缝合技术锚固于腭侧。

9. 术后护理

术后 2 周拆线。

二、三角形瓣

三角形瓣的特点是两条辅助切口由龈缘斜行延伸至牙槽黏膜根方,而斜行切口的角度则分别平行于近远中邻牙的龈缘,以保证手术龈乳头的形态与邻牙龈乳头一致,有较好的美学效果,但对于术者的设计和操作要求较高,因此更适用于经验丰富的术者。设计三角形瓣的手术方法如下:

1. 斜行切口定点和角度

首先同样根据牙龈退缩的深度确定冠向复位的距离 y(牙龈退缩的深度＋1 mm),而后分别在近、远中龈乳头冠方顶点处做一朝向根方的假想线,长度为 y,y 平行于退缩牙位近、远中龈缘分别做标记点 x1、x2,这两点为切口的起点,随后斜向根方做平行于邻牙的斜行切口,超过膜龈联合(图 10 - 2 - 2)。

2. 半厚瓣分离

手术龈乳头由斜行切口、退缩区龈缘及斜行切口起点的假想连

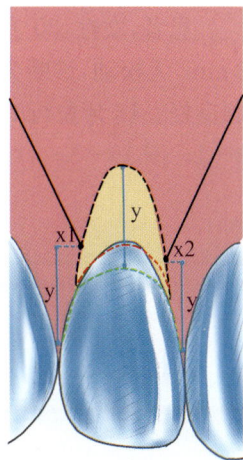

图 10 - 2 - 2　三角形瓣切口示意图

线围成,显微刀片稍倾斜并顺斜行切口的方向掀起手术龈乳头尖端,从冠方起翻半厚瓣分离手术龈乳头,直至退缩最根方的水平。

3. 全厚瓣分离

同梯形瓣全厚瓣分离。

4. 浅层和深层分离

同梯形瓣浅层和深层分离。

5. 根面平整

同梯形瓣根面平整。

6. 龈乳头去上皮

7. 无张力缝合

检查冠向复位瓣的张力,以确保可以无张力缝合,以保证术后愈合过程中瓣的稳定和更好的预后效果。三角形瓣缝合时,手术龈乳头需向外侧旋转,首先缝合斜行切口近中的最根方,锚固至骨膜,而后沿近远中斜行切口由根方向冠方逐针间断缝合,以稳固瓣的基底部。手术龈乳头区域则利用悬吊缝合技术锚固于腭侧。三角形瓣在缝合时龈乳头损伤的风险更高,必须使用更细的缝线(如6-0缝线)。

8. 术后护理

术后2周拆线。

第三节　病例与体会

一、病例

病例 1

患者,女性,30岁,主诉为右上前牙牙龈退缩3年。临床检查发现13牙位唇侧牙龈退缩3 mm,无松动,诊断为Miller Ⅰ类牙龈退缩。处理方案:牙周基础治疗后复查,患者菌斑控制良好。13牙位行CAF技术(梯形瓣)联合上皮下结缔组织移植物进行根面覆盖(图10-3-1～图10-3-3)。

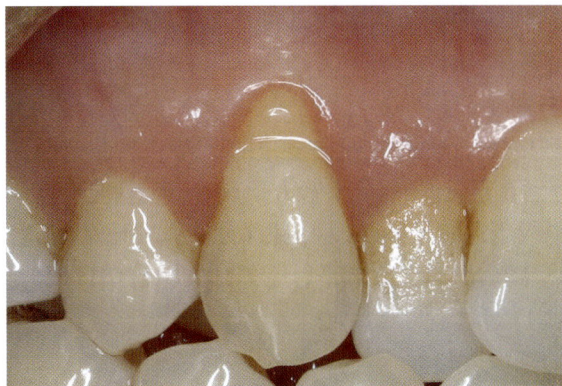

图 10-3-1　术前照片

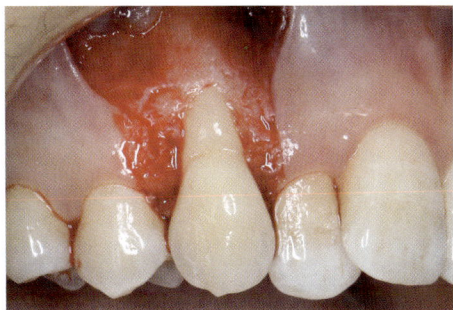

A. 梯形瓣切口

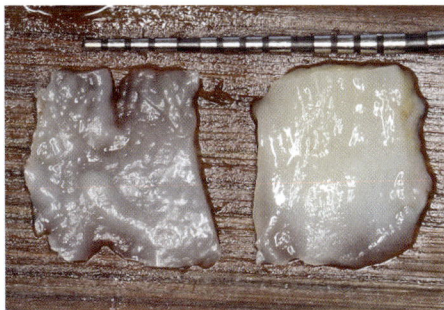

B. 制备 DGG

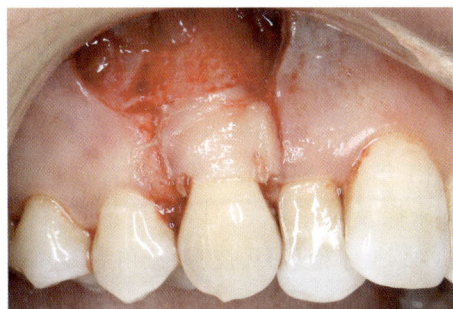

C. 上皮下结缔组织移植物置于受区缝合固定

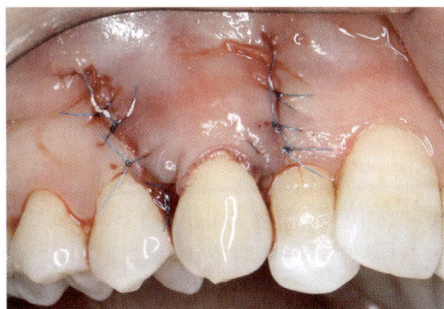

D. 缝合

图 10-3-2 术中照片

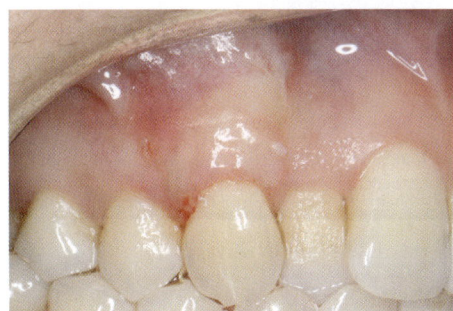

A. 术后 2 周

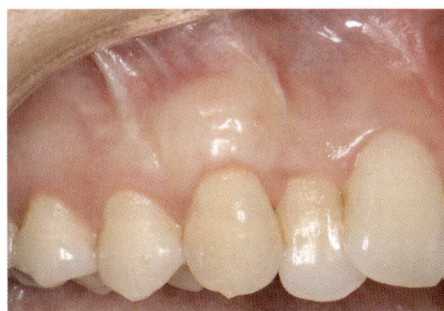

B. 术后 6 个月

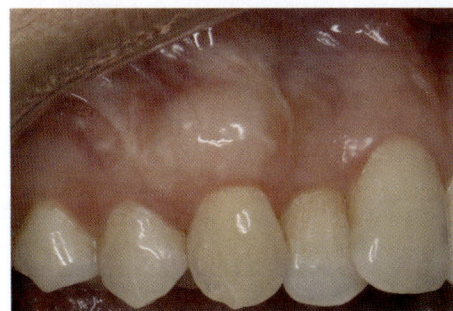

C. 术后 2 年

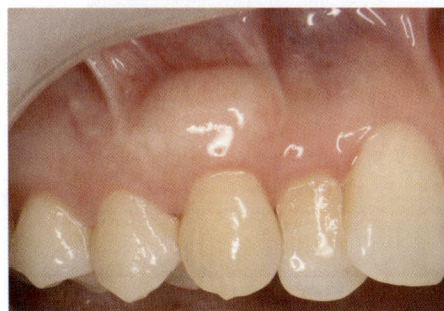

D. 术后 4 年

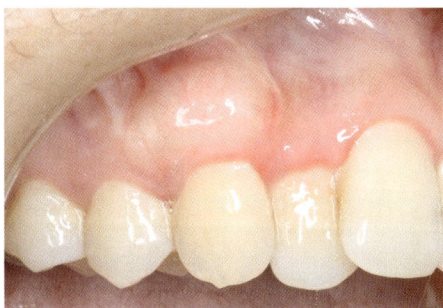

E. 术后 8 年

图 10-3-3 术后照片

(病例由董家辰提供)

病例 2

患者,男性,29 岁。主诉双侧上颌后牙牙龈退缩 1 年余。临床检查发现患者右上第一前磨牙(14 牙位)颊侧牙龈退缩约 3 mm,无松动,邻面未探及附着丧失。14 牙位诊断为 Miller Ⅰ类牙龈退缩。处理方案:在完善牙周基础治疗后,对 14 牙殆 CAF 技术(三角形瓣)联合上皮下结缔组织移植物进行根面覆盖(图 10-3-4~图 10-3-6)。

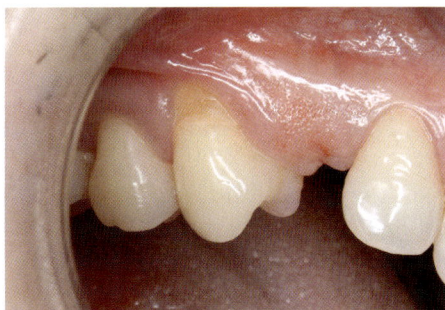

A. 正面观

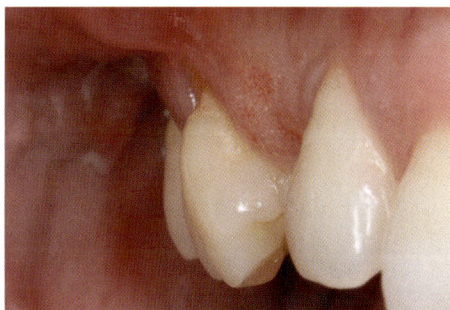

B. 侧面观

图 10-3-4 术前照片

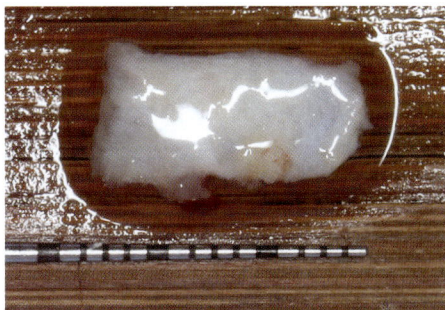

A. 右上颌腭侧取上皮下结缔组织移植物

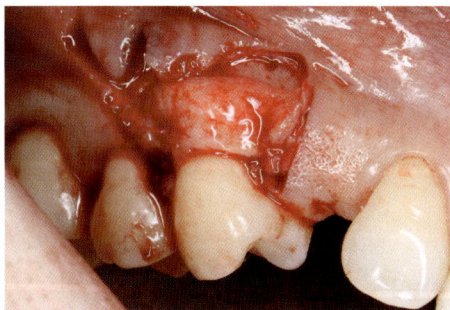

B. 三角形瓣切口

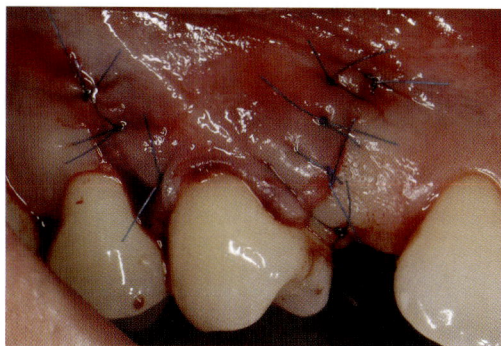

C. 缝合

图 10-3-5　术中照片

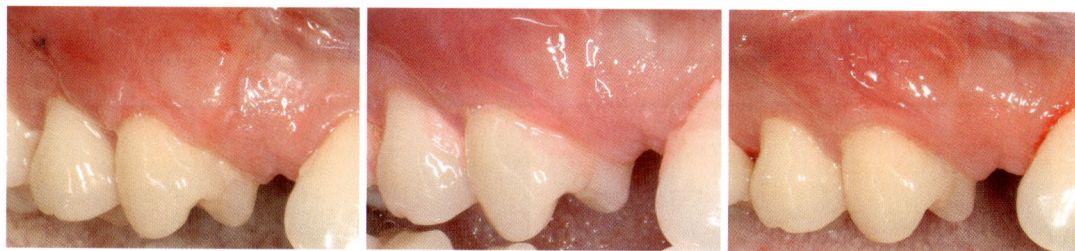

A. 术后 2 周　　　　　　　　　B. 术后 2 个月　　　　　　　　　C. 术后 3 个月

图 10-3-6　术后照片

（病例由孙文韬提供）

病例 3

患者,女性,32 岁。主诉右侧上颌后牙牙龈退缩 3 年余。临床检查发现患者右侧上尖牙和第一前磨牙(13 和 14 牙位)唇颊侧牙龈退缩分别约 4 mm 和 2 mm,无松动,邻面未探及附着丧失。13 和 14 牙位诊断为 Miller Ⅰ 类牙龈退缩。处理方案:完善牙周基础治疗后,对 13 和 14 牙位行 CAF 技术(梯形瓣)联合上皮下结缔组织移植物进行根面覆盖(图 10-3-7～图 10-3-9)。

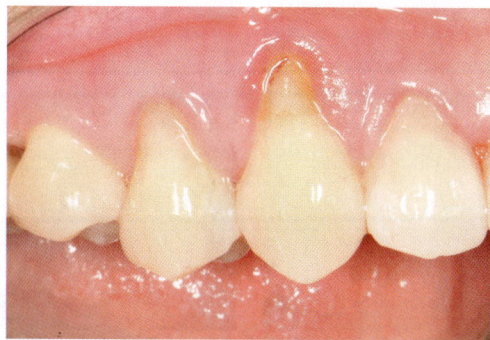

图 10-3-7　术前照片

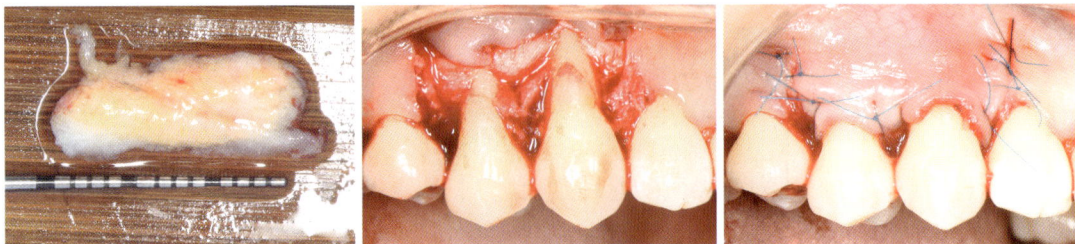

A. 右上颌腭侧取上皮下结缔组织　　　B. 梯形瓣切口　　　　　　　C. 缝合
移植物

图 10 - 3 - 8　术中照片

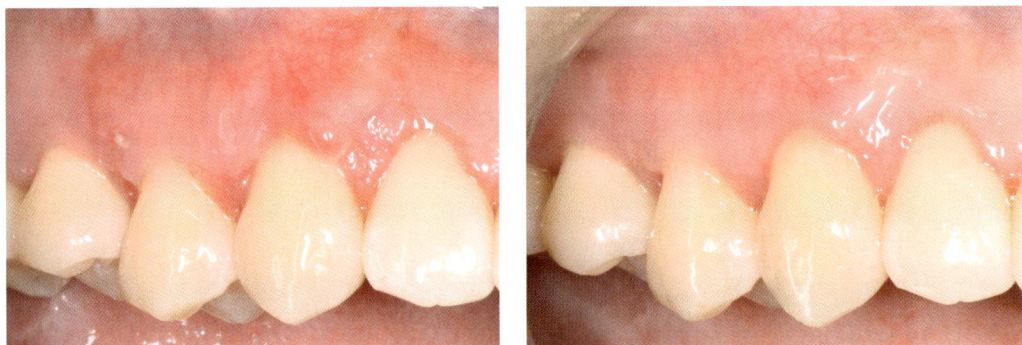

A. 术后 2 周　　　　　　　　　　　　B. 术后 4 个月

图 10 - 3 - 9　术后照片

（病例由孙文韬提供）

病例 4

　　患者,女性,37 岁。主诉为正畸转诊,要求行上前牙根面覆盖。临床检查发现患者正畸治疗过程中,13 牙位代替了原本 11 牙位的位置。13、21 牙位龈缘线不一致,影响美学,13 牙位牙龈退缩 4 mm,角化龈约 1 mm,无探诊出血。13 牙位诊断为 Miller Ⅰ类牙龈退缩。处理方案:口腔卫生指导,全口龈上洁治及龈下刮治后,13 牙位采用 CAF 结合上皮下结缔组织移植物覆盖根面(图 10 - 3 - 10～图 10 - 3 - 12)。

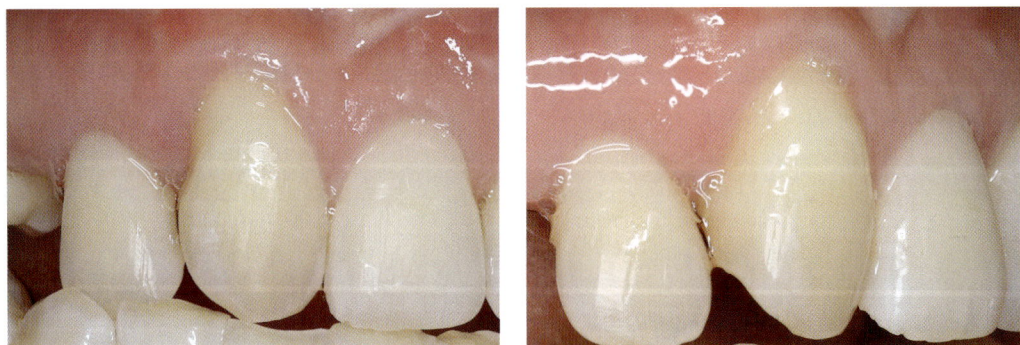

A. 正面观　　　　　　　　　　　　　　B. 侧面观

图 10 - 3 - 10　术前照片

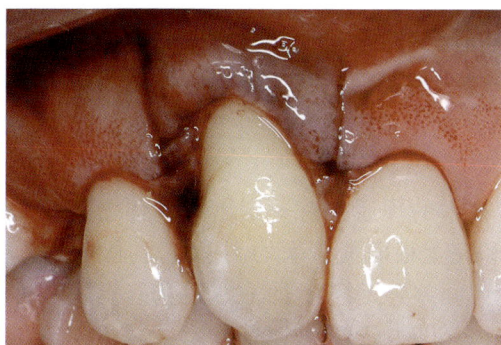

A. 梯形瓣切口

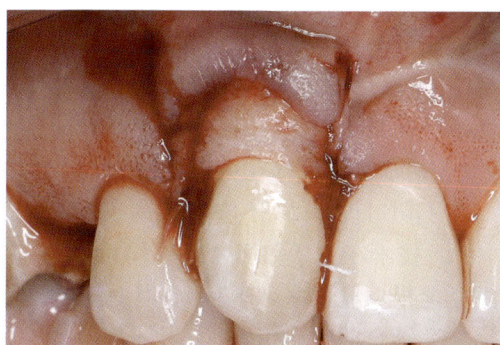

B. 缝合固定上皮下结缔组织

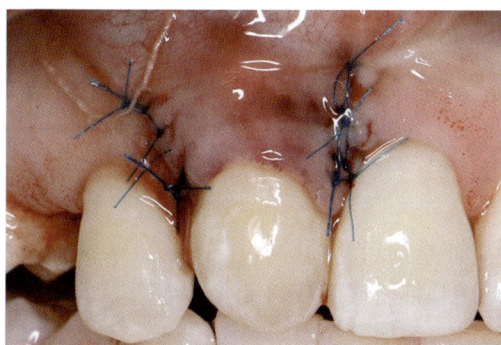

C. 缝合

图 10-3-11 术中照片

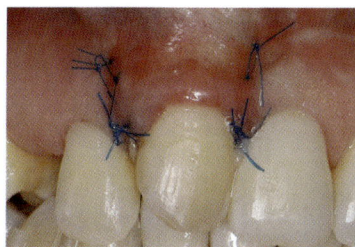

A. 术后 2 周拆线

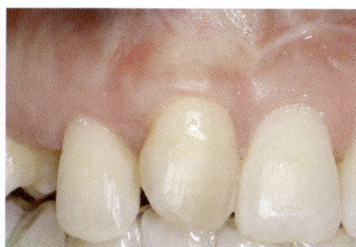

B. 术后 3 个月正面观

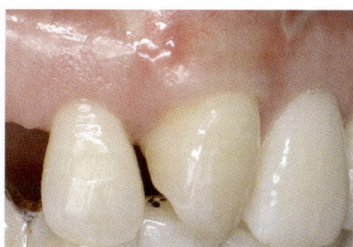

C. 术后 3 个月侧面观

图 10-3-12 术后照片

（病例由倪靖提供）

二、病例体会

相较于三角形瓣，术后拆除缝线后可能会在梯形瓣切口观察到在牙龈乳头区域的软组织台阶，这是由于梯形瓣的手术龈乳头尖端软组织较三角形瓣更多，在冠向复位后覆盖无血管的牙面，因此产生了美学缺陷，也更易堆积菌斑。但在 1～3 个月后，过多的软组织会逐渐消退，与邻近软组织协调。6 个月以上的复查病例可以观察到软组织的完美融合。

梯形瓣对于缺乏经验的术者来说优势也非常明显，较宽的龈乳头在进行半厚瓣分离和缝合时发生撕裂和缝线穿透的风险较三角形瓣小，且更宽的手术龈乳头基底也可以保证良好的血供,术后愈合的稳定性更好。

三角形瓣在避免瘢痕及软组织台阶方面优于梯形瓣,在组织愈合早期局部的美学形态较好,且更适用于牙龈乳头较窄的术区。但由于三角形瓣的斜行切口起始点设计随龈缘形态的不同而发生变化,且在进行半厚瓣分离和缝合时发生撕裂和缝线穿透的风险较梯形瓣高,对于初学者来说存在一定难度。

除了切口设计外,牙位和牙周表型对 CAF 技术的预后也有一定影响。有统计研究发现,CAF 技术在尖牙和切牙的平均根面覆盖率和完全根面覆盖率均高于前磨牙和磨牙,右侧的完全根面覆盖率高于左侧,但上颌与下颌牙列间差异无统计学意义。同时,有随机对照临床研究结合回归分析发现,当牙龈厚度>0.84 mm 时,CAF 技术能够有效减少伴 NCCL 的上颌单牙位牙龈退缩,且能够获得更高的美学效果,但当牙龈厚度≤0.84 mm 时,需要添加上皮下结缔组织移植物以获得更稳定的预后。

因此,在采用 CAF 技术治疗单牙位牙龈退缩前,需要综合考虑术区的牙龈乳头形态、术区牙位是否位于美学区域及术者本人的经验来选择切口设计,同时评估术区的牙周表型和牙体缺损情况,判断使用上皮下结缔组织移植物和牙体充填的时机以获得稳定的预后。

三、注意事项

(1) 严格把握手术适应证是预后的关键。

(2) 尽可能保证手术微创,且使龈瓣获得无张力缝合。

(3) 术前、术后良好的口腔卫生维护。

(邱 潋)

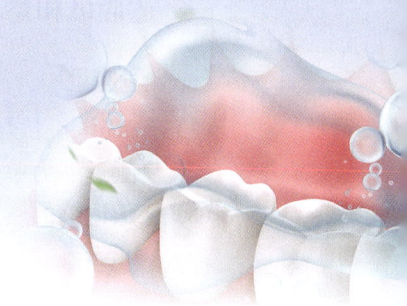

第十一章

信封瓣技术

第一节　概　述

一、手术简介

信封瓣是最常用的膜龈手术技术之一。术者沿着龈缘附近做近远中向的水平切口，无附加的垂直切口，随后分离半厚瓣或半厚-全厚-半厚瓣，再将分离的龈瓣做冠向复位，以达到根面覆盖的目的。临床中牙龈退缩的患者往往是薄牙周表型患者，因此常常与上皮下结缔组织移植物联合使用。

1985年，Raetzke就提出了使用"信封"技术对根面暴露的单颗牙齿进行根面覆盖，并取得较好的手术效果。但是当年的手术并没有对龈瓣进行冠向复位，这就导致上皮下结缔组织移植物缺少龈瓣的血供，增加了手术失败的概率。2000年，Zucchelli等采用了新的信封术式对多牙位的牙龈退缩进行治疗，将分离好的龈瓣进行冠向复位，覆盖暴露的根面，取得较佳的手术效果。2007年，Zucchelli为了在美学区使用信封瓣技术进行根面覆盖时可以获得更好的美学效果，又提出了信封瓣的正面法技术。

信封瓣手术需要术者在术前给出清晰的治疗方案。从信封瓣的分类来看，可分为术区不跨越切牙中线的侧面技术及术区跨越切牙中线的正面技术，两者最大的不同在于是否将牙龈乳头全部离断，正面技术一般保留中切牙的龈乳头不离断，其余设计原则和侧面技术类似。本章主要讲解侧面法信封瓣技术。

二、手术目的

使用信封状切口翻开龈瓣，将牙龈与根面分离并将龈瓣减张后进行冠向复位缝合，最终可以覆盖牙龈退缩的根面。

三、适应证和禁忌证

(一) 适应证

(1) 有 Miller Ⅰ类、Miller Ⅱ类及部分 Miller Ⅲ类牙龈退缩的患者。

(2) 牙龈退缩为单个牙位或者连续多个牙位的患者。

(3) 牙龈退缩的唇颊侧位点有足够角化牙龈(≥2 mm)的患者。

(二) 禁忌证

(1) 局部致病因素及炎症未消除,若是创伤导致则需要纠正创伤。

(2) 自我菌斑控制不佳。术前需要对患者进行口腔卫生指导,达到良好自我菌斑控制。

(3) 术区角化龈不足。

(4) 吸烟。在牙周基础治疗阶段应嘱咐患者戒烟或降低每日吸烟量,吸烟量应小于10支/日。

(5) 全身状况不佳。伴有各种未控制的全身疾病患者,包括未控制的糖尿病、心血管疾病、高血压等。

第二节 手术方法

一、麻醉、消毒

术前常规麻醉、消毒。

二、切口设计

先使用龈上洁治器或龈下刮治器对暴露的根面行机械性根面刮治,去除表面玷污层后进行化学根面处理,最后使用无菌生理盐水冲洗干净。若牙龈退缩位点的 PD 超过 2 mm,无法进行彻底的刮治,则可以将此步骤放在翻瓣后,但一定注意保护残余的牙周膜组织,不要破坏健康牙周组织。

信封瓣的切口一般从龈乳头处开始,首先应当在多颗牙龈退缩的牙齿中找到退缩的中央牙齿,若手术牙位为双数,中央手术牙齿可以是中央两颗牙齿中退缩较重的那一颗。找到中央牙齿后,测量牙龈的退缩深度(釉质牙骨质界到龈缘的位置),若退缩深度为 x mm,则在退缩牙齿的近、远中龈乳头的顶点开始计算,沿着龈缘向根方测量 x+1 mm 的距离,在近、远中龈乳头上各做一标记点,近、远中这两点即为切口的初始点。若釉质牙骨质界已经模糊不清、无法辨认,则需要术者在术前给出最大根面覆盖位置,将最大根面覆盖位置做一假想弧线,即最大根面覆盖位置这一弧线为假想的釉质牙骨质界,x 即这一假想弧线到龈缘的距离,假想弧线可以参考对侧健康同名牙齿,若对侧牙齿的釉质牙骨质界同样缺损,可以参考邻牙的釉质牙骨质界位置。

做完中央牙齿的标记点后再做邻牙的标记点。中央牙齿近中的邻牙在近中侧做标记点,远中邻牙在远中侧做标记点,邻牙的标记点方法和中央牙齿一致。

做完标记点后,使用 15C 号手术刀或显微手术刀沿着中央牙齿的标记点向近远中邻牙的唇侧龈缘位置做切口,依次将标记点与邻牙的唇侧龈缘最低点相连(图 11‑2‑1)。

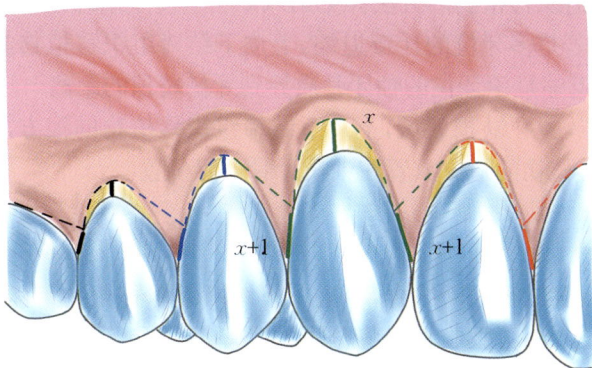

图 11‑2‑1　信封瓣切口示意图

三、翻瓣

所有的切口做好后开始翻开牙龈半厚瓣,建议从中央牙齿的标记点开始,先将龈乳头区域的半厚瓣分离,再将唇侧正中龈缘位置的半厚瓣分离。随后对根方的龈瓣进行半厚瓣分离,分离的范围要超过膜龈联合线 $2\sim5$ mm,具体根据需要冠向复位的范围来定。

术者也可以分离半厚‑全厚‑半厚瓣,同样先将龈乳头区域的半厚瓣分离(图 11‑2‑2 中1 区域),再使用骨膜剥离器对唇侧正中龈缘根方需要覆盖在根面的牙龈进行剥离(图 11‑2‑2 中 2 区域),最后对更根方牙龈行半厚瓣分离(图 11‑2‑2 中 3 区域),同样需要对龈瓣进行深层、浅层分离以减张。

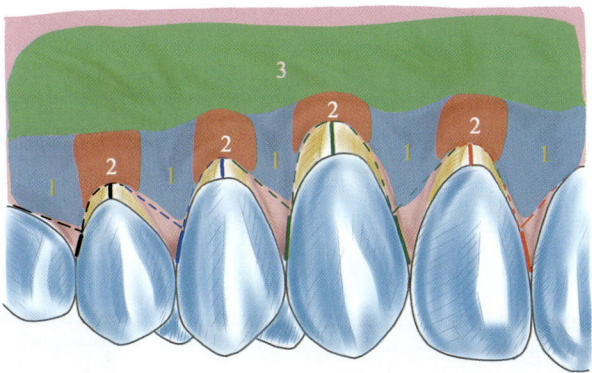

1—半厚瓣;2—全厚瓣;3—半厚瓣。

图 11‑2‑2　信封瓣半厚‑全厚‑半厚瓣分离示意图

分离时注意龈瓣的完整性,不要让龈瓣破损。建议分离时可以使手术刀刀背朝向牙龈侧,刀刃朝向骨膜侧,从冠方到根方,有顺序地缓慢分离牙龈半厚瓣。

龈瓣完全分离制备后,使用显微镊轻轻拉拢牙龈向冠方复位,观察分离好的牙龈是否可以无张力覆盖退缩区域,以超过退缩区域 $1\sim2$ mm 为佳,此时龈瓣才算达到彻底的减张。

减张完成后,使用显微剪刀去除未分离的龈乳头上皮,该部位可以作为龈瓣龈乳头的受植床。

四、上皮下结缔组织移植物制备与放置

制备上皮下结缔组织移植物的方法详见第八章。上皮下结缔组织移植物的大小根据缺损区域的大小而定。若是多牙位的牙龈退缩,上皮下结缔组织移植物的长度为退缩区域的宽度＋6 mm,宽度为退缩最深牙位的釉牙骨质界到牙槽嵴顶的距离＋1 mm。将制备好的上皮下结缔组织移植物放置在缺损区域,上皮下结缔组织移植物的根方需要盖到牙槽嵴顶位置,上皮下结缔组织移植物的冠方放置在釉质牙骨质界位置。

五、缝合

使用5-0可吸收缝线行间断缝合,将上皮下结缔组织移植物与龈乳头基底部固定,使其稳固。随后使用6-0不可吸收缝线将分离的半厚瓣缝合,建议采用单牙位悬吊缝合,先从中央牙齿近中(或远中)龈瓣龈乳头唇颊侧进针,穿过余留龈乳头的中央到腭侧出针,再从远中(或近中)腭侧的邻间隙穿到唇颊侧,再从远中(或近中)龈瓣龈乳头唇颊侧进针,穿到腭侧再回到近中(或远中)的唇颊侧缝合。按照此方法依次缝合相邻牙位。悬吊缝合可以使龈乳头的龈瓣更好地贴合在新制备的龈乳头受植床表面,获得较好的血供,以避免后期龈乳头坏死。

六、术后护理

术后2周拆线。

第三节　病例与体会

一、病例

病例1

患者,女性,42岁。主诉为右上后牙牙龈退缩伴冷热敏感1年。临床检查发现14、15牙位颊侧牙龈退缩,15牙位伴有NCCL。诊断:14、15牙位膜龈异常(Miller Ⅰ类牙龈退缩)。随后进行口腔卫生指导,纠正患者刷牙方式,全口龈上洁治及龈下刮治,局部调𬌗,患者属于厚龈生物型(＞1 mm),采用信封瓣技术覆盖暴露根面(图11-3-1～图11-3-3)。

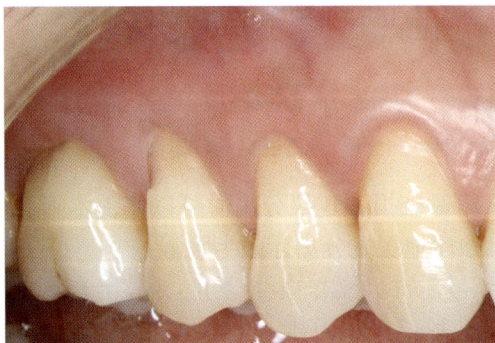

A. 14、15牙位牙龈退缩　　B. 术前临床侧面照

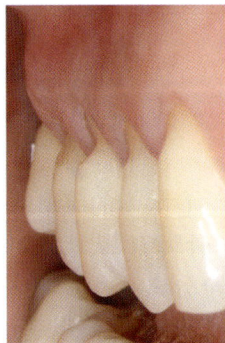

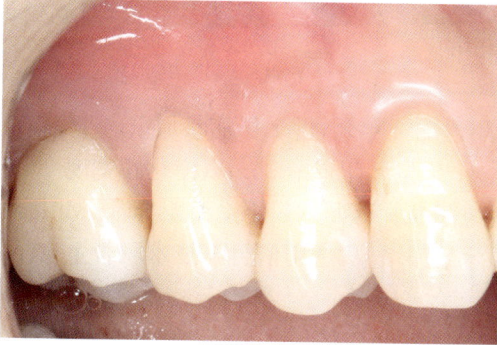
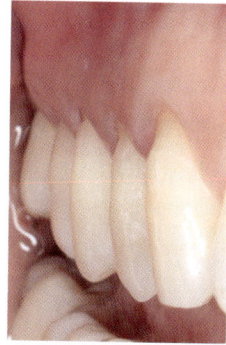

C. 14、15 牙位 NCCL 位置树脂充填后　　　　D. 树脂充填后侧面照

图 11-3-1　术前照片

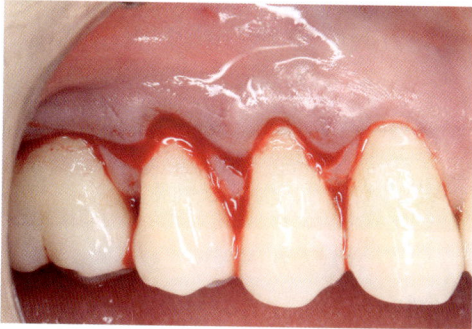
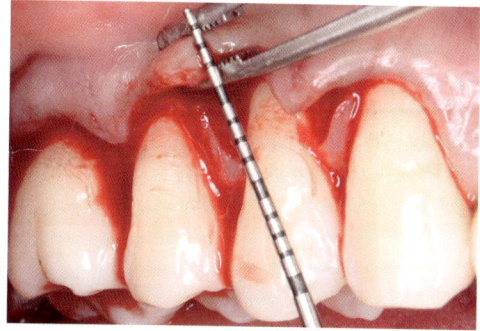

A. 手术切口　　　　B. 手术区域牙龈厚度超过 1mm

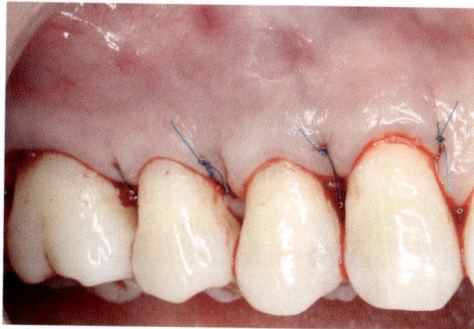

C. 悬吊缝合

图 11-3-2　术中照片

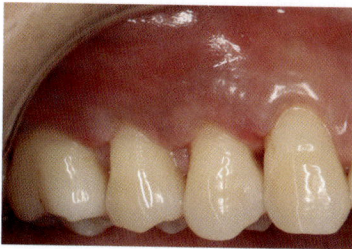
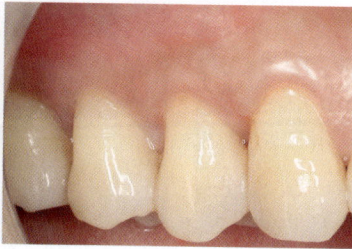
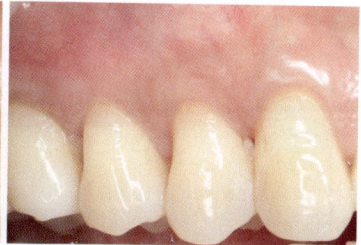

A. 术后 2 周　　　　B. 术后 1 个月　　　　C. 术后 6 个月

图 11-3-3　术后照片

（病例由廖悦提供）

病例 2

患者,女性,18 岁。自觉下前牙牙龈退缩 2 年余,近 1 年症状加重,4 年前有正畸史(于 2 年前结束)。无牙周治疗史。检查可见 41 牙位牙龈退缩 3 mm,角化龈宽度 2 mm,近远中邻面牙周组织未完全充盈,邻牙牙周表型为薄型。诊断:41 牙位膜龈异常(Miller Ⅲ类牙龈退缩)。考虑到需要覆盖暴露根面并将邻牙牙龈增厚,选用信封瓣技术联合上皮下结缔组织移植物(图 11 - 3 - 4～图 11 - 3 - 6)。

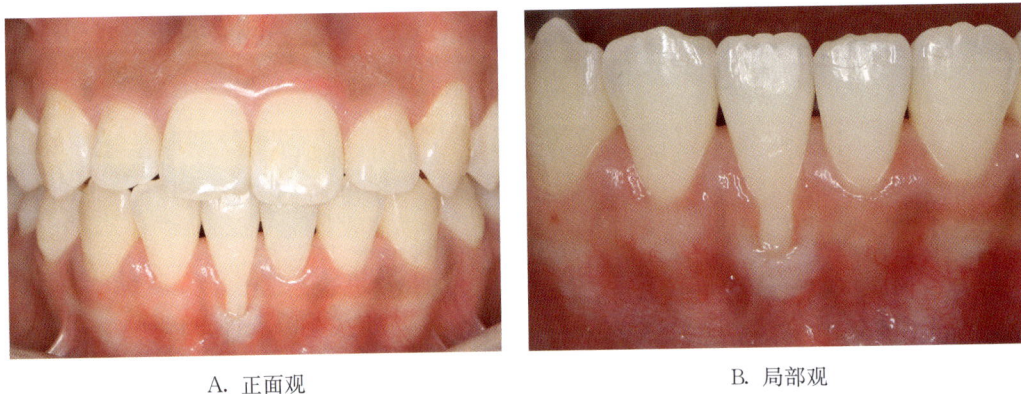

A. 正面观

B. 局部观

图 11 - 3 - 4　术前照片

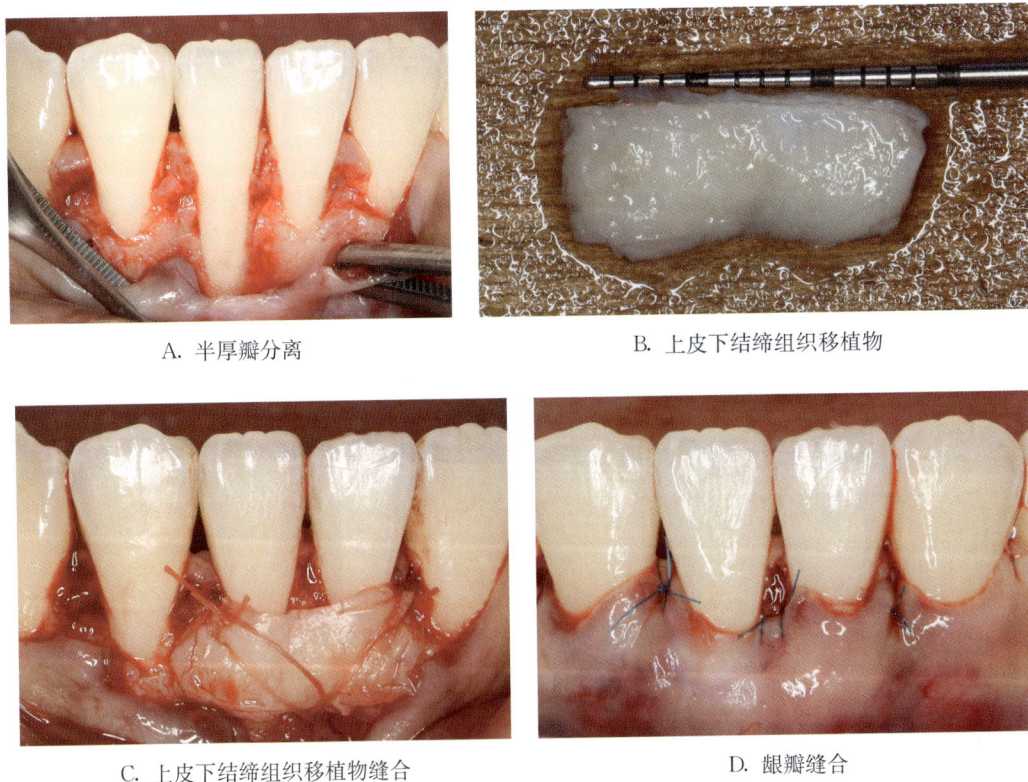

A. 半厚瓣分离

B. 上皮下结缔组织移植物

C. 上皮下结缔组织移植物缝合

D. 龈瓣缝合

图 11 - 3 - 5　术中照片

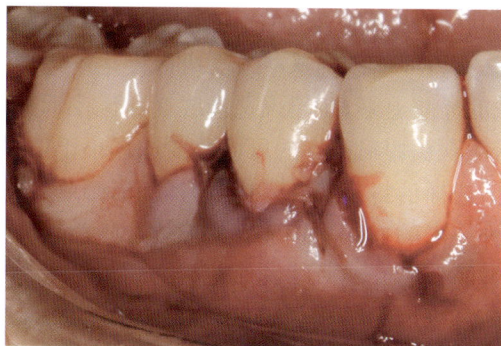

C. 缝合

图 11-3-11　术中照片

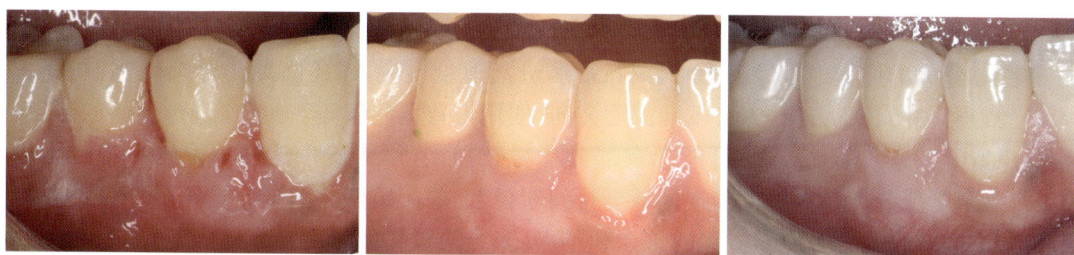

A. 术后 2 周　　　　　　　　　B. 术后 3 个月　　　　　　　　C. 术后 6 个月

图 11-3-12　术后照片

（病例由孙文韬提供）

二、病例体会

临床中，连续多颗牙齿牙龈退缩发生的比例要远多于单颗牙齿牙龈退缩。信封瓣技术治疗连续多牙位牙龈退缩的病例有着很好的手术效果，也是常用的手术术式。本章介绍的多牙位信封瓣技术主要参考了 Zucchelli 的手术技术，经过 20 多年的临床实践，证实这一技术可以取得很好的根面覆盖效果及美学效果，因此这一技术被广泛应用于多牙位牙龈退缩的治疗中。

信封瓣技术对比之前的手术技术最大的改进是将龈瓣冠向复位，不仅覆盖暴露的根面，还可以为上皮下结缔组织移植物提供更好的血供。虽然很多学者提出的根面覆盖手术没有将龈瓣冠向复位也能取得很好的手术效果，但这并不适用于所有病例。无冠向复位的根面覆盖术需要术者制取的上皮下结缔组织移植物有足够的长度及宽度，也需要患者自身为较厚的牙周表型，这样才能保证上皮下结缔组织移植物获得足够的血供，保证后期上皮下结缔组织移植物的存活。但是在临床中往往不是所有患者都符合这些条件，因此联合上皮下结缔组织移植物的冠向复位信封瓣是一个很稳妥的选择。

冠向复位信封瓣的适应证相对较为宽泛，大部分牙龈退缩的患牙（Miller Ⅰ类、Miller Ⅱ类、部分 Miller Ⅲ类）均可以选择信封瓣技术治疗。如同所有的冠向复位瓣技术一样，信封瓣需要术区牙位根方有一定宽度角化龈，一般来说，角化龈宽度≥2 mm 是一个比较安全的选择。当然也有学者不认同这一观点，他们认为即使没有足够宽度的角化龈，也可以获得很好的手术效果,因为膜龈联合线可能会有"遗传记忆",将牙龈冠向复位后,由于其本身的膜龈联合线的位置是不变的,因此增加的这些牙龈可以发生角化。

对于上前牙美学区域的牙龈退缩,更建议选择改良隧道技术进行根面覆盖,以增加术后美学效果。隧道技术术后龈乳头瘢痕产生的可能性要远远小于信封瓣技术。对于非美学区单颗牙齿的牙龈退缩,除了选择信封瓣外,还可以选择梯形瓣或者三角瓣技术。相对于信封瓣及其他手术技术,这两种技术的操作更简单,适合膜龈手术初学者,术后效果预测也更容易,这样可以让医生有足够的信心开展后续其他类型的膜龈手术。

信封瓣没有垂直切口,可以消除垂直切口区域在术后出现瘢痕的概率。但是信封瓣常常出现术后龈乳头区域坏死等问题,产生龈乳头瘢痕,这与龈乳头区域较窄、龈瓣分离过薄、受植床部分上皮未能完全去除干净等因素有关。因此,在术中要注意,虽然龈瓣要求半厚分离,但是在龈乳头区域,如果将龈瓣分离过薄,仅剩一层上皮组织,龈瓣在愈合的过程中很容易发生坏死、产生瘢痕,而这种瘢痕也很难通过二期手术来修补。

龈瓣分离的过程中需保证手术器材锐利,分离速度缓慢,避免将龈瓣分离破损,可将手术刀的刀刃偏向骨膜方向,刀背偏向龈瓣方向,使用刀背顶起龈瓣,一点点进行分离。当然,某些患者的牙龈较薄,分离时可能会有部分牙龈破损,若术中发生这些情况也不用过于担心,将剩余牙龈分离完毕后在破损区域进行间断缝合、关闭破损区即可。

龈瓣的减张是整个手术过程的重点和难点,充分的减张使龈瓣易于冠向复位,避免愈合过程中的组织回缩,并且可以让缝合变得容易,避免缝合过程中张力太大导致的龈瓣撕裂。

推荐信封瓣技术和上皮下结缔组织移植联合使用,因为临床中所遇到的牙龈退缩患者很少是厚龈生物型,对于薄龈生物型患者,若仅将信封瓣冠向复位,冠向复位的牙龈不足以保证后续愈合过程中的组织稳定性,所以需要和上皮下结缔组织移植联合使用。建议对龈瓣行半厚瓣分离,完整保留骨膜可以给上皮下结缔组织移植物提供更好的血供,增加愈合过程中血凝块的稳定,有利于组织再生。目前临床上还有很多上皮下结缔组织移植物的替代材料,如脱细胞真皮基质(acellular dermal matrix,ADM)、异种胶原基质(xenogeneic collagen matrix,XMX)等,使用替代材料可以减少患者因供区手术带来的疼痛,以及可能出现的供区并发症。使用这类材料虽然可以获得不错的手术效果,但仍不及自体上皮下结缔组织移植物效果显著。

信封瓣的缝合较为简单,使用间断缝合将上皮下结缔组织移植物靠近冠方的位置稳定在龈乳头基底部即可(若自觉上皮下结缔组织移植物稳定性不佳,可以再增加水平交叉褥式缝合),后续龈瓣覆盖后,上皮下结缔组织移植物的根方会被龈瓣压住,即使没有在根方位置进行缝合,仍可以保证根方的稳定性。信封瓣缝合时,在冠向复位后可以使用单牙位悬吊缝合、垂直褥式缝合、连续悬吊缝合等技术进行创面关闭。更推荐使用单牙位悬吊缝合,其优点如下:①使龈瓣受到持续冠向复位的力量。②将龈缘更好地贴合在牙齿表面。③近远中缝针均穿过龈乳头基底部,保证缝合的稳定性。④没有大范围的连续缝合,避免有一针松脱影响全部手术区域,缝合技术操作简单。缝合过程中需注意操作的精细性,避免缝合完成后组织对位发生偏移,这样也会导致术后的瘢痕。

信封瓣对于 Miller Ⅰ类和Ⅱ类牙龈退缩牙位的治疗效果显著,有学者表示上述两类患牙的完全根面覆盖率可达到88%,甚至更高。经过数十年的发展,目前对于 Miller Ⅰ类和Ⅱ类牙龈退缩,参照本章的手术步骤操作,基本都可以获得较高的根面覆盖率。

三、注意事项

（1）根方有充足角化牙龈。

（2）充分减张。

（3）龈乳头区完整去上皮。

（4）半厚瓣分离时可以使刀刃偏向骨膜方向，刀背偏向龈瓣方向。

（5）龈乳头严密对位缝合，缝线压力保持适中。

（董家辰）

信封瓣＋上
皮下结缔组
织移植术治
疗多牙位牙
龈退缩视频

第十二章

侧向转位瓣技术

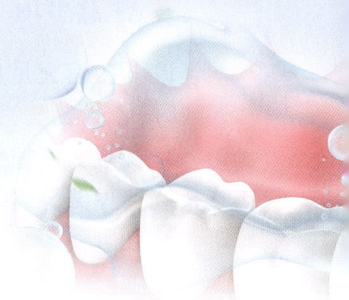

第一节 概 述

一、手术简介

侧向转位瓣(laterally positioned flap，LPF)技术早在 1956 年由 Grupe 和 Warren 首先提出，指将牙龈退缩牙位侧方的牙龈分离全厚瓣，然后拉拢至缺损区域，达到根面覆盖的目的。在早期的根面覆盖手术中，学者们发现 LPF 的根面覆盖效果要比游离龈移植术更加有效，因此，LPF 技术的应用逐渐广泛。在手术发展过程中，众多口腔医生发现全厚瓣的分离可能会导致供区的骨面暴露，继而造成骨面的坏死。Staffileno 针对该技术痛点对 LPF 进行了改良，他将全厚瓣改为了半厚瓣，这样就可以有效避免供区的骨坏死。Cohen 和 Ross 对 LPF 技术进行了进一步改良，他们对手术牙位近远中的牙龈均进行半厚瓣分离，然后缝合在手术牙位的中央，覆盖暴露的根面，并称为双乳头瓣(double papilla flap，DPF)技术。Ruben 对半厚瓣又进行改良，创新性地提出了全厚-半厚瓣技术，即在暴露根面区域使用全厚瓣覆盖，在骨面区域使用半厚瓣覆盖，旨在实现更佳的龈瓣减张效果。时至今日，LPF 技术在临床中得到了广泛运用，尤其适用于根方无角化龈但邻牙角化龈充足的患牙的根面覆盖手术。

相较于信封瓣和隧道瓣，侧向转位瓣技术额外引入了垂直切口，这会增加术后瘢痕形成的风险，因此更适用于非美学区的治疗。本章节介绍的侧向转位瓣技术对以往学者提出的术式进行了改良，所采用的术式是从患牙的远中分离侧向转位瓣，患牙近中的龈瓣做类似隧道瓣的分离，以插入制备好的上皮下结缔组织移植物，从而尽可能地减少手术区域瘢痕的形成。

二、手术目的

半厚瓣分离近远中邻牙的唇或颊侧龈瓣，充分减张，将分离的龈瓣转位覆盖暴露根面，恢复牙龈组织的健康解剖结构。

三、适应证和禁忌证

(一) 适应证

(1) Miller Ⅱ类单牙位牙龈退缩位点。

(2) 部分 Miller Ⅲ类单牙位牙龈退缩同时伴唇或颊侧角化龈缺失位点。

(二) 禁忌证

(1) 局部区域仍存在致病因素,且炎症未得到有效控制。

(2) 自我菌斑控制能力欠佳,口腔卫生维护不足。

(3) 手术区域角化龈组织充足。

(4) 每日吸烟超过 10 支并无法戒烟。

(5) 全身健康状况不佳。

第二节　手术方法

1. 麻醉、消毒

术前常规麻醉、消毒

2. 切口设计

麻醉消毒后使用龈上洁治器或龈下刮治器对暴露的根面行机械性根面刮治,去除表面玷污层,随后使用化学根面处理 2 min,最后使用无菌生理盐水冲洗干净。

考虑到唇颊肌的牵拉及美学问题,侧向转位瓣一般是将退缩位点远中的牙龈分离,向近中转位。

第一切口:使用 15C 号刀片沿着牙龈退缩牙位远中的龈缘线延伸到膜龈联合做第一切口。

第二切口:从第一切口冠方向远中延伸的水平向切口,切口边缘距离龈缘 1~2 mm,形状为类似龈缘的浅弧形,近远中向的长度为退缩牙位的宽度加 6 mm。

第三切口:平行于第一切口,做在第二切口远中,越过膜龈联合。

第四切口:侧向转位瓣建议行第四切口,也就是回转切口(cutback),以便更好地将张力减除。

第五切口:沿着患牙的近中龈缘线从沟内切入,延伸到膜龈联合,与第一切口相交,以便后期侧向转位瓣缝合,随后使用隧道刀将患牙近中的龈瓣行半厚瓣分离,以便后期放置上皮下结缔组织移植物,隧道瓣分离深度 4 mm 即可(图 12-2-1)。

切口做完后使用 15C 号刀片行半厚瓣的分离减张,然后将分离后的龈瓣向缺损区域转位,并对拟覆盖的区域进行去上皮处理。由于牙龈软组织具有一定的可让性,因此即使将龈瓣近中转位覆盖到暴露根面,远中的牙龈仍然可以缝合在远中位点,并不会造成骨膜的暴露。

3. 上皮下结缔组织移植物制备

上皮下结缔组织移植物的大小参考牙龈退缩位点的大小,保证宽度为最深退缩位点唇侧釉质牙骨质界到骨嵴顶的距离,长度为退缩宽度＋6 mm,厚度建议 1~1.5 mm。

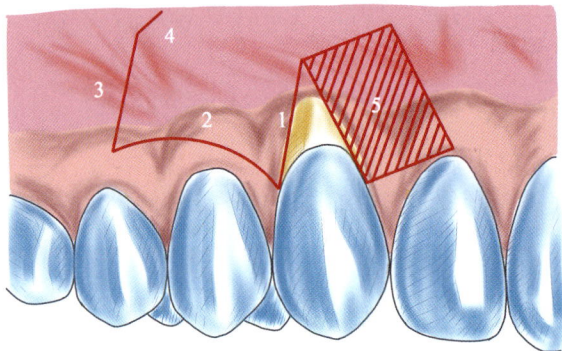

1—第一切口;2—第二切口;3—第三切口;4—Cutback 切口;5—隧道瓣分离区。

图 12-2-1 侧向转位瓣切口示意图

4. 缝合

将上皮下结缔组织移植物插入退缩位点近中的隧道瓣中,深度 3 mm,使用间断缝合将上皮下结缔组织移植物与分离好的隧道瓣缝合。随后使用间断缝合将上皮下结缔组织移植物缝合在退缩位点龈乳头基底部,缝合完成后观察上皮下结缔组织移植物是否缝合牢固,若有松动,可再增加水平褥式缝合,将上皮下结缔组织移植物固定在骨膜上。相比于信封瓣,侧向转位瓣中上皮下结缔组织移植物的缝合必须更加稳固。因为日常生活中如说话、咀嚼等动作可能引发的颊肌活动,对于由远中侧向转位至近中裸露根面的龈瓣、肌肉的牵拉尤为明显,这可能会造成上皮下结缔组织移植物的松动,一旦上皮下结缔组织移植物固位不佳,便可能破坏其所需的稳定愈合环境,从而显著提升手术失败的风险。

上皮下结缔组织移植物的缝合选用 5-0 可吸收缝线。随后用 6-0 不可吸收缝线将龈瓣缝合固定在正确的位置,建议选择单牙位悬吊缝合。对于退缩位点远中的垂直切口位置,可以选用间断缝合关闭创面,若前期减张充分,远中的垂直切口可以完全关闭。

缝合完成后需注意观察缝合后的龈缘是否有移动,若有移动可以在膜龈联合的根方加一针近远中向的双层水平褥式缝合,使得张力在根方消除。

5. 术后护理

术后可口服布洛芬等镇痛药物。术后 3 日内可以口服抗生素预防感染,不使用机械性清洁措施清洁术区,仅使用含漱液进行术区口腔护理,但是非手术区使用牙刷等清洁器械进行常规口腔护理。3 日后可以使用超软毛牙刷轻轻清洁术区,术区刷牙方向从远中根方向冠方轻轻拂刷(顺着龈瓣转位的方向),动作一定要轻柔。术后 10~14 天可以拆线。拆线后使用抛光杯对牙面进行抛光,术后定期复查。

第三节　病例与体会

一、病例

病例 1

患者,男性,16 岁。主诉为左上前牙牙龈退缩 2 年,6 个月前外院行骨增量手术失败致骨移植材料暴露，牙龈开裂。临床检查发现 22 牙位唇侧牙龈退缩 6 mm，根方无角化龈，23 牙位近中牙龈退缩 2 mm，23 牙位远中及 24 牙位唇侧角化龈充足，22 牙位邻面牙周组织完整，牙龈退缩属于 Miller II 类。对患者进行口腔卫生指导，全口龈上洁治及龈下刮治，随后采用侧向转位瓣进行根面覆盖（图 12－3－1～图 12－3－3）。

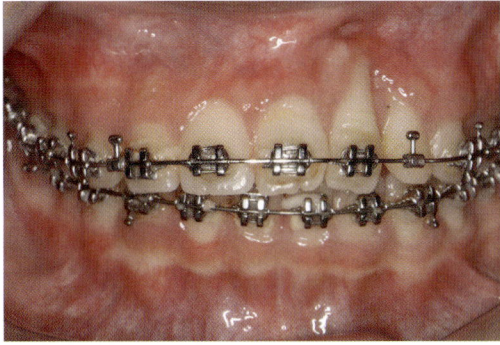

A. 正面照

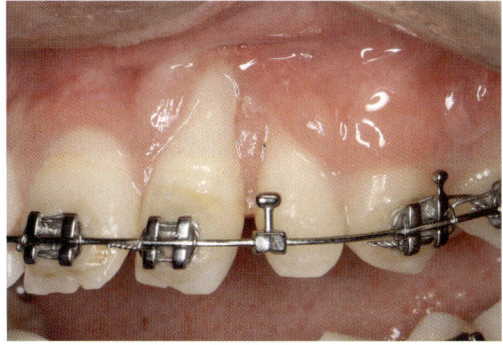

B. 局部照

图 12－3－1　术前照片

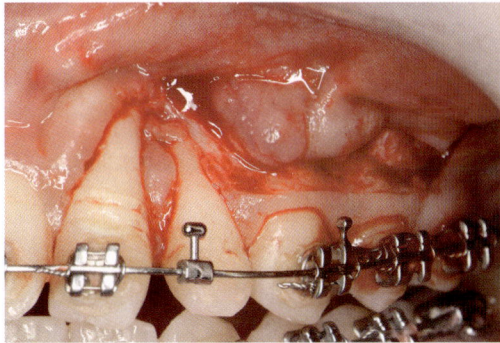

A. 25 牙位远中做垂直切口，行侧向转位瓣

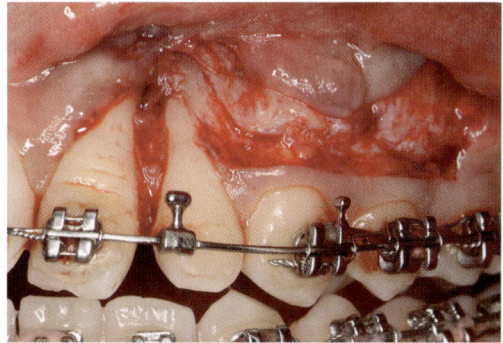

B. 龈瓣将要覆盖区域去上皮

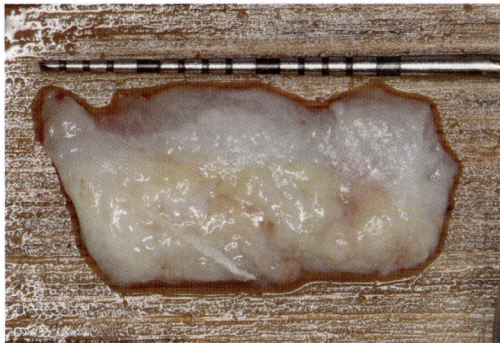

C. 制取上皮下结缔组织移植物

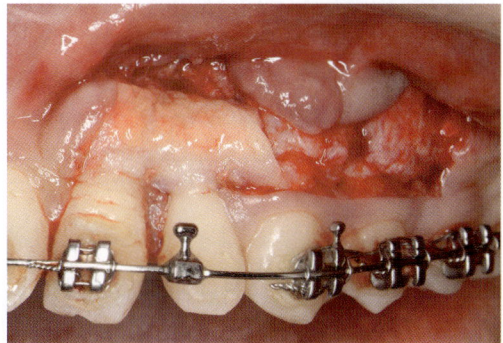

D. 上皮下结缔组织移植物缝合

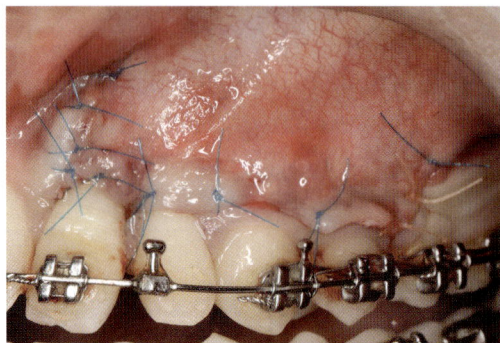

E. 龈瓣缝合

图 12 - 3 - 2　术中照片

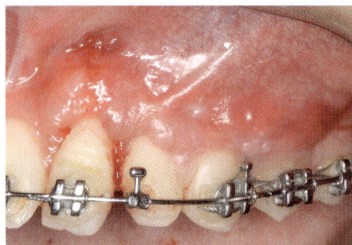

A. 术后 2 周

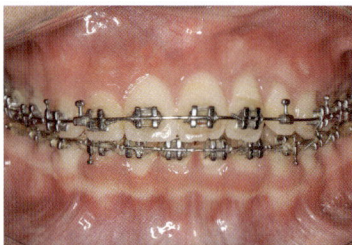

B. 术后 6 个月正面照

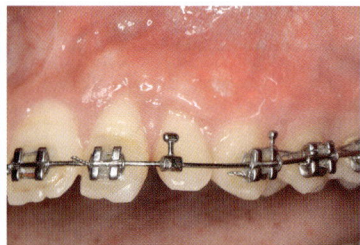

C. 术后 6 个月局部照

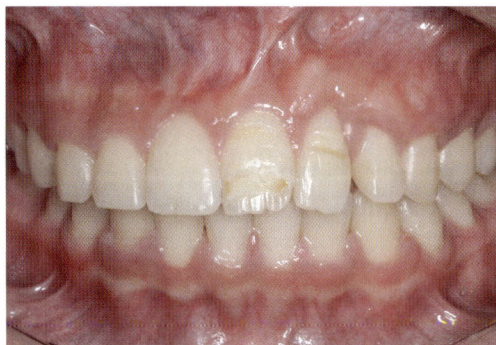

D. 术后 1 年正面照

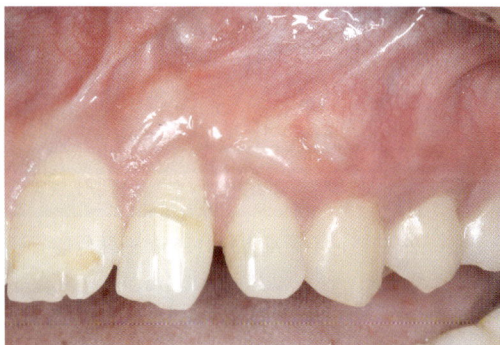

E. 术后 1 年局部照

图 12 - 3 - 3　术后照片

（病例由宋忠臣提供）

病例 2

患者，女性，18 岁。主诉左下后牙牙龈退缩 1 年余。临床检查发现 33 牙位唇侧牙龈退缩 7 mm，超过膜龈联合，邻面无牙周组织丧失，诊断：33 牙位膜龈异常（Miller Ⅱ类），33 牙位根方角化龈宽 1 mm，侧向殆扣及咬合震颤。随后针对患者进行口腔卫生指导，全口龈上洁治及龈下刮治，局部调殆，采用侧向转位瓣结合上皮下结缔组织移植覆盖根面（图 12 - 3 - 4～图 12 - 3 - 6）。

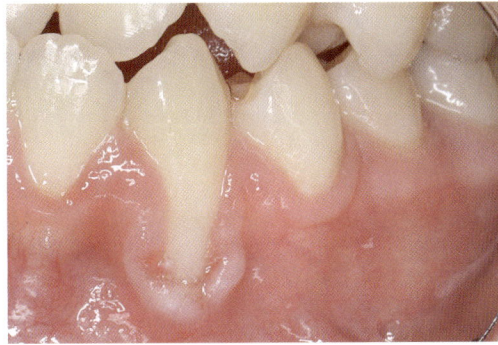

图 12-3-4　术前照片

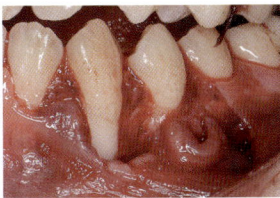

A. 侧向转位瓣切口制备　　　　B. 制取上皮下结缔组织移植物　　　　C. 上皮下结缔组织移植物缝合

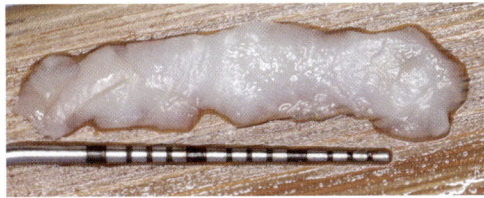

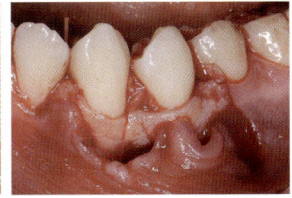

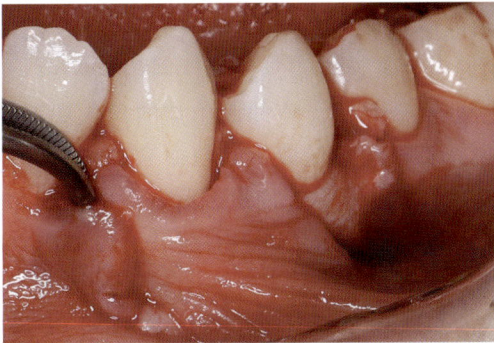

D. 龈瓣减张后复位　　　　　　　　　　E. 缝合

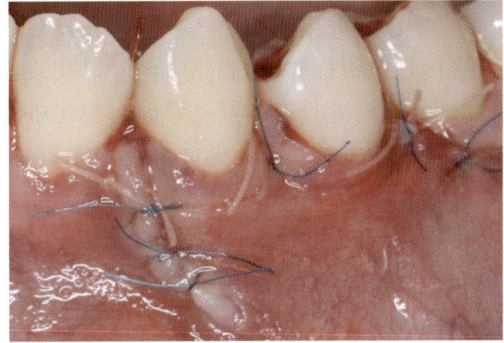

图 12-3-5　术中照片

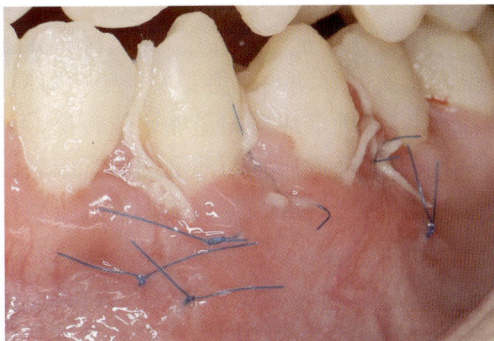

A. 术后 2 周拆线　　　　　　　　　　B. 术后 6 个月

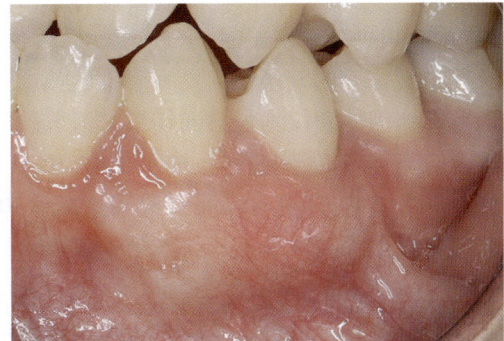

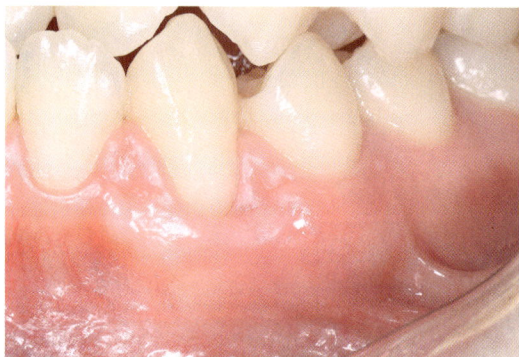

C. 术后1年

图 12-3-6　术后照片

（病例由倪靖提供）

二、病例体会

侧向转位瓣技术适用于唇颊侧无附着龈或几乎完全缺乏角化龈而需要进行根面覆盖的复杂病例,此类患者的牙龈退缩往往较重,一般为 Miller Ⅱ 类甚至 Miller Ⅲ 类退缩。针对这类患者,若选择信封瓣、梯形瓣、隧道瓣等术式,则难以有效实现龈瓣的充分减张并顺利冠向复位,影响手术效果。相比之下,侧向转位瓣技术能够巧妙地利用邻近牙位的角化牙龈,通过精确的切口设计和精细的缝合技术,实现裸露根面的有效覆盖。该方法一般用于单个位点的牙龈退缩,并且退缩位点邻面有充足的角化龈(≥2 mm)。若邻面位点的角化龈不足,建议行两步法手术。覆盖退缩位点的龈瓣是由侧方带有角化的龈瓣转位而来,因此侧向转位瓣对角化龈的重建有很好的效果,甚至优于信封瓣、隧道瓣等各种带蒂瓣。目前不同学者对侧向转位瓣的完全根面覆盖率有不同的结论,从 15% 到 83.3% 不等,这可能是由术者的不同及入选患者的差异造成的。

有学者提倡在侧向转位瓣中,将牙龈退缩牙位近中 3 mm 左右的牙龈去上皮化,形成受植床,以利于龈瓣缝合。在临床工作中遇到的大多数牙龈退缩患者为非厚牙周表型患者,需要联合上皮下结缔组织移植物进行手术,因此 3 mm 的受植床再加上上皮下结缔组织移植物可能导致术区瘢痕形成,影响美学。而在所有的膜龈手术中,隧道瓣的美学效果最佳,因此在病例 1 中,对一侧牙龈(多为近中)做隧道瓣分离,将上皮下结缔组织移植物插入隧道瓣内,尽可能减少美学并发症。

侧向转位瓣的减张难度要大于信封瓣,因为龈瓣从侧方移动的距离要大于龈瓣冠向复位的距离。因此建议增加第四切口,即回转切口,此切口有助于龈瓣向退缩牙位转位,无张力缝合。当然,在做侧向转位瓣手术时,由于过度减张也会造成患者面部毛细血管破裂、面部淤青等并发症,因此在减张时应当边减张边向牙龈退缩区拉拢龈瓣,观察是否减张到位,当龈瓣可以覆盖超过牙龈退缩牙位釉质牙骨质界冠方 2 mm 时,即为减张充分,此时停止减张。

侧向转位瓣中上皮下结缔组织移植物的缝合与信封瓣类似,可用间断缝合和悬吊缝合,也可以在最后加双层水平褥式缝合减张。当然,所有的膜龈手术缝合基本类似,主要原则为保证缝合后组织的稳定性,除此之外尽量使用微创缝线,使用相对简单的缝合方法固定组织。在软组织手术中,穿针的数量与软组织所受损伤的程度呈正相关。为了最小化这种损伤,医生在手术中应减少不必要的穿针次数,并采用精细的操作技巧,以确保手术过程既高效又安全。很多学者对侧向转位瓣的转瓣位点行 FGG 移植以修复龈瓣转位导致的缺损,但从临床经验来看,大多数患者只要经过彻底的减张,远中的供区可由其附近的牙龈软组织拉拢缝合关闭,无需使用 FGG 移植,这也可以减少患者腭侧的供区面积。

由于增加了上皮下结缔组织移植物,从长期手术效果来看,侧向转位瓣的稳定性较高,术后发生二次牙龈退缩的概率较小。例如病例 2 中,33 牙位退缩至膜龈联合,无角化牙龈,侧向转位瓣联合上皮下结缔组织移植物使得退缩点得到了完全的根面覆盖,角化牙龈宽度增加。

三、注意事项

(1) 邻牙有足够的角化牙龈。

(2) 龈瓣充分减张。

(3) 严密缝合。

(4) 术后嘱咐患者进行完善的口腔卫生维护。

(宋忠臣　董家辰)

第十三章

改良隧道技术及经前庭沟切口的骨膜下隧道技术

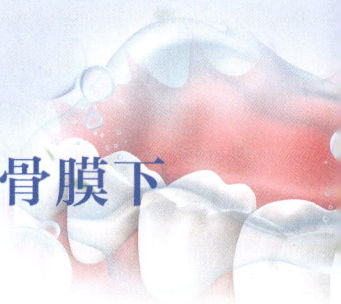

第一节 概 述

一、手术简介

随着膜龈手术的发展，口腔医师对根面覆盖和牙龈增量的认识逐渐加深，功能性的目标已不再被视为唯一，手术区域的美学效果受到了更多的关注。信封瓣技术和侧向转位瓣技术等常规膜龈手术，常常导致龈乳头及垂直切口区域瘢痕形成等问题。在 20 世纪末，有学者提出了隧道技术（tunnel technique），即行沟内切口分离龈瓣，同时保留龈乳头的完整性，通过沟内切口将移植物放置在所制备的贯通隧道内。

相较传统膜龈手术的开放式切口，隧道技术分离龈瓣但不离断龈乳头，没有破坏龈瓣整体的完整性，因此可以获得更加良好的血供，起到加速伤口愈合的效果。此外，未在组织表面做任何肉眼可见的切口，可以从源头避免瘢痕组织的形成，改善术后的美学效果。但传统隧道技术的问题在于插入隧道中的结缔组织移植物与隧道瓣无法完美融合，其暴露部分易导致美学问题，增加移植物坏死的风险。

后续又有学者提出了改良隧道技术（modified tunnel technique），即将隧道瓣进行冠向复位以避免移植物的暴露，愈合后可达到更好的美学效果。改良隧道瓣的技术敏感性高，制备隧道瓣和插入移植物都是通过牙面与隧道瓣龈缘间狭小的空间完成的，为了保证隧道瓣的充分减张和冠向复位，需要在隧道瓣的根方扩大其游离的范围，在操作中极易造成龈乳头损伤或龈瓣穿孔，增加不良愈合的概率。因此又有学者提出了经前庭沟切口的骨膜下隧道技术（vestibular incision subperiosteal tunnel access，VISTA），即根据手术范围的需要，在前庭沟做一至数个垂直通路切口，从这些前庭沟通路翻开骨膜制备全厚的隧道瓣。这种术式提供了更大的操作空间，极大地减小了龈瓣损伤的风险，也从一定程度上减小了插入移植物的难度，且切口位于牙槽黏膜或唇系带处，瘢痕更不明显，位置也更为隐蔽，微笑时不易暴露。VISTA 多用于前牙手术区域。

隧道技术最初被提出用于治疗牙龈退缩，是对传统根面覆盖手术的一种改良。但随着改良隧道技术和 VISTA 的提出，以及人们对牙周组织伤口愈合理解的不断加深，隧道技术已经从一种最初仅用于覆盖根面的技术发展为牙周整形和美容手术的一个重要分支。

二、手术目的

制备不破坏龈乳头和角化龈的隧道瓣，将去上皮的结缔组织移植物插入制备好的隧道瓣中，并将隧道瓣冠向复位，和移植物一起固定缝合，以达到覆盖暴露根面或增厚软组织的目的。完整的龈瓣可为移植物提供更良好的血供，加速伤口愈合，减少瘢痕形成，获得更好的美学效果。

三、适应证和禁忌证

（一）适应证

（1）单颗或多颗牙 Miller Ⅰ类或Ⅱ类牙龈退缩的根面覆盖，Miller Ⅲ类牙龈退缩的部分根面覆盖（单牙位根面覆盖时，牙龈退缩深度需＜3 mm）。

（2）在正畸治疗前、治疗中或治疗后进行牙龈增厚，改善患牙的薄型牙周表型，预防牙龈退缩的发生。

（3）在修复和种植治疗中，增厚修复区唇颊侧牙龈，遮挡暴露的修复体和种植体基台边缘，预防牙龈退缩和炎症的发生，在美学区域达到更好的美学效果。

（4）在美学区域，进行水平向软组织增量或对缺牙区进行垂直向软组织增量，以丰满该区域的软组织轮廓，为修复体的软组织塑形提供空间，改善后续修复的美学效果。

（二）禁忌证

（1）针对 Miller Ⅳ类牙龈退缩进行的根面覆盖手术。

（2）局部炎症及刺激因素未消除，如严重的龋齿、不良修复体等。

（3）牙齿松动大于Ⅱ度，未经治疗和松牙固定。

（4）影响牙周组织健康的全身系统性因素未得到控制，如未经控制的心血管疾病和糖尿病、精神压力过大及重度吸烟等。

第二节　手术方法

一、改良隧道技术

（一）麻醉、消毒

术前常规麻醉、消毒

（二）切口设计

在牙龈退缩的牙位及近远中各扩展至少一个相邻牙位做沟内切口。做沟内切口时，使用显微手术刀片或 15C 号刀片，应尽量避免任何对龈瓣边缘的损伤，防止在后续的隧道瓣制备过程产生撕裂或破坏龈乳头的完整性（图 13-2-1）。

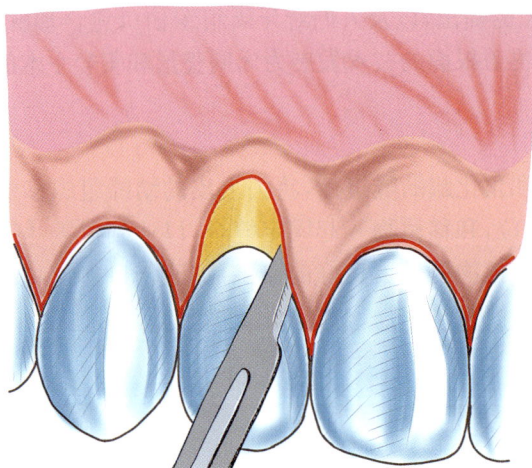

图 13-2-1 沟内切口

(三) 分离

对牙龈乳头进行半厚瓣分离,将其充分抬起,但不能把龈乳头离断,一般龈乳头的分离不超过龈乳头高度的一半。再用隧道刀对隧道瓣进行扩张分离,隧道瓣的分离需确保在同一层面,根方延伸超过膜龈联合,近远中相邻各一个牙位的根方也需要充分抬起(图 13-2-2)。边分离边确认隧道瓣的松弛度。在牙龈退缩根方角化龈足够(≥2 mm)的情况下,以能够轻松将所有牙龈退缩部位的龈瓣冠向复位超过釉质牙骨界1~2 mm 为止;若牙龈退缩根方角化龈不足(<2 mm),冠向复位至少超过釉质牙骨质界。

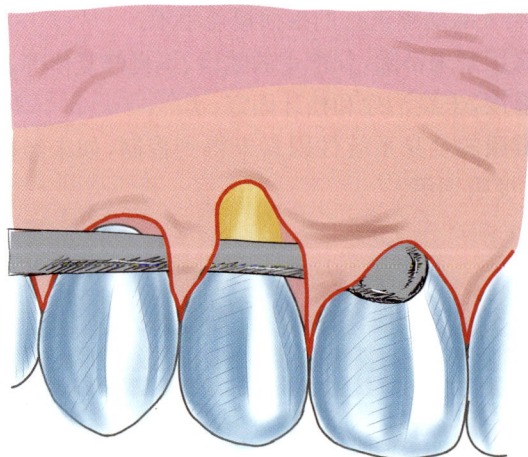

图 13-2-2 保证隧道瓣的分离贯通在同一层面

(四) 插入上皮下结缔组织移植物

隧道瓣制备完成后,在腭侧制备上皮下结缔组织移植物,然后进行上皮下结缔组织移植物的插入。先从目标牙位邻牙的隧道口反向穿针,使缝线从最边缘的牙位依次穿过患牙隧道,将缝针穿过上皮下结缔组织移植物的一侧,再沿原路反向穿针回最边缘的牙位,使缝线可拉动上皮下结缔组织移植物从一侧隧道进去,穿过各个手术牙位回到缝线最初进入的牙位,注意在牵拉过程中需要将上皮下结缔组织移植物展开,避免扭转,或者两头缝线的缠结。可以配合显微镊、隧道刀一起将上皮下结缔组织移植物展开。也可使用定位缝合固定龈瓣(图13-2-3)。

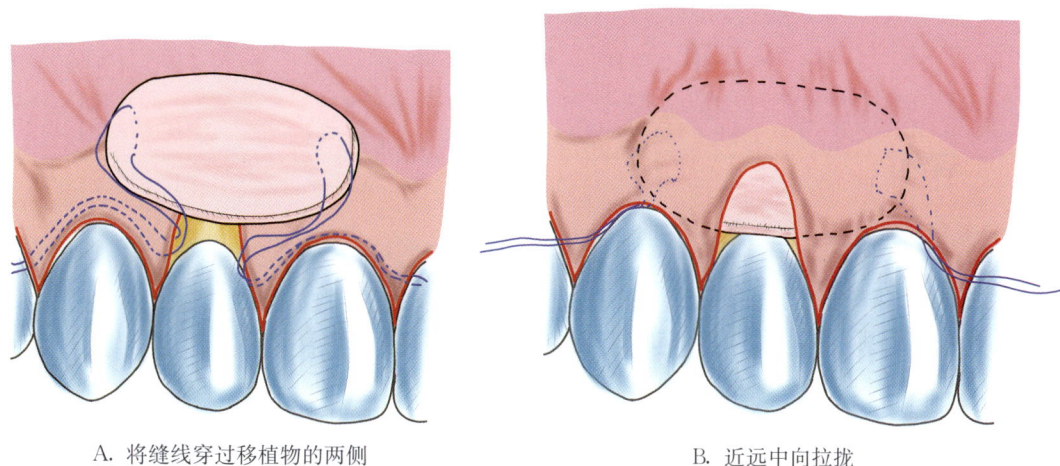

A. 将缝线穿过移植物的两侧　　　　　　　　B. 近远中向拉拢

图 13-2-3　固定移植物

(五) 固定上皮下结缔组织移植物

上皮下结缔组织移植物插入完成后,使用间断缝合将上皮下结缔组织移植物固定到龈乳头基底部。

(六) 缝合

将龈瓣冠向复位,常常使用悬吊缝合。如果牙齿邻接点提前充填了树脂以作悬吊,或存在正畸钢丝,还可以选择垂直双交叉缝合(图13-2-4)。

(七) 术后护理

术后1~2周拆线。

二、经前庭沟切口的骨膜下隧道技术

(一) 切口设计

对手术范围进行评估,在牙龈退缩牙位两侧相邻一个牙位起行沟内切口,此步骤与改良隧道技术的分离类似。在前庭沟处根据情况做垂直切口,一般垂直切口数量依据手术区域而定,常用的切口数量为3个,做在手术区两侧及术区中央;也可

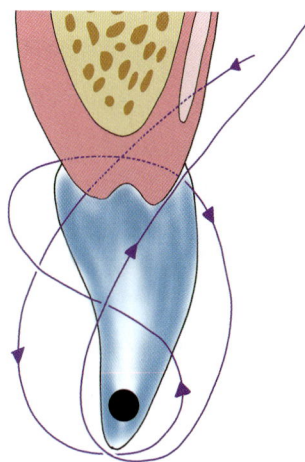

图 13-2-4　垂直双交叉缝合

箭头:缝线穿针顺序;黑点:两牙接触点

只在中央行一个垂直切口,多用于前牙唇系带处。随后可以通过垂直切口制备全厚瓣隧道通路。

(二) 插入上皮下结缔组织移植物

隧道瓣制备完成后,通过前庭沟切口的通路插入上皮下结缔组织移植物,与改良隧道技术相同,可用定位缝线将移植物拉至理想位置后固定。

（三）缝合

固定后进行悬吊缝合或垂直双交叉缝合。

第三节　病例与体会

一、病例

（一）多牙位隧道根面覆盖

病例 1

患者，女性，42 岁。主诉为上前牙牙龈退缩 2 年。临床检查发现主诉牙 11、21、22、23 牙位唇侧牙龈退缩，11、21、22 牙位属于 Miller Ⅰ 类，23 牙位属于膜龈异常（Miller Ⅱ类牙龈退缩），23 牙位同时伴有 NCCL。对患者进行口腔卫生指导，纠正患者刷牙方法，进行全口龈上洁治及龈下刮治后行牙周手术治疗。术前调磨 23 牙位唇侧缺损边缘，考虑到前牙美学，采用改良隧道瓣＋上皮下结缔组织移植物覆盖暴露根面（图 13 - 3 - 1～图 13 - 3 - 4）。

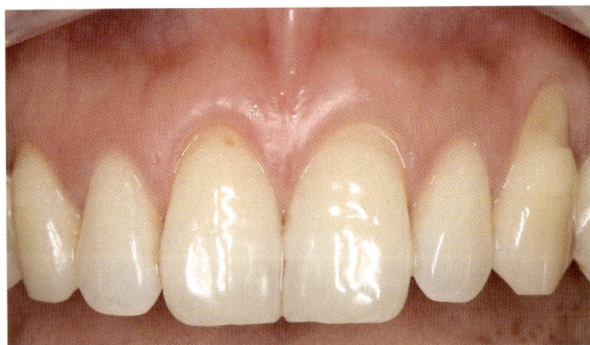 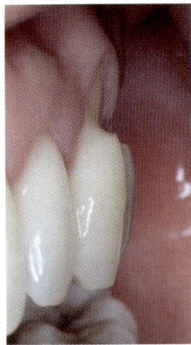

A. 正面观　　　　　　　　　　　　　　　　B. 局部观

图 13 - 3 - 1　术前照片

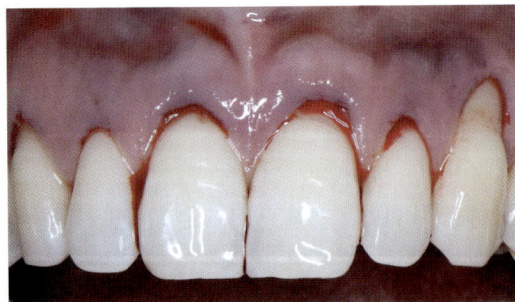 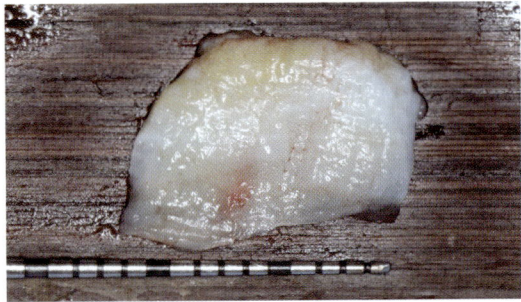

A. 沟内切口制备隧道瓣　　　　　　　　B. 腭侧抽取上皮下结缔组织移植物

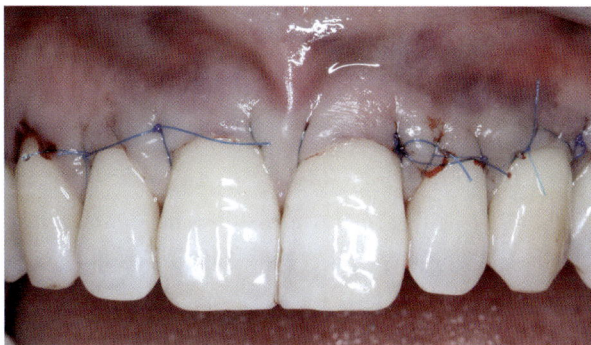

C. 使用悬吊缝合将龈瓣冠向复位

图 13-3-2　术中照片

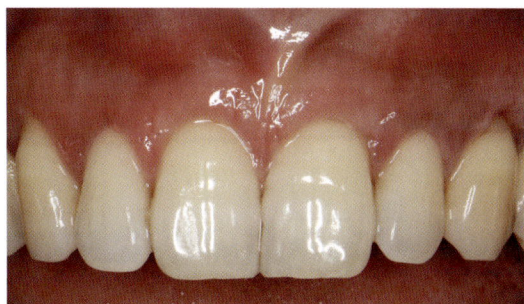

A. 术后 2 周

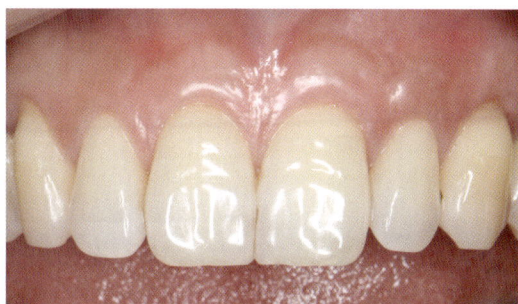

B. 术后 3 个月复查

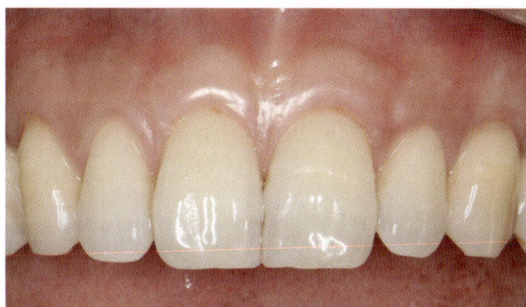

C. 术后 6 个月复查

图 13-3-3　术后照片

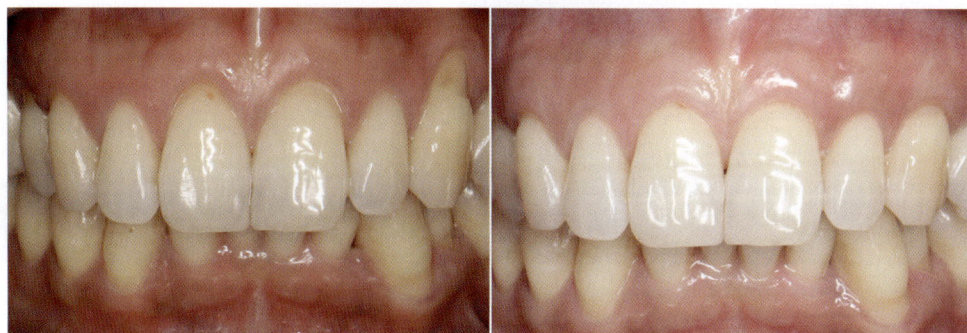

图 13-3-4　术前与术后 1 年对比

（病例由廖悦提供）

病例2

患者,女性,32岁。主诉为全口牙龈退缩1年余。临床检查发现全口 PLI:1～2,CI:1～2,全口牙龈充血,PD:2～4 mm,GI:1～2。22、36、46 牙位缺失。13～16、23～26、34、35、42、44、45 牙位牙龈退缩1～3 mm。诊断:膜龈异常(Miller Ⅲ类牙龈退缩)。对患者进行口腔卫生指导,全口龈上洁治＋局部龈下刮治,分区段行根面覆盖手术,左上区段采用改良隧道瓣联合上皮下结缔组织移植物双层技术(图 13-3-5～图 13-3-7)。

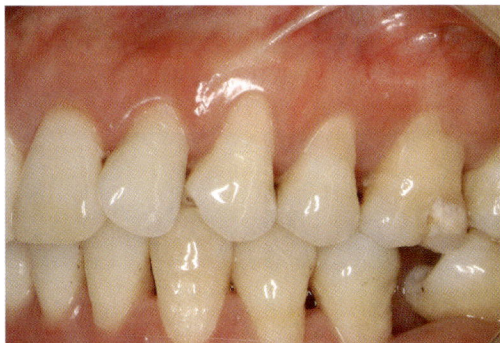

图 13-3-5　术前照片

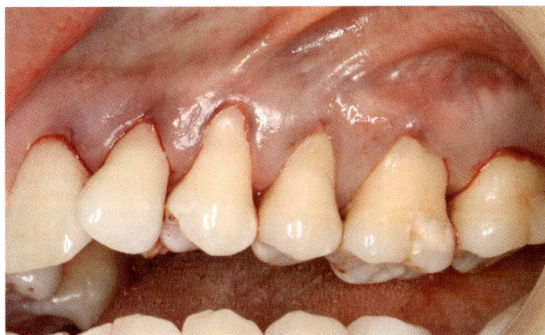

A. 沟内切口

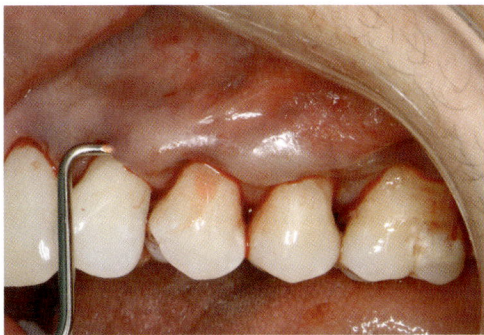

B. 检查隧道瓣是否贯通

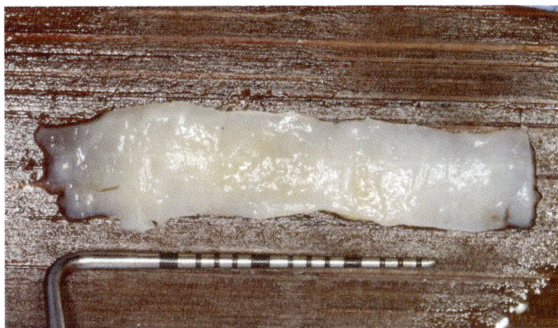

C. 腭侧取结缔组织后去除上皮

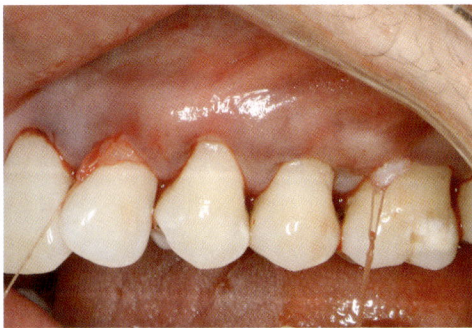

D. 隧道瓣放入上皮下结缔组织移植物并定位

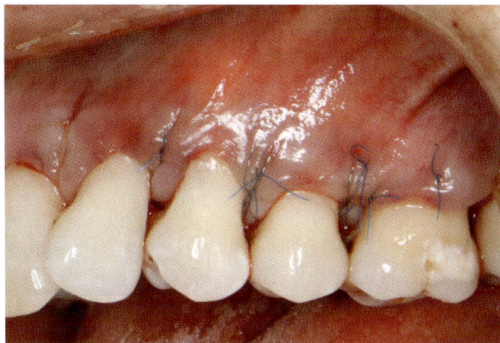

E. 冠向复位缝合固定

图 13-3-6　术中照片

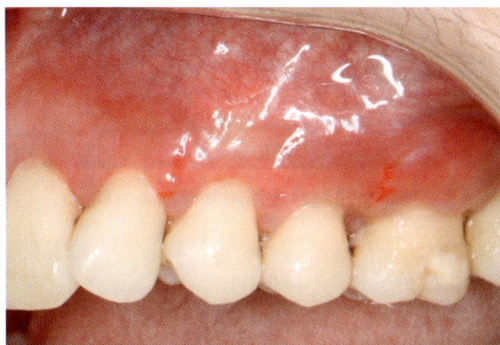

A. 术后 2 周

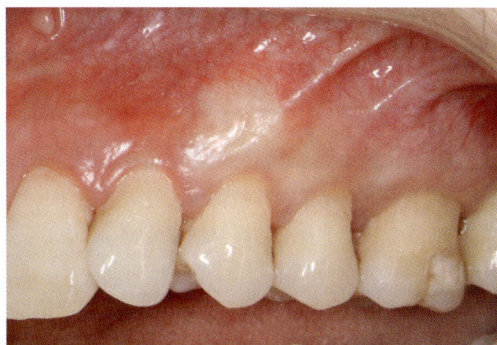

B. 术后 3 个月

图 13-3-7　术后照片

（病例由孙梦君提供）

病例 3

　　患者,男性,45 岁。主诉为上颌牙龈退缩 2 年。临床检查发现 13、11、21、22、23 牙位唇侧牙龈退缩 1～6 mm,牙列拥挤;诊断膜龈异常(Miller Ⅲ类牙龈退缩)。处理方案:牙周基础治疗后,13～23 牙位行改良隧道瓣＋上皮下结缔组织移植物进行根面覆盖(图 13-3-8～图 13-3-10)。

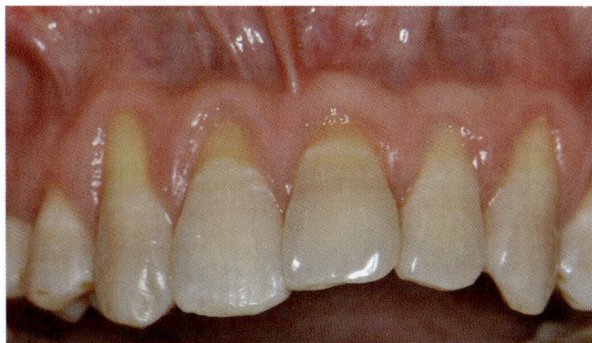

图 13-3-8　术前照片

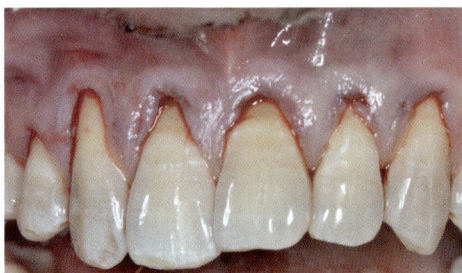

A. 使用沟内切口制备隧道瓣

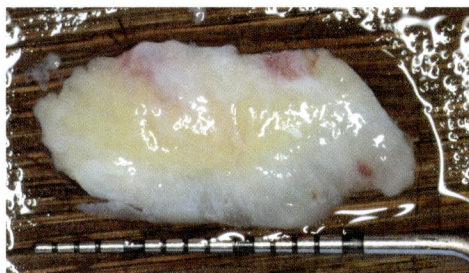

B. 腭侧抽取上皮下结缔组织移植物

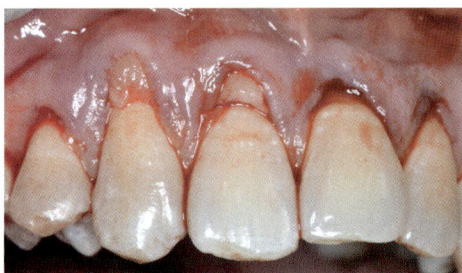

C. 将上皮下结缔组织移植物放入隧道瓣中,间断缝合固定上皮下结缔组织移植物

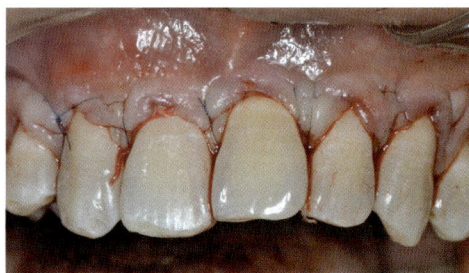

D. 悬吊缝合龈瓣将其冠向复位固定

图 13-3-9 术中照片

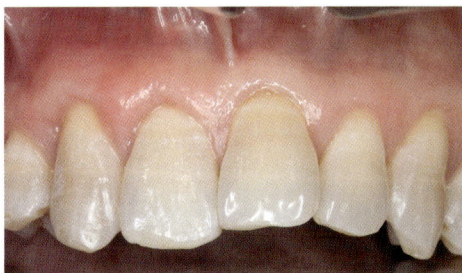

A. 术后 3 个月

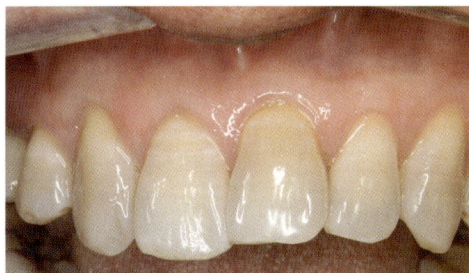

B. 术后 2 年

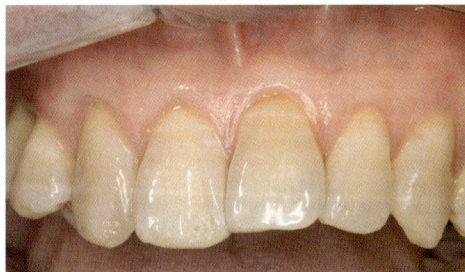

C. 术后 4 年

图 13-3-10 术后照片

(病例由董家辰提供)

（二）经前庭沟切口的骨膜下隧道技术

病例 4

患者，女性，20 岁，主诉下前牙根形明显伴牙列不齐，正畸科转诊建议行下前牙牙龈增厚手术，临床检查发现前牙反𬌗，根形明显，锥形线束 CT 示 33～43 牙位唇侧骨板缺失。处理方案：与正畸科医师会诊，完善牙周基础治疗后通过 VISTA＋上皮下结缔组织移植物行 33～43 牙位唇侧的牙龈增厚（图 13‑3‑11～图 13‑3‑14）。

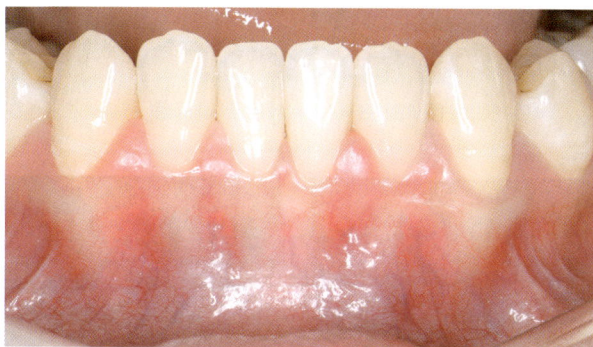

图 13‑3‑11 术前照片

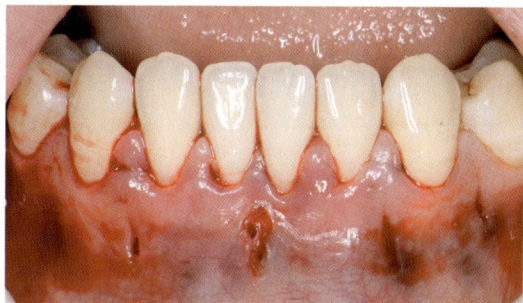

A. 制备沟内切口及前庭沟垂直切口

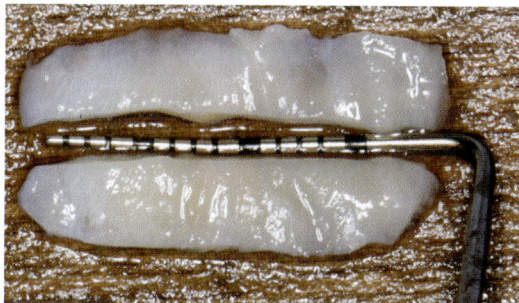

B. 使用 DGG 方法制备腭侧结缔组织

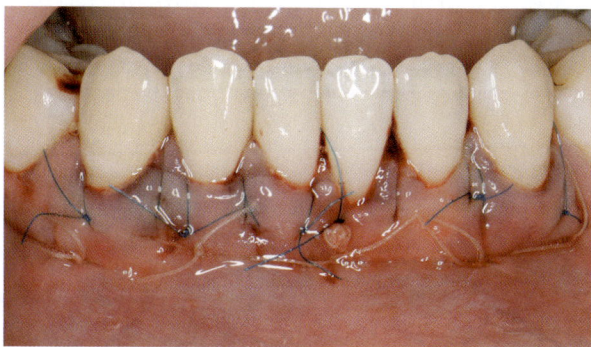

C. 冠向复位缝合固定

图 13‑3‑12 术中照片

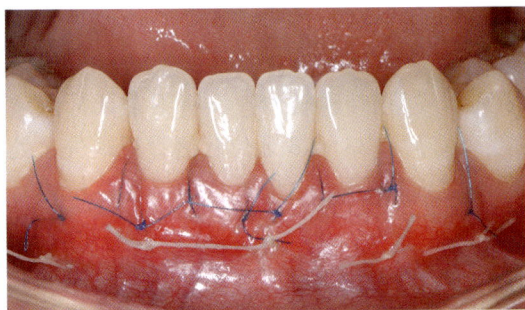

A. 缝线无松脱

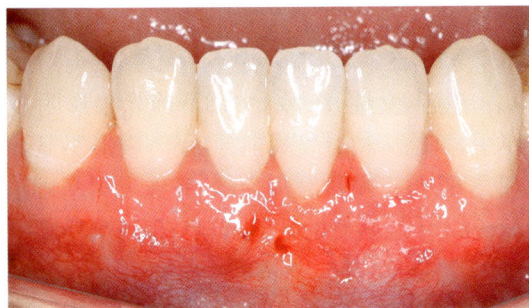

B. 缝线拆除后

图 13 - 3 - 13　术后 2 周拆线

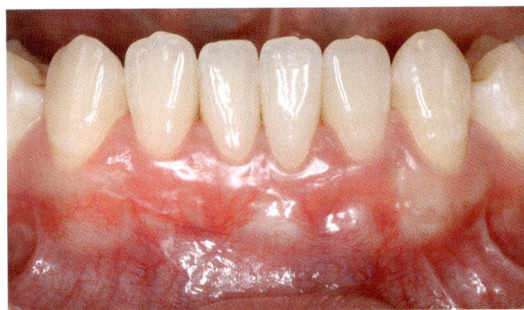

A. 术后 1 个月

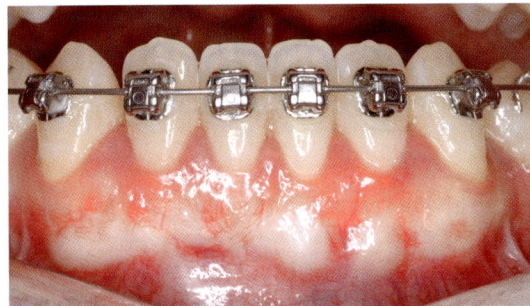

B. 术后 13 个月

图 13 - 3 - 14　术后照片

（病例由邱澈提供）

病例 5

　　患者，女性，32 岁。主诉牙齿矫正前需要增厚牙龈。临床检查发现患者牙龈轻微充血红肿，PD：2～3 mm，邻面有附着丧失，牙齿排列拥挤，下前牙牙龈菲薄，根面暴露。诊断为膜龈异常（Miller Ⅲ类牙龈退缩），错𬌗畸形。在完善牙周基础治疗后使用 VISTA 联合上皮下结缔组织移植物增厚下前牙唇侧软组织（图 13 - 3 - 15～图 13 - 3 - 17）。

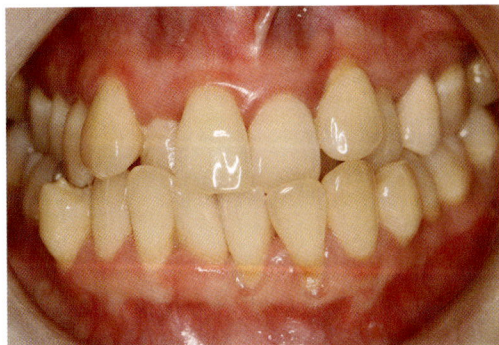

图 13 - 3 - 15　术前照片

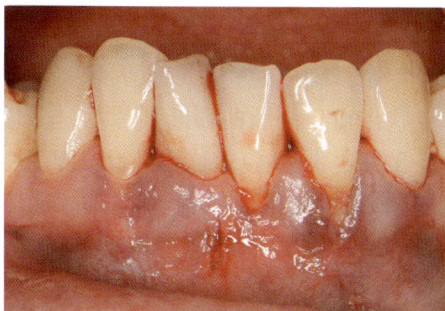

A. 沟内切口及前庭沟垂直切口

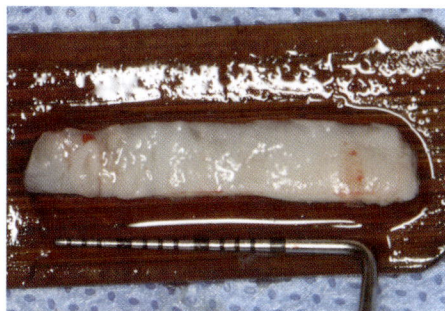

B. 腭侧取上皮下结缔组织移植物

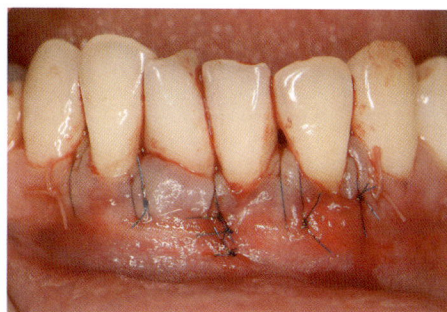

C. 冠向复位缝合固定

图 13－3－16　术中照片

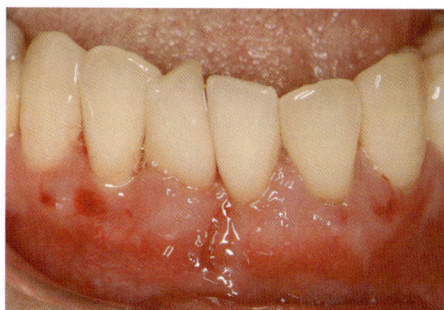

A. 术后 2 周

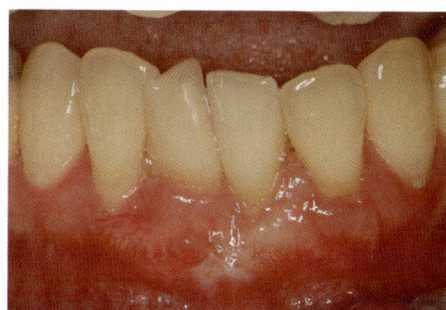

B. 术后 1 个月

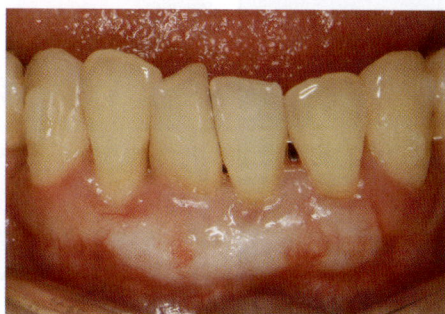

C. 术后 8 个月

图 13－3－17　术后照片

（病例由孙文韬提供）

病例6

患者,女性,24岁。主诉为下前牙牙龈退缩半年余。临床检查发现主诉牙42～32牙位唇侧牙龈退缩1～2.5mm,龈缘轻度红肿,探诊点状出血。全颌曲面断层片示:全口牙槽骨无明显吸收。诊断:42～32牙位膜龈异常(Miller Ⅱ类牙龈退缩)。首先进行口腔卫生指导,全口龈上洁治,随后采用VISTA＋上皮下结缔组织移植物行根面覆盖,并增加牙龈厚度(图13-3-18～图13-3-20)。

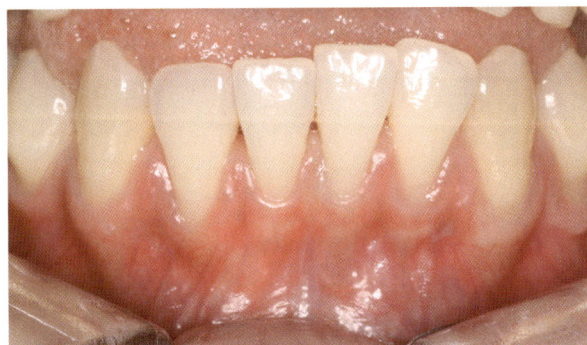

图13-3-18 术前照片

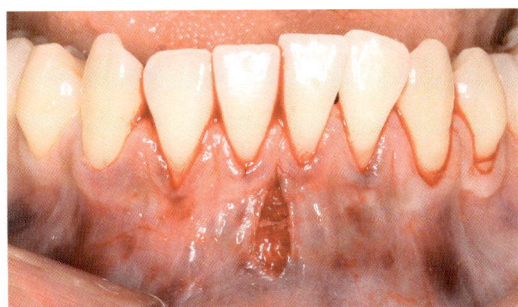

A. 沟内切口及前庭切口

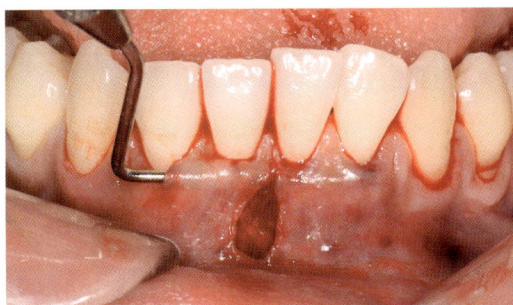

B. 检查分离后的龈瓣是否贯通

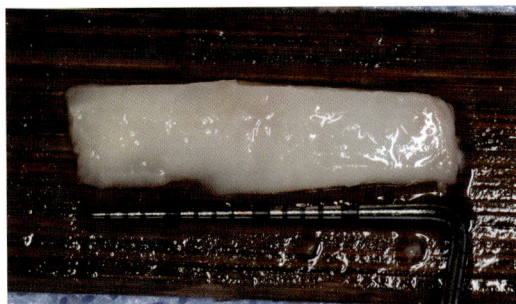

C. 腭侧取上皮下结缔组织移植物

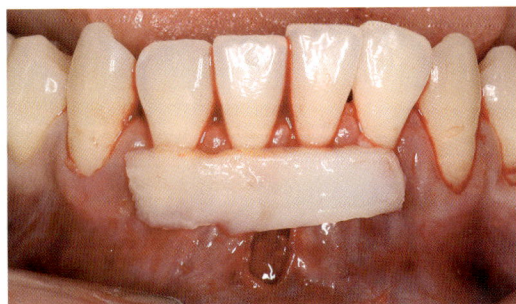

D. 上皮下结缔组织移植物放置于术区

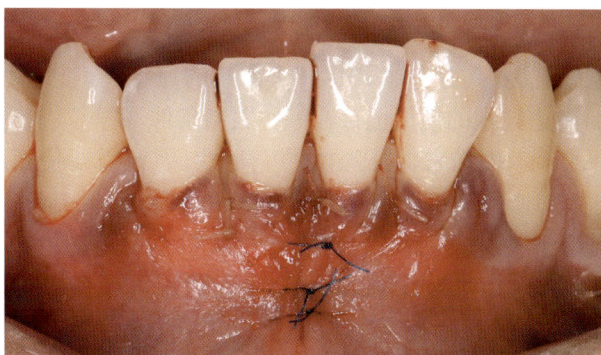

E. 冠向复位缝合固定

图 13-3-19　术中照片

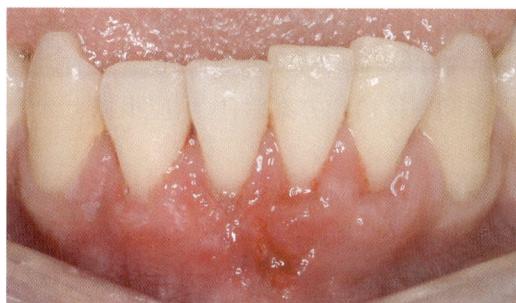

A. 术后 2 周

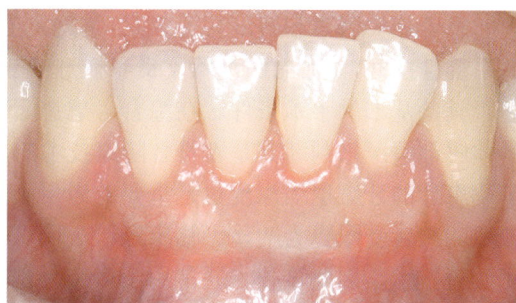

B. 术后 7 个月

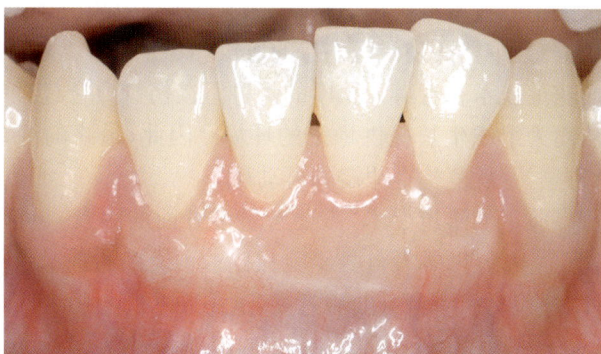

C. 术后 13 个月

图 13-3-20　术后照片

（病例由周可聪提供）

二、病例体会

目前讨论的隧道技术，不再是 20 世纪末提出的单纯的根面覆盖术式，而是包括改良隧道瓣及 VISTA 等一系列隧道相关的术式，是适应证涵盖范围较广的一种全方位概念。除了根面覆盖外,在配合正畸、修复和种植治疗进行增厚牙龈、改善牙周表型及塑造牙龈轮廓和丰满度方面有着重要的作用。

隧道技术的最大优势是相对其他术式保持了龈瓣的完整性,兼具优良血供和避免瘢痕的双重优势。相应的,隧道技术的使用也存在一些限制条件。

该技术需要最小的手术损伤来保证龈瓣的完整性,因此需要使用专门设计的显微手术器材,以便快速和微创地制备隧道瓣。在做沟内切口时,如果刀片的运行不够仔细,很容易在龈瓣边缘划出细小裂纹,从而在后续操作过程中造成牙龈的撕裂。在隧道瓣深层分离的过程中,也可能由于用力不当,造成龈瓣穿孔或龈乳头撕裂。为了更好地减轻张力,隧道瓣需要更大面积的龈瓣分离,手术耗时更长,因此术后的肿胀可能比传统术式更加明显。

为了获得良好的术后效果,医生要充分了解隧道技术的优势和劣势,还要掌握影响预后的相关因素。在牙周膜龈手术中,影响预后的因素主要分为患者相关因素、解剖相关因素及技术相关因素。

患者相关因素和解剖相关因素,是病例选择阶段所需要考虑的。患者是否存在未控制的系统性疾病,是否有吸烟等不良习惯,口腔卫生如何,以及患者依从性如何,决定了该患者是否具备基本的手术条件。在综合考虑患者的需求和整体治疗方案后,医生应根据患牙的具体解剖情况来判断其是否符合隧道技术的适应证。

患牙的牙龈退缩深度也是重要的考量指标。隧道瓣的冠向复位距离有限,对于前庭沟较浅的患者受限更为明显。临床经验表明,深度超过 3 mm 的单个牙龈退缩缺损不适合采用隧道技术。因此该技术通常用于多个牙位的牙龈退缩,大范围的隧道瓣分离可以提供更多的活动性,帮助龈瓣无张力冠向复位。若冠向复位缝合时减张不足,前庭沟和颊黏膜存在将龈瓣往根向的拉力,会极大地影响术后根面覆盖的效果。

在病例选择之后,医生的技术相关因素决定最终的愈合效果。手术的每个步骤都对伤口的愈合有着重要影响。最重要的是保证伤口的血供和稳定性。足够的血供是移植物成活的关键因素,在这方面隧道技术有着得天独厚的优势。在伤口愈合过程中,整个龈瓣及移植物需要保持稳定性,从而为组织生长提供稳定的环境。因此,最终的缝合阶段,医生要根据情况选择恰当的缝合方法,并反复检查龈瓣的可动性。

总之,要完成一台高质量的隧道手术,需要考量多方面的因素,包括患者的自身情况及需求、患牙的解剖因素、手术条件、术者自身经验和技术。最终的手术效果,除了客观的愈合情况、根面覆盖率等外,还包括患者自身的满意度,这需要术前与患者充分沟通,同患者建立良好的信赖关系。

三、注意事项

(1) 尽可能使用显微外科或微创器械,必须使用隧道专用的分离器械。

(2) 若单个牙位的牙龈退缩深度大于 3 mm,不建议采用隧道技术。

(3) 制备隧道瓣时动作应轻柔,避免损伤龈乳头和造成龈瓣穿孔。

(4) 上皮下结缔组织的厚度在 1~1.5 mm 为宜,条件允许的情况下,尽量采用抽取法获得结缔组织。

(5) 要保证充分根方减张,达到可以无张力将龈瓣复位至釉质牙骨质界冠方 1 mm。

（6）缝合后注意检查龈瓣是否有可动性。

（李虎虓）

改良隧道瓣＋上皮下
结缔组织移植术治疗
多牙位牙龈退缩视频

经前庭沟切口的骨膜
下隧道技术＋游离龈
去上皮技术治疗单牙
位牙龈退缩视频

第十四章

带上皮条上皮下结缔组织移植技术

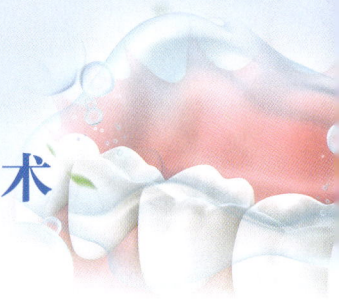

第一节 概　述

一、手术简介

带上皮条上皮下结缔组织移植术于 1985 年由 Langer 首次提出,是指在腭侧黏膜行平行切口,以收获理想的移植物(厚度平均 1.5 mm),其中移植物留下一条约 2 mm 宽的角化上皮。有学者认为移植物上的上皮有助于移植组织平滑地过渡到现有上皮,并能提供更好的组织颜色匹配。

有研究证实带上皮条上皮下结缔组织移植术可以增加角化龈宽度,改变牙周表型,实现理想的根面覆盖,并通过在受区移植结缔组织,加强龈缘的稳定性,减少机械创伤因素对牙龈的负面影响。

二、手术目的

(1) 增加附着龈宽度。

(2) 实现根面覆盖,改变牙周表型。

三、适应证和禁忌证

(一) 适应证

(1) 牙周表型薄且唇颊侧角化牙龈宽度不足的患者。

(2) Miller Ⅰ类、Miller Ⅱ类和部分 Miller Ⅲ类牙龈退缩的患者,退缩根方及侧方缺乏角化黏膜,导致系带或肌肉牵拉。

(二) 禁忌证

(1) 局部致病因素及炎症未消除。

(2) 自我菌斑控制不佳。

（3）全身状况不佳。

第二节　手术方法

一、麻醉、消毒

术前常规麻醉、消毒。

二、切口设计

为了进行根面覆盖的同时增加角化龈宽度，受区从膜龈联合线行切口，向根方制备半厚瓣。通过水平切口切开膜龈联合，在牙龈退缩区域近远中向延伸至少 1 个牙位，随后在水平切口近远中增加垂直切口。切口完成后分离半厚瓣，充分减张。操作应该谨慎小心，避免龈瓣穿孔。

三、组织制备

用 15C 号刀片在腭侧供区距龈缘根方 3～4 mm 处制作第一个水平切口，确保第一切口冠方留有上皮组织，避免造成供区牙齿腭侧牙龈退缩。水平切口长度取决于受区牙齿宽度。将刀片平行于腭侧黏膜向根方移动，深度达上皮层，第二个水平切口位于初始切口线冠方 2 mm 处，垂直于腭侧骨面，深度由受区所需厚度决定，一般为 1.5～2 mm。接着将刀片平行于腭侧黏膜向根方移动，最后行根方切口，完全分离结缔组织（图 14-2-1）。取下结缔组织后，注意去除结缔组织带有的脂肪腺体组织，保留 1～2 mm 上皮条。

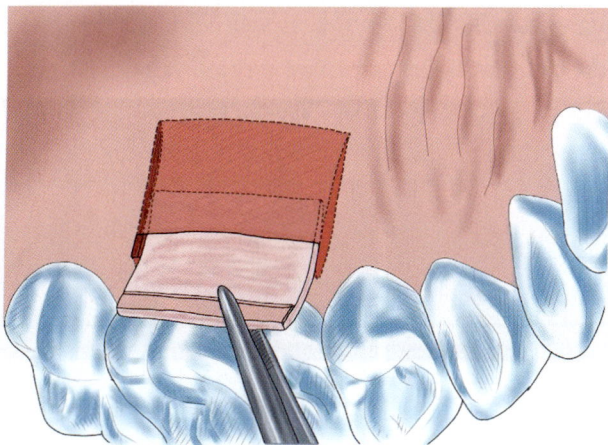

图 14-2-1　部分去上皮游离龈组织的制备示意图

四、供区缝合

取下带上皮条上皮下结缔组织后，建议将腭侧瓣缝合回原位。由于取下了 2 mm 左右的上皮条带,切口边缘会存在空隙,因此可以在供区放置明胶海绵,使用交叉褥式缝合的方式缝合止血。由于血管是从供区根方远中处起源的,缝合时可以考虑在供区根方远中处打结,以帮助止血。

五、受区缝合

将制备好的带上皮条上皮下结缔组织放置于受区,其中将带有上皮条带的一侧放置于冠方,上皮条带边缘与受区角化龈和半厚瓣的水平切口相接,采用 5-0 可吸收缝线行间断或交叉褥式缝合,将移植物与受区角化龈紧密固定。随后行间断缝合,将分离的半厚瓣固定,使得分离的半厚瓣边缘水平切口与上皮条的根方边缘相接。

六、术后护理

以口头和书面形式向每位患者提供术后指导。术后 10~14 天拆线。术后 1、3、6 个月对患者进行随访,必要时提供口腔卫生指导和牙周治疗。

第三节　病例与体会

一、病例

患者,女性,23 岁。主诉为正颌正畸转诊,要求增加下前牙区角化龈宽度并增加牙龈厚度。临床检查发现患者下前牙反𬌗,43~33 牙位牙周表型薄型,可见牙根轮廓突起,唇侧无附着龈。检查得出诊断:43~33 牙位膜龈异常(Miller Ⅲ 类牙龈退缩)。对患者进行口腔卫生指导,全口龈上洁治,随后采用部分去上皮游离龈移植技术进行附着龈增宽及牙龈增厚(图 14-3-1~图 14-3-3)。

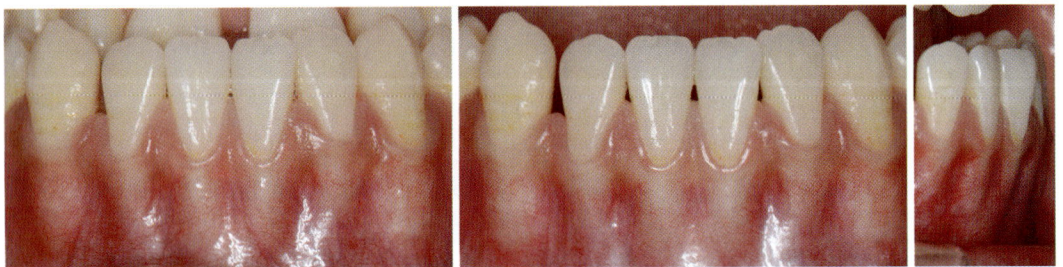

A. 术前正面咬合照片　　B. 术前下前牙正面照片　　C. 术前下前牙侧面照片

图 14-3-1　术前照片

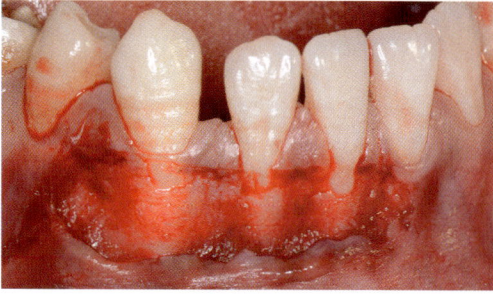

A. 膜龈联合处行切口,半厚瓣分离龈瓣

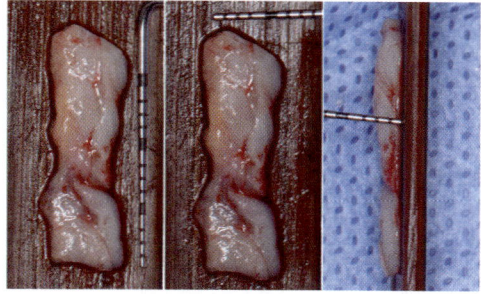

B. 部分去上皮游离龈组织

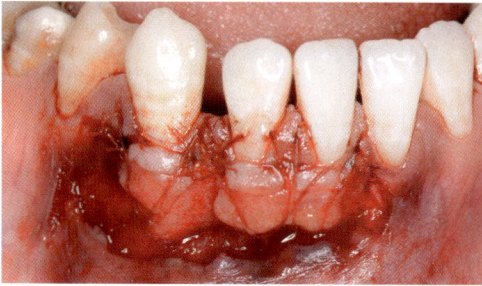

C. 缝合固定部分去上皮游离龈组织

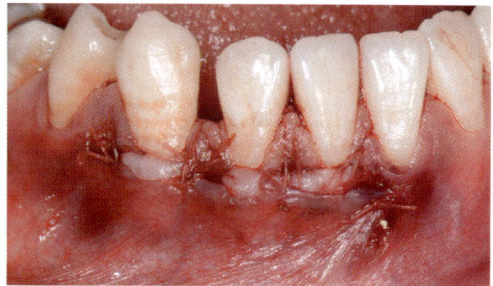

D. 缝合关闭术区

图 14-3-2 术中照片

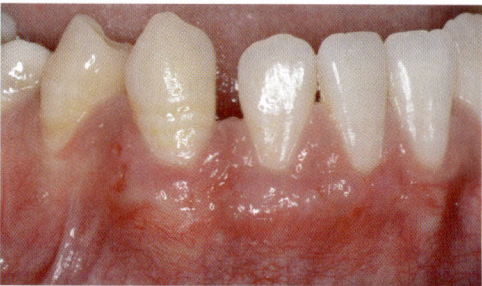

A. 术后 14 天拆线

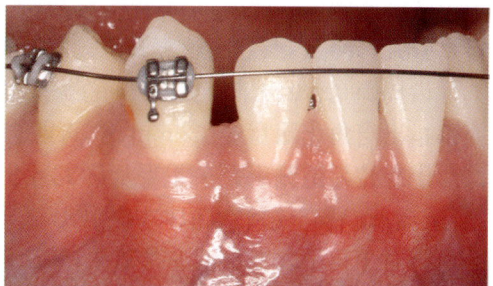

B. 术后 1 个月,开始行正畸治疗

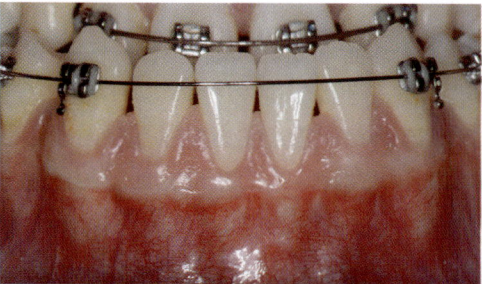

C. 术后 3 个月

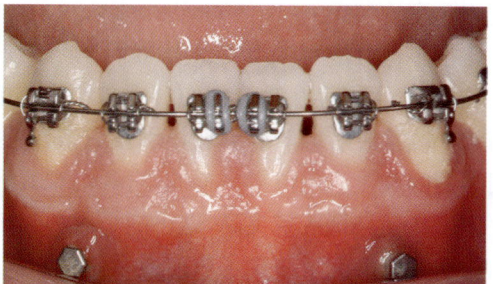

D. 术后 1.5 年

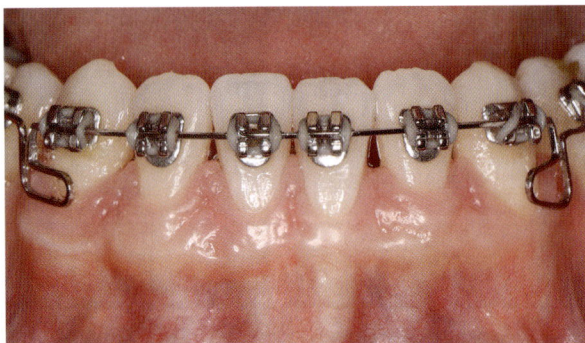

E. 术后 2 年（角化龈宽度及牙龈厚度显著增加）

图 14-3-3　术后照片

（病例由宋忠臣提供）

二、病例体会

结缔组织移植手术被认为是增加牙龈厚度、治疗 Miller Ⅰ类、Miller Ⅱ类或者部分 Miller Ⅲ类牙龈退缩最可预测的方法之一；游离龈移植技术是增加角化龈宽度最常用的手术方法，如何在患牙发生牙龈退缩、牙周表型薄以及角化龈宽度不足时通过一次手术解决上述多种问题一直是临床治疗难点。而带上皮条上皮下结缔组织移植术不仅可以实现根面覆盖，增加牙龈厚度，还能够同期增加角化龈宽度，增加了患者的治疗收益，可以通过一次手术解决上述临床问题。此外，结缔组织移植物上的上皮条可以实现移植物与龈瓣之间的良好移行，使术区牙龈的颜色和轮廓获得较好的美学效果。

牙齿周围是否需要特定量的角化龈来维持牙周健康一直是一个有争议的话题。但很多研究都指出当角化龈宽度<2 mm 时，可能会更容易发生牙龈炎症。这表明至少 2 mm 的角化龈对于维持牙龈健康至关重要。因此我们推荐有足够量的角化龈来维持牙齿的长久稳定，带上皮条上皮下结缔组织移植术可以获得术后的角化龈增宽。

血供对于移植物的存活非常重要，手术过程中，我们应该使用微创器械，尽量减少手术创伤。移植物去上皮部分放置在颊侧龈瓣和骨膜之间可以在早期为移植物提供血供，促进其获得稳定血管化，从而保证较高的存活率。同时，在腭侧取组织的时候，应该尽量使得移植物厚度均匀。

很多适合进行带上皮条上皮下结缔组织移植术的患者为正畸患者，对于一些深覆𬌗的正畸患者（可能存在咬合创伤），应在术前与正畸医师进行充分沟通治疗方案，尽量先通过正畸治疗改善患者的咬合创伤，而后再行带上皮条上皮下结缔组织移植术进行根面覆盖和牙周表型的改善。但值得一提的是，我们观察到随着时间的推移，接受移植物区域的龈缘稳定性比未接受移植区域更高，这可能是因为移植的上皮条起到了游离龈移植物的作用，在增加角化龈宽度的同时减少了肌肉或系带的牵拉，同时在术区龈缘处形成了一道能够有效抵御炎症的屏障"墙"。

对于带上皮条上皮下结缔组织移植术的患者，存在供区和受区两个手术创口，可能出现术后出血、疼痛和感染等术后并发症，因此医生应该在术前详细地告知患者术后注意事项，强调其重要性,尽量减少患者的术后不适。

三、注意事项

（1）严格把握手术适应证,适用于需要增宽角化龈并需要牙龈增厚的患者。

（2）可能产生瘢痕,应尽量避开美学区。

（3）缝合时应使龈瓣无张力缝合。

（4）患者术后口腔卫生维护及定期随访非常重要。

（周可聪）

第十五章

根面覆盖两步法技术

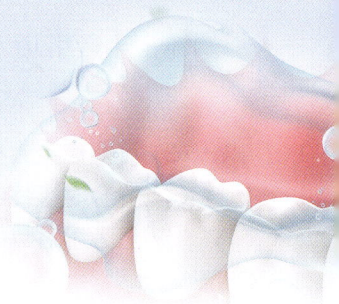

第一节　概　述

一、手术简介

根面覆盖两步法技术的雏形初见于 1969 年 Sumner 发表的病例报告,他在采用冠向滑行瓣覆盖裸露根面的同时,于滑行瓣根方切口处放置游离龈移植物以减少愈合过程中的组织收缩。1970 年,Harvey 首次提出了用于根面覆盖的两步法技术。Bernimoulin 分别于 1973 年、1975 年进一步阐明了该技术,第一步采用游离龈移植术增宽患牙根方的角化组织;术后 2 个月进行第二步,采用双侧垂直切口的 CAF 进行根面覆盖。Bernimoulin 的临床研究表明该技术获得了可预期的术后效果。1978 年,Caffesse 从生物统计学角度进一步评价了两步法技术治疗局限性牙龈退缩的效果,在第一步手术中获取的游离龈移植物宽度比邻牙附着龈宽 1/3,以补偿术后的组织收缩,第一步术后 1 个月进行 CAF,获得了满意的效果,术后 6 月的结果表明,牙龈退缩平均减少了 2.73 mm,角化龈宽度平均增加了 3.27 mm。2013 年,Zucchelli 提出了改良的两步法技术,包括两种术式:①患牙 FGG+CAF;②邻牙 FGG+LPF。改良后的两步法技术将需要的游离龈移植物尺寸最小化,并对手术步骤进行了标准化,使一些局部解剖条件受限的牙龈退缩获得了良好的根面覆盖效果。

二、手术目的

对于局部解剖条件受限并无法采用一步法根面覆盖的牙龈退缩,第一步通过 FGG 增宽牙龈退缩患牙或其邻牙的角化组织,使二次手术(CAF 或 LPF)时有足够的角化组织覆盖于牙龈退缩的患牙。

三、适应证和禁忌证

(一) 适应证

由于患牙根方缺乏角化龈,且邻牙角化龈不足,无法直接采用带蒂瓣(冠向或侧向)覆盖根面,同时不适合直接行一步法 FGG 覆盖根面,因此可采用患牙 FGG＋CAF 的两步法术式。但当牙龈退缩的深度过大或解剖位置不利(接近下颌外斜线或颊侧下颌神经),限制在患牙根方行 FGG 时,可考虑采用邻牙 FGG＋LPF 的两步法术式。

(二) 禁忌证

(1) 美学要求高的患者,上前牙区不适用。

(2) 患牙牙龈退缩的深度过大或解剖位置不利,限制在患牙根方直接行 FGG 的患者无法采用 FGG＋CAF 的两步法术式。

(3) 局部致病因素及炎症未消除,术前需经过彻底的牙周基础治疗以消除病因并控制炎症。

(4) 自我菌斑控制不佳,术前需对患者进行口腔卫生指导,使其达到良好自我菌斑控制。

(5) 吸烟患者,术前应嘱患者戒烟或将吸烟量控制在 10 支/天以内。

(6) 伴有未控制的全身疾病患者,包括糖尿病、传染性疾病、心血管疾病、高血压等。

第二节　手术方法

一、患牙游离龈移植术＋冠向复位瓣术

首先在牙龈退缩的患牙根方进行 FGG,3 个月后进行第二次手术,将增宽后的角化组织通过 CAF 的方式进行根面覆盖。

(一) 游离龈移植术

1. 制备受植床

测量患牙最大根面覆盖线处的牙龈退缩宽度,于患牙膜龈联合处做水平切口,不切透骨膜,近远中向长度与最大根面覆盖线处的退缩宽度相比,各延伸 3 mm。水平切口两端各做一垂直切口,向根方延伸,延伸长度至少比邻牙角化龈宽度长 1 mm。分离半厚瓣,剪去翻起的多余组织。

2. 获取游离龈

移植物的近远中向长度与受植床一致,移植物的冠根向宽度为邻牙角化龈宽度＋1 mm,厚度约 1 mm。获取部位通常为受植床同侧上颌前磨牙至第一磨牙腭侧,尽量保证组织厚度均匀一致。最后在两垂直切口根方做水平切口,离断组织。

3. 缝合固定移植物

采用间断缝合将移植物冠方两角固定于受植床水平切口近远中的角化龈,然后采用交

叉褥式加压缝合将移植物固定于受植床,缝合时冠方缝线可悬吊于患牙,根方缝线固定于骨膜。

（二）冠向复位瓣术

1. 梯形切口设计

根据移植后的组织轮廓进行切口设计,沿移植组织冠方边缘做水平切口,近远中向长度与最大根面覆盖线处的退缩宽度相比,各延伸 3 mm,垂直切口延伸进入牙槽黏膜 3～5 mm。

2. 分离半厚-全厚-半厚瓣

近远中水平切口根方进行半厚瓣分离,形成手术龈乳头。暴露根面的根方进行全厚瓣分离,直至移植物与牙槽黏膜交界处。继续向根方分离半厚瓣,先沿骨膜表面行深层分离,再于黏膜下方行浅层分离,直至龈瓣足够松弛,可无张力地冠向复位于患牙最大根面覆盖线冠方 1 mm 处。

3. 去上皮处理

在水平切口的冠方龈乳头区进行去上皮处理,形成解剖龈乳头。

4. 根面处理

用刮治器对附着丧失区域的根面进行根面平整,包括术前暴露的根面及龈沟覆盖的根面,避免损伤龈沟底至牙槽嵴顶之间的牙周附着纤维。

5. 缝合

将梯形瓣冠向复位于最大根面覆盖线冠方 1 mm,首先采用间断缝合固定垂直切口根方部位,自根方向冠方逐一缝合,最后将梯形瓣两角悬吊于患牙。缝合后的手术龈乳头与解剖龈乳头吻合,膜龈联合线位置与邻牙一致(图 15-2-1)。

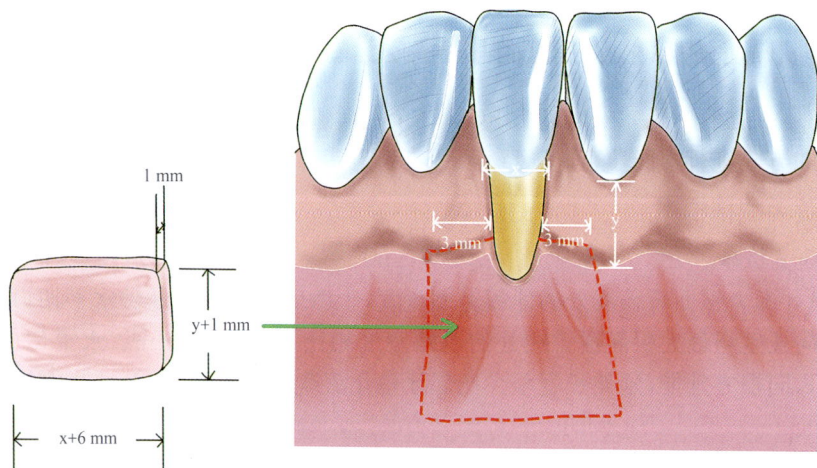

A. FGG 切口(红色虚线)

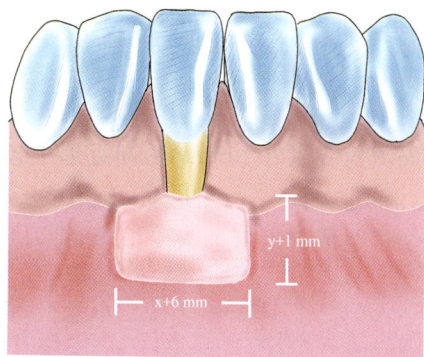

B. FGG 放置缝合位置

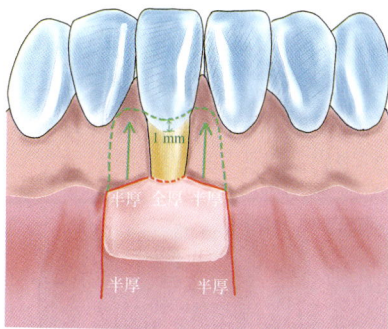

C. CAF 切口（红色虚线及实线）及冠向
复位缝合位置（绿色虚线）

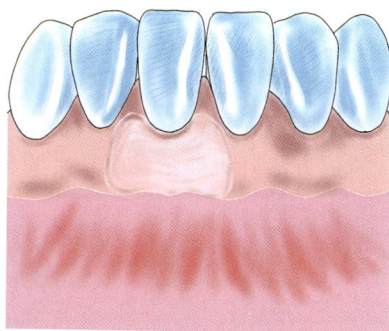

D. 愈合后示意图

x—牙龈退缩宽度；y—牙龈退缩深度。

图 15‑2‑1　游离龈移植术＋冠向复位瓣术示意图

二、邻牙游离龈移植术＋侧向转位瓣术

首先在邻牙角化龈根方进行 FGG，3 个月后进行第二次手术，将移植于邻牙的角化组织通过 LPF 的方式覆盖于患牙。以下手术方法以近中邻牙作为转位瓣供区为例。

（一）邻牙游离龈移植术

1. 制备受植床

沿膜龈联合做水平切口，切口长度比患牙最大根面覆盖线处的牙龈退缩宽度长 6 mm。水平切口两端做垂直切口，延伸至牙槽黏膜，延伸长度至少比该牙角化龈宽度长 1 mm。分离半厚瓣，减去多余组织。

2. 获取游离龈

移植物的近远中向长度与受植床一致，移植物的冠根向宽度为该牙角化龈宽度＋1 mm，厚度约 1.5 mm。获取方法同患牙 FGG＋CAF。

3. 缝合固定移植组织

方法同患牙 FGG＋CAF。

（二）侧向转位瓣术

1. 转位瓣设计

沿移植组织冠方边缘做水平切口，水平切口两端向根方做平行的垂直切口，切口斜向牙龈退缩患牙。分离半厚瓣,在膜龈联合根方,先沿骨膜表面行深层分离,再于黏膜下方行浅层分离。

2. 受植床制备

在牙龈退缩患牙最大根面覆盖线冠方 1 mm 处,向近远中各延伸 3 mm 做水平切口,于水平切口远中端做垂直切口,该垂直切口平行于退缩区远中龈缘,并与近中邻牙转位瓣的远中垂直切口相交。上述 3 个切口组成的区域即为受植床,将刀片平行于牙龈外表面对受植床进行去上皮处理。

3. 根面处理

方法同患牙 FGG+CAF。

4. 缝合

将转位瓣复位于受植床,冠方复位于患牙最大根面覆盖线冠方 1 mm 处,先将转位瓣远中边缘缝合于受植床远中垂直切口,自根方向冠方做间断缝合。然后将转位瓣近中边缘缝合于近中受植床,在减张充分的情况下,可将转位瓣近中的根方黏膜拉拢缝合尽量覆盖创面。转位瓣冠方龈乳头处则采用悬吊缝合(图 15‐2‐2)。

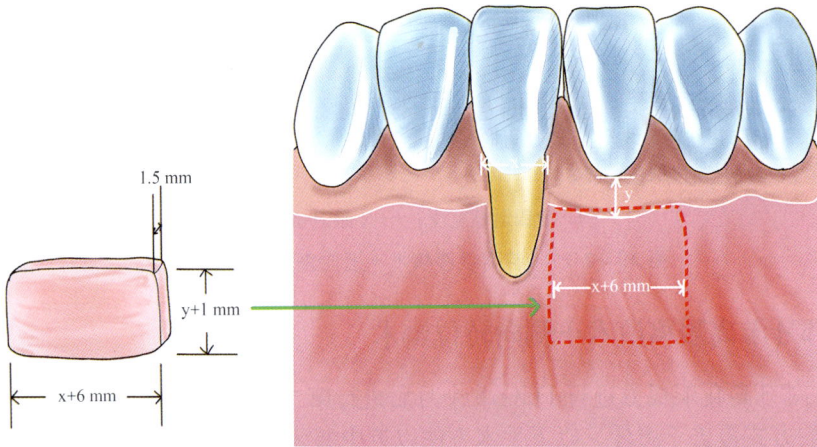

A. 邻牙 FGG 切口(红色虚线)

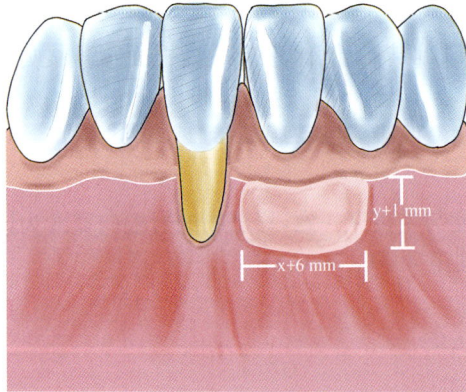

B. FGG 放置缝合位置

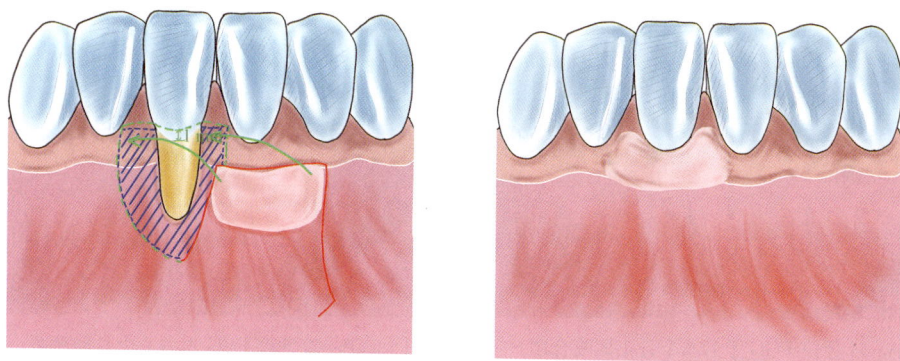

C. LPF 切口(红色实线)及侧向转位缝合
(绿色虚线)覆盖位置(蓝色实线)

D. 愈合后示意图

x—牙龈退缩宽度；y—牙龈退缩深度。

图 15-2-2　邻牙游离龈移植术＋侧向转位瓣术示意图

第三节　病例与体会

一、病例

病例1

　　患者,女性,30 岁。主诉为右下前牙牙龈退缩 1 年。患者 3 年前行正畸治疗,正畸结束后发现右下前牙牙龈退缩,临床检查发现 42 牙位唇侧牙龈退缩 8 mm,伴有远中牙周组织缺损,属于 Miller Ⅲ类牙龈退缩,42 牙位唇侧无角化龈,43 牙位唇侧角化龈宽度约 1 mm。处理方案:牙周基础治疗后,43 牙位行 FGG 增加唇侧角化龈,半年后使用梯形瓣＋上皮下结缔组织移植物行冠向复位进行根面覆盖(图 15-3-1～图 15-3-4)。

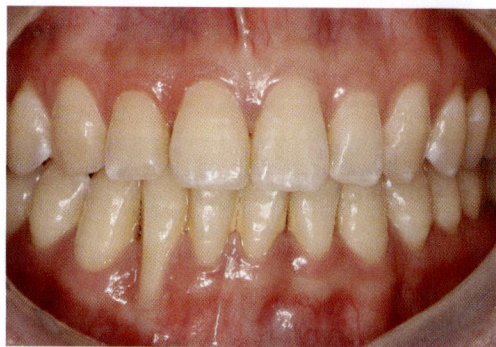

A. 42 牙位术前正面咬合照

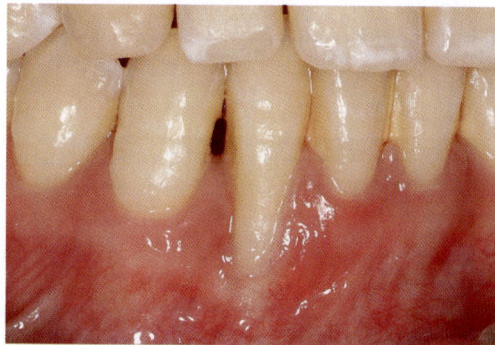

B. 42 牙位术前局部照

图 15-3-1　术前照片

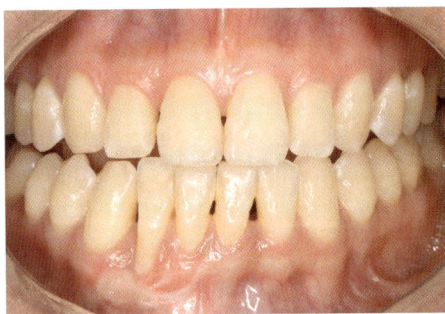

A. 42 牙位 FGG 术后 6 个月正面咬合照

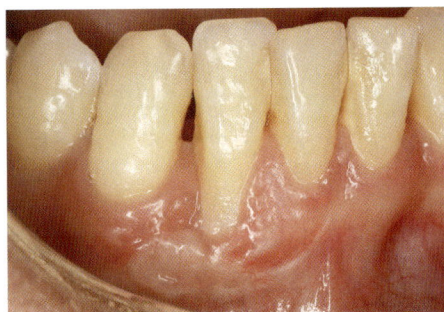

B. 42 牙位 FGG 术后 6 个月局部照

图 15-3-2　FGG 术后照

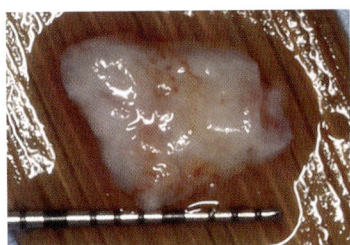

A. 获取上皮下结缔组织移植物

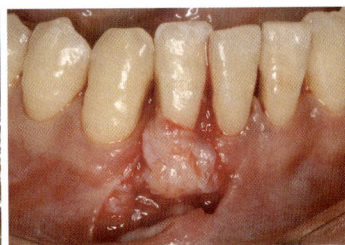

B. 42 牙位上皮下结缔组织移植物缝合

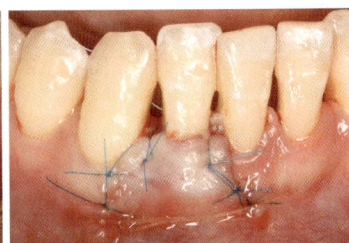

C. 42 牙位冠向复位瓣缝合

图 15-3-3　上皮下结缔组织移植物术中照片

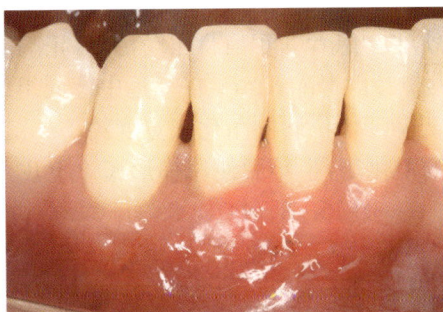

A. 42 牙位 CAF＋上皮下结缔组织移植物术后 2 周

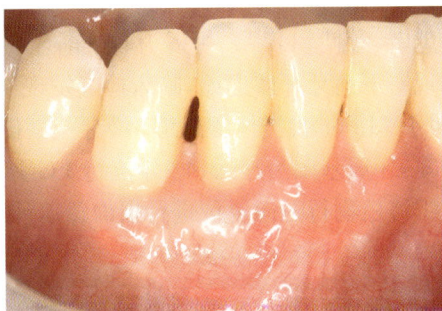

B. 42 牙位 CAF＋上皮下结缔组织移植物术后 6 个月

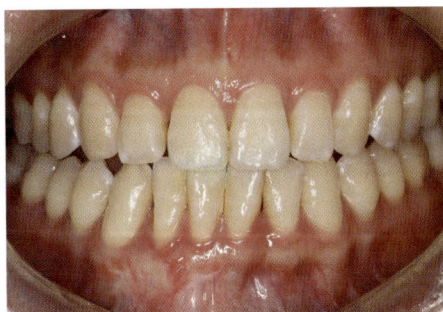

C. 42 牙位 CAF＋上皮下结缔组织移植物术后 1 年正面咬合照

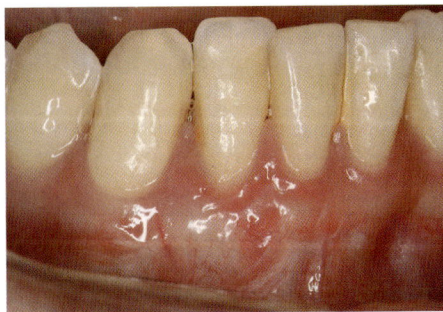

D. 42 牙位 CAF＋上皮下结缔组织移植物术后 1 年局部照

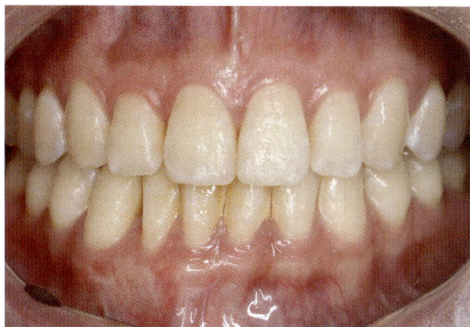

E. 42牙位CAF＋上皮下结缔组织移植物术后
4年正面咬合照

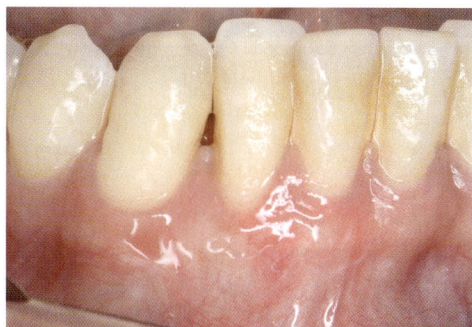

F. 42牙位CAF＋上皮下结缔组织移植物术后
4年

图15-3-4　CAF＋上皮下结缔组织移植物术后照片

（病例由董家辰提供）

病例2

患者,女性,32岁。主诉为右下后牙牙龈肿胀2周。临床检查发现全口PLI:0～2,牙石:Ⅰ～Ⅱ度,PD:2～6 mm。44牙位缺失,45牙位近中倾斜,颊向错位,松动Ⅰ度,颊侧角化龈宽度1 mm,GR 5 mm,颊侧近中系带粗大,附丽高。属于Miller Ⅲ类牙龈退缩。处理方案:口腔卫生指导,全口龈上洁治＋局部龈下刮治,随后采用FGG增宽45牙位根方角化组织,术后5个月采用冠向复位信封瓣术进行根面覆盖(图15-3-5～图15-3-9)。

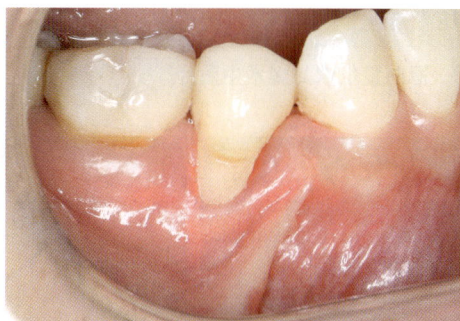

A. 45牙位术前正面照

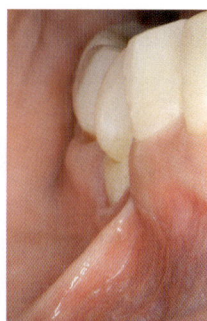

B. 45牙位术前侧面照

图15-3-5　术前照片

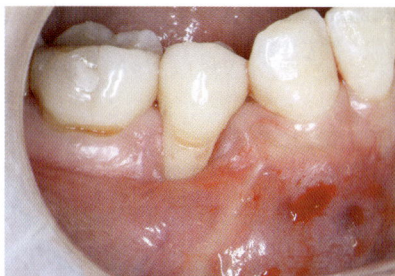

A. 45牙位术前局部浸润麻醉后

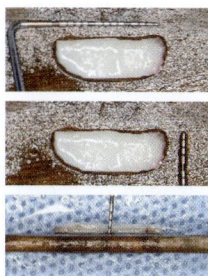

B. 获取游离龈组织

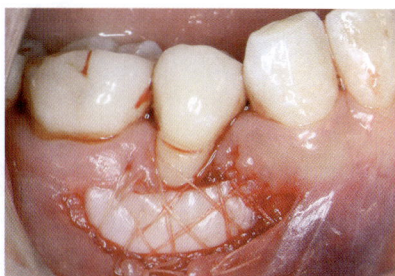

C. 45牙位游离龈组织缝合固定

图15-3-6　FGG术中照片

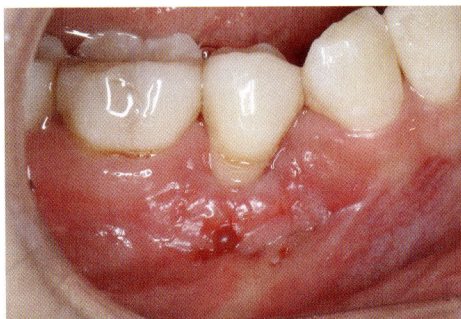

A. 45 牙位 FGG 术后 2 周　　　　　　　　　B. 45 牙位 FGG 术后 5 个月

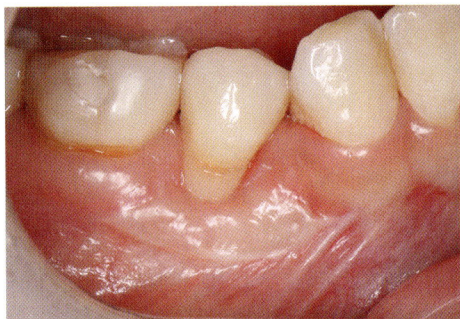

图 15-3-7　FGG 术后

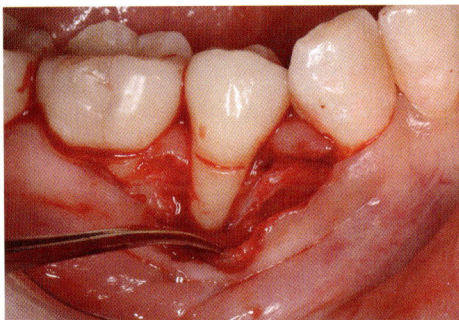

A. 45 牙位冠向复位信封瓣制备　　　　　　B. 45 牙位冠向复位信封瓣缝合后

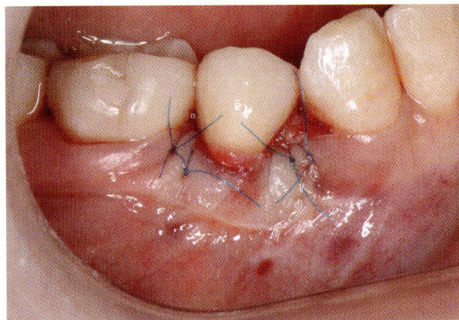

图 15-3-8　冠向复位信封瓣术中照片

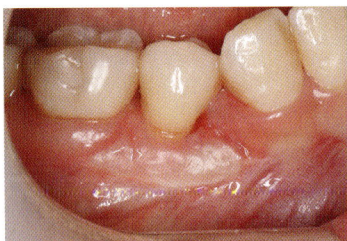

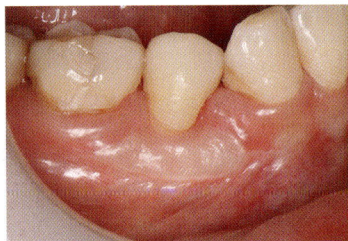

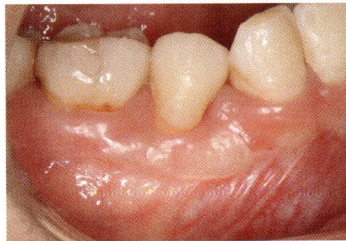

A. 45 牙位冠向复位信封瓣术后 2 周　B. 45 牙位冠向复位信封瓣术后 6 个月　C. 45 牙位冠向复位信封瓣术后 2 年

图 15-3-9　冠向复位信封瓣术后照片

（病例由孙梦君提供）

病例 3

患者,女性,23 岁。主诉为左下后牙牙龈退缩 6 月余。临床检查发现全口 PLI:0～1,牙石:Ⅰ～Ⅱ度,PD:2～4 mm。34 牙位颊侧角化龈宽度 0.5 mm,GR 3 mm,伴 NCCL。X 线片检查发现 34 牙位近远中牙槽骨未见明显吸收。34 牙位属于 Miller Ⅰ类牙龈退缩。处理方案:口腔卫生指导,全口龈上洁治＋局部龈下刮治,随后采用 FGG 增宽 34 牙位根方角化组织,术后 3 个月采用 CAF 进行根面覆盖(图 15-3-10～图 15-3-15)。

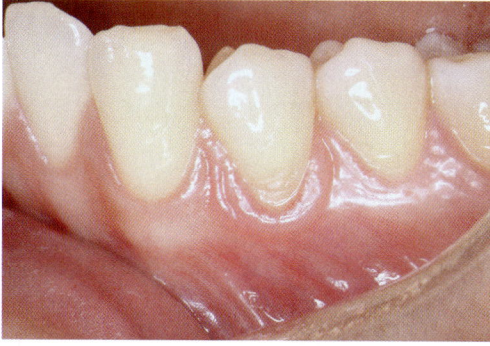

图 15‐3‐10　术前照片

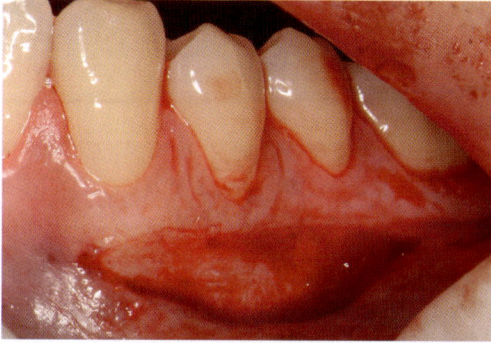

A. 34 牙位 FGG 切口

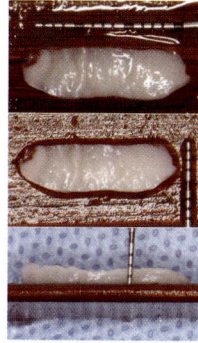

B. 获取游离龈组织

图 15‐3‐11　FGG 术中照片

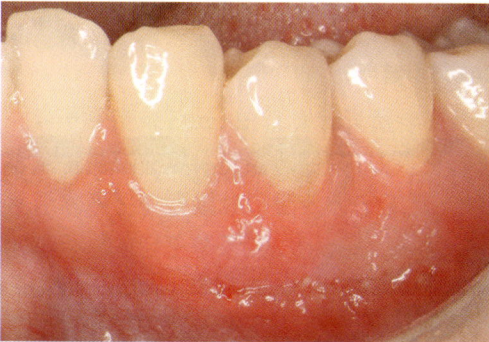

A. FGG 术后 2 周

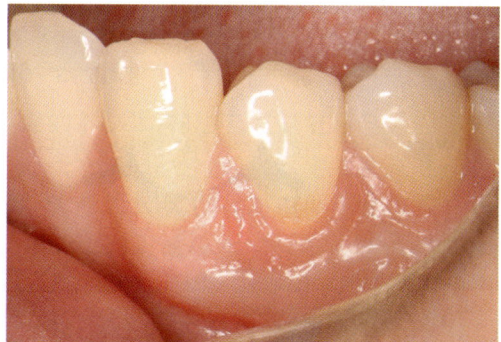

B. FGG 术后 3 月

图 15‐3‐12　FGG 术后照片

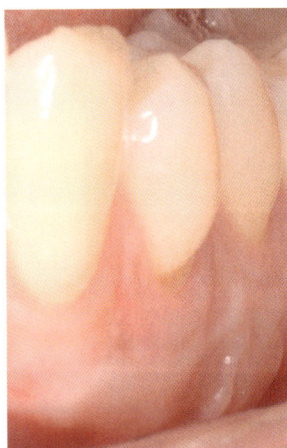

A. 34 牙位颈部 NCCL   B. 34 牙位颈部 NCCL 充填后

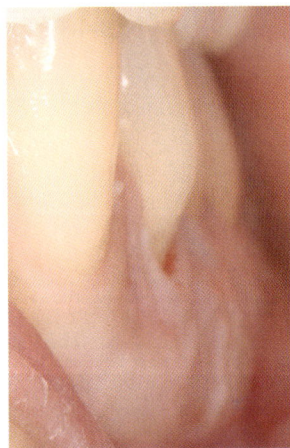

图 15-3-13　NCCL 术后照片

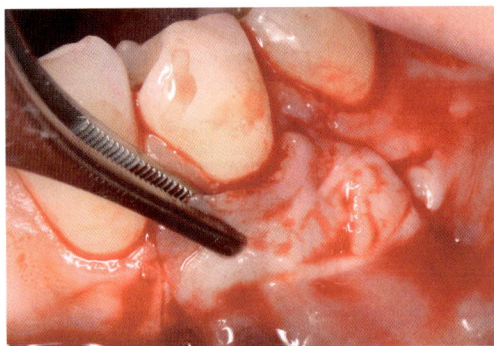

A. CAF 减张后龈瓣复位   B. CAF 龈瓣缝合后

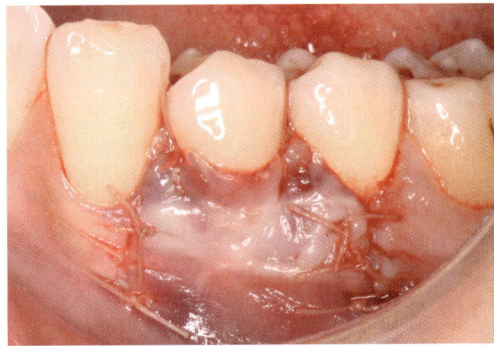

图 15-3-14　CAF 术中照片

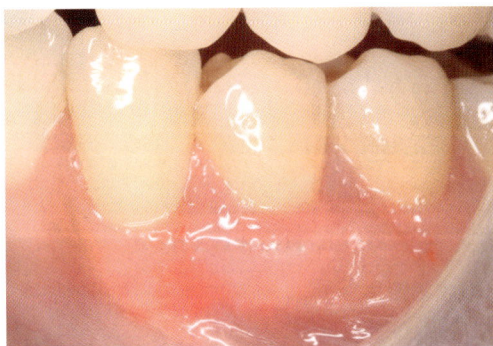

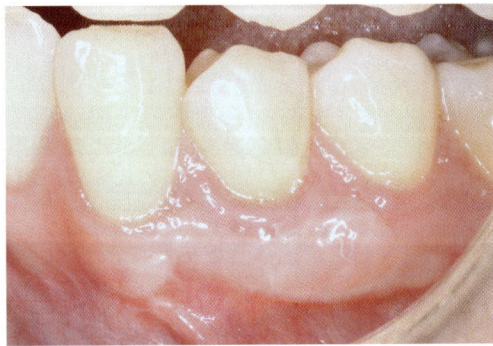

A. CAF 术后 2 周   B. CAF 术后 2 个月

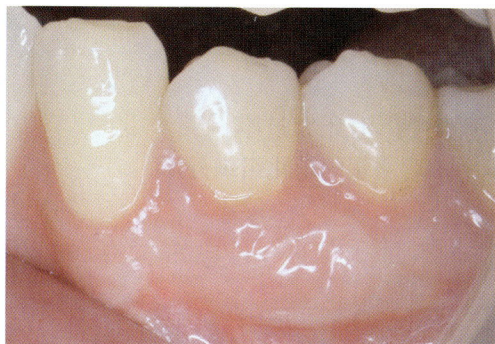

C. CAF 术后 6 个月正面照　　　　　　　　D. CAF 术后 6 个月侧面照

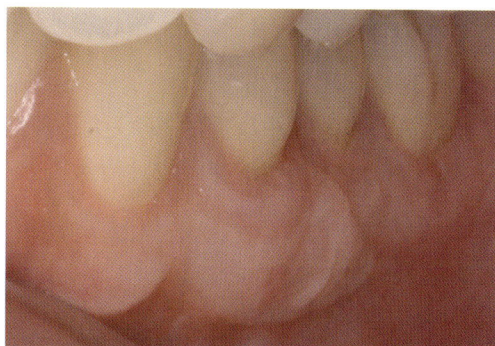

图 15-3-15　CAF 术后照片

（病例由陈慧文提供）

二、病例体会

两步法技术由于需要进行两次手术，往往是所有根面覆盖术式中最后考虑的方法。另外，由于使用了 FGG，其覆盖根面后可能存在颜色、质地与邻近组织不匹配的情况，不适用于美学区。

临床上，由于解剖条件的限制，某些牙龈退缩区域无法直接采用一步法的根面覆盖。例如患牙根方角化龈不足或系带附丽于龈缘，无法直接采用 CAF 进行根面覆盖；邻牙角化龈不足，无法行 LPF；同时由于退缩宽而深，无法采用 FGG 直接进行根面覆盖。此时，可考虑两步法的根面覆盖技术。

本章介绍的两步法技术主要参考了 Zucchelli 提出的改良技术，他对第一步 FGG 中的移植组织大小进行了限定，使其冠根向宽度与邻牙角化龈宽度一致。这有两方面优势：①使移植组织的宽度最小化，减少了供区的手术创伤。②将移植组织冠向复位或侧向转位覆盖于根面后，其膜龈联合线可与邻牙保持一致，增加了美观效果。

由于第二步 CAF 或 LPF 需覆盖于最大根面覆盖线冠方 1 mm 处，这 1 mm 组织在术后会坏死吸收，因此，建议游离龈组织的宽度可比邻牙角化龈宽度大 1 mm。根据第二步行 CAF 或 LPF，游离龈移植组织厚度控制在 1～1.5 mm 即可，过厚容易增加术后的组织收缩，使移植后的角化龈宽度变窄，而过薄则存在坏死风险。

另外，在第一步 FGG 中，将移植组织缝合于暴露根面的根方即可，无须覆盖根面，否则容易引起角化组织的丧失。同样，在第二步 CAF 或 LPF 中，也不宜将龈瓣过度冠向复位，覆盖于最大根面覆盖线冠方 1 mm 处即可。

对于邻牙 FGG+LPF 的两步法术式，若作为供区的邻牙也存在角化龈不足（<2 mm）的情况，可在第一步 FGG 时增加游离龈移植物的冠根向宽度，而在第二步 LPF 时将移植组织的冠方一部分保留在邻牙以增加其角化龈宽度。

除上述注意事项外，两步法技术需分别遵循 FGG、CAF 及 LPF 的手术要点及术后护理原则。

三、注意事项

（1）严格选择适应证。

（2）第一步手术中所需的 FGG 大小需经过仔细测量，且不宜过厚。

（3）第二步手术中的龈瓣设计需参考第一步手术后增宽的角化组织外形。

（孙梦君）

第十六章

非龋性牙颈部缺损的膜龈手术治疗

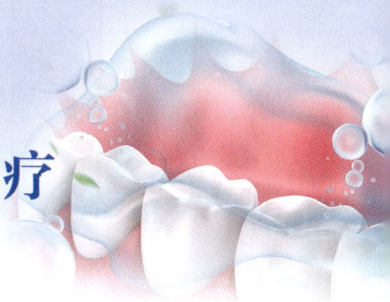

第一节　概　　述

一、手术简介

非龋性牙颈部缺损(NCCL)是指发生在龈缘附近的牙体组织磨损,主要由机械力所致。NCCL 的范围可以仅累及牙釉质(牙冠)或牙骨质(牙根),也可能同时累及冠根。累及冠根的 NCCL 通常伴有牙龈退缩,有时无法单纯采用传统的充填治疗解决 NCCL 造成的美学影响及牙本质敏感等问题。然而,对于较深的冠根 NCCL,单纯选择冠向复位瓣技术或双层技术会使牙冠部分缺损区域的菌斑难以控制,导致暴露的牙本质进一步脱矿甚至龋坏,也难以再进行树脂二期充填修复。

因此,伴 NCCL 的牙龈退缩治疗决策受到 NCCL 的相对位置、范围及形态的影响。①当釉质牙骨质界完全位于 NCCL 的根方,可采用单纯的充填治疗修复牙体缺损。②当釉质牙骨质界位于 NCCL 范围内时,则需先进行釉质牙骨质界或根面覆盖线水平及其冠方的树脂充填,随后采用冠向复位瓣技术或双层技术覆盖釉质牙骨质界或根面覆盖线根方的缺损空间。③当釉质牙骨质界位于 NCCL 的冠方时,可采用冠向复位瓣技术或双层技术直接覆盖 NCCL 缺损。

然而,伴牙龈退缩的冠根 NCCL 往往已经丧失准确的釉质牙骨质界位置,因此无法仅基于 NCCL 和釉质牙骨质界进行静态评估。在 2011 年,Zucchelli 等人总结出了伴 NCCL 的牙龈退缩的动态评估法。该评估法依据预测根面覆盖线的相对位置将伴牙龈退缩的 NCCL 分为 5 类(图 16 - 1 - 1)。

(1) Ⅰ型:根面覆盖线位于 NCCL 冠方>1 mm。

(2) Ⅱ型:根面覆盖线位于 NCCL 冠方≤1 mm 或位于台阶处。

(3) Ⅲ型:根面覆盖线位于(或接近)NCCL 最深处。

(4) Ⅳ型:根面覆盖线位于 NCCL 最深处的根方。

(5) Ⅴ型:根面覆盖线位于 NCCL 根方边缘或边缘根方。

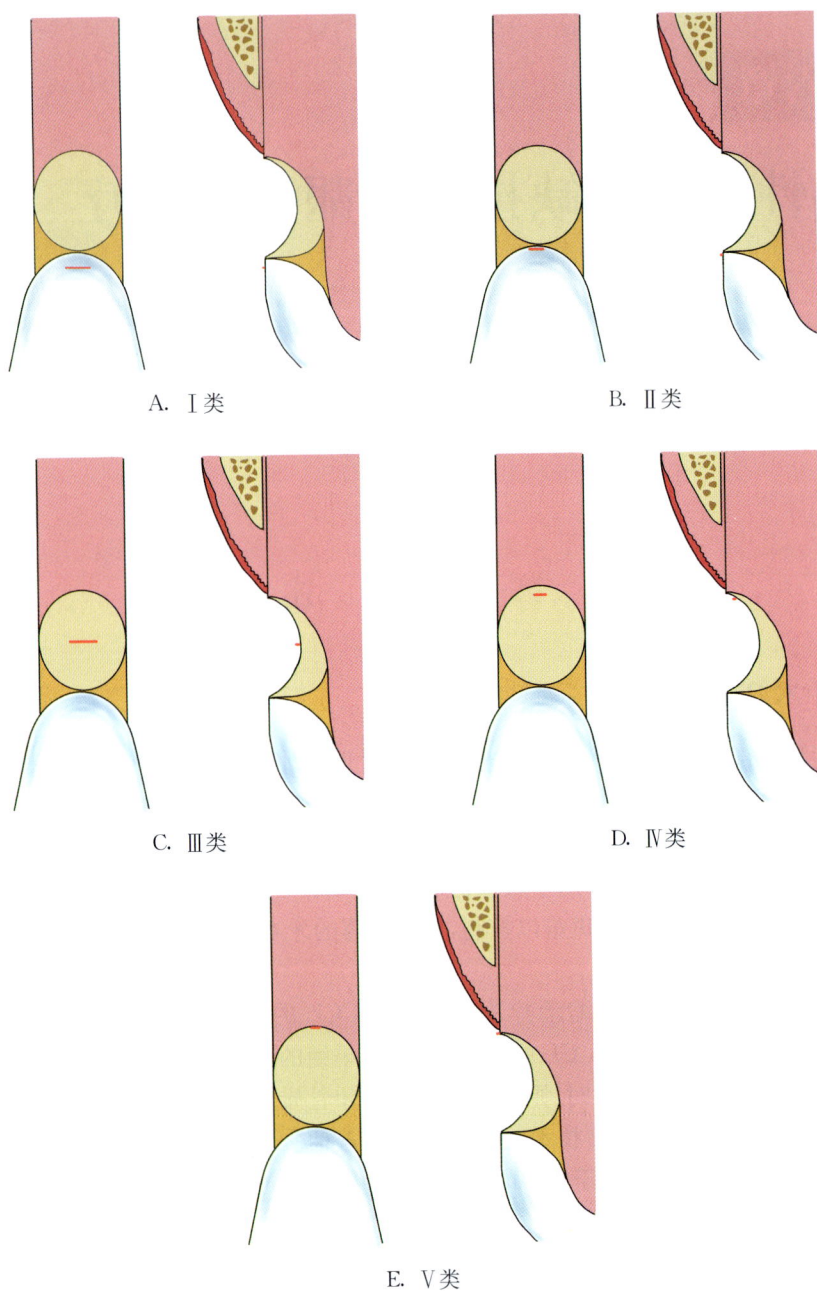

A. Ⅰ类

B. Ⅱ类

C. Ⅲ类

D. Ⅳ类

E. Ⅴ类

图 16-1-1　依据预测根面覆盖线的相对位置进行分类的伴牙龈退缩的 NCCL

红色标记线：根面覆盖线

　　基于上述分类，Zucchelli 等人进一步提出了相应的临床治疗决策建议，Ⅰ、Ⅱ型可单纯进行膜龈手术治疗，Ⅲ、Ⅳ型需选择树脂充填联合膜龈手术治疗，Ⅴ型则单纯进行树脂充填治疗或翻瓣树脂充填治疗（图 16-1-2）。

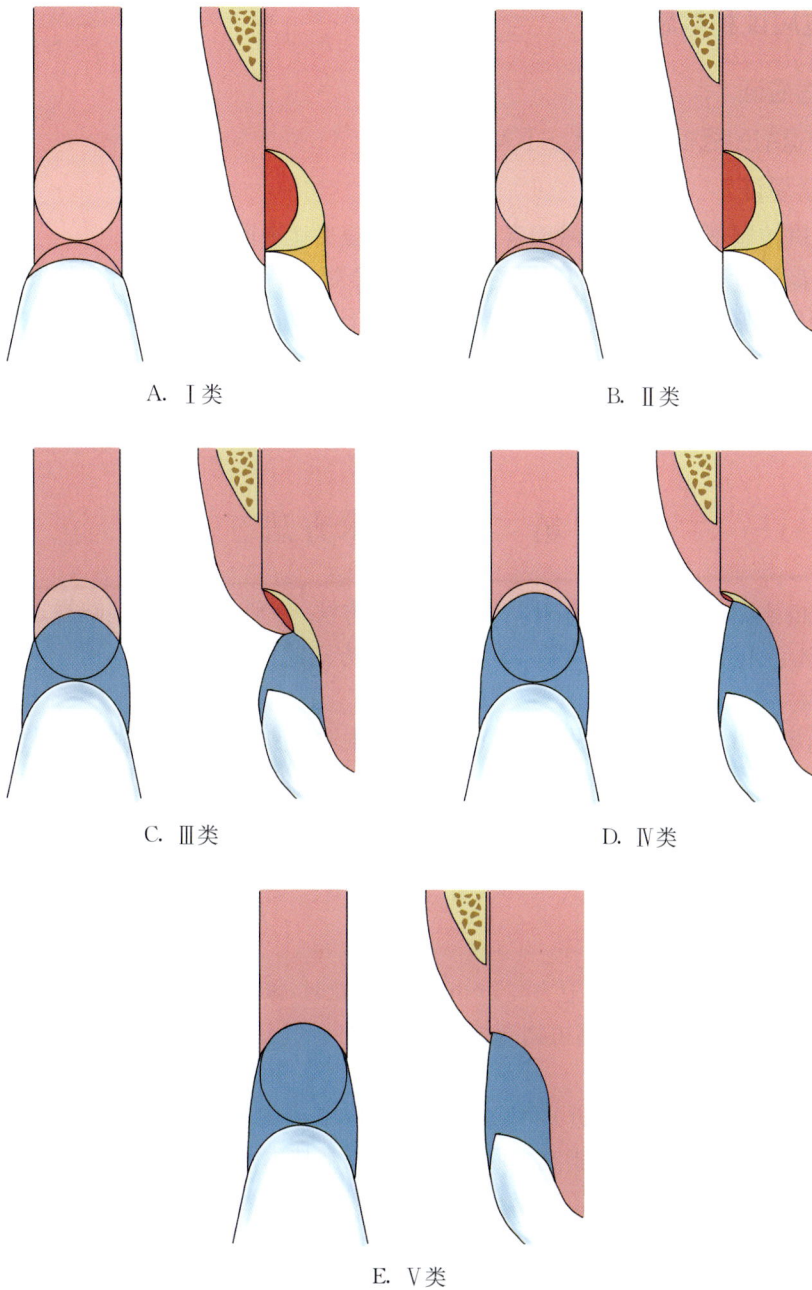

A. Ⅰ类

B. Ⅱ类

C. Ⅲ类

D. Ⅳ类

E. Ⅴ类

图 16-1-2　不同类型 NCCL 的治疗方案示意图

红色:软组织覆盖区域;蓝色:树脂充填区域

二、手术目的

通过冠向复位瓣技术和双层技术等膜龈手术技术,必要时结合充填治疗,对伴有 NCCL 的Ⅰ~Ⅳ型牙龈退缩根面进行充分覆盖,不仅能缓解牙本质敏感并恢复利于自我菌斑控制的牙体解剖形态,还能获得稳定的软组织附着,达到良好的美学效果。

三、适应证和禁忌证

(一) 适应证

伴牙龈退缩的冠根或牙根Ⅰ～Ⅳ型 NCCL。

(二) 禁忌证

(1) 菌斑控制不佳、局部刺激因素未控制或牙龈炎症未消退。

(2) 吸烟超过10支/日。吸烟影响组织的愈合过程,在牙周基础治疗阶段应嘱咐患者戒烟或降低每日吸烟量,最大吸烟量不超过10支/日。

(3) 患者有未控制的全身系统性疾病,包括未控制的糖尿病、心血管疾病、高血压等。

(4) 当 NCCL 患牙出现牙髓症状时,应先进行牙髓治疗。

第二节　手术方法

根据 Zucchelli 等提出的动态评估及临床决策方法,分别对Ⅰ～Ⅴ型缺损进行手术方法的介绍,具体手术技术可以参考相应章节中对手术方法的详细描述。

1. Ⅰ型

当根面覆盖线位于 NCCL 冠方＞1 mm 时,采用冠向复位瓣技术将牙龈冠向复位至缺损的冠方至少1 mm 处,缺损区域由血凝块机化充填,保持稳定并逐渐形成新的结缔组织附着。术中暴露的根面应采用手工或超声刮治器进行机械根面平整处理,随后采用化学根面处理进行化学处理去除玷污层。当根方角化组织不足时,可考虑采用双层技术或侧向转位瓣技术。

2. Ⅱ型

当根面覆盖线位于 NCCL 冠方≤1 mm 或台阶处时,采用双层技术弥补冠向复位瓣的组织收缩,缺损区域由结缔组织移植物充填,降低龈瓣向凹陷区域塌陷的风险。

3. Ⅲ型

当根面覆盖线位于(或接近)NCCL 最深处时,单纯的膜龈手术无法完全覆盖缺损区域和恢复牙体外形,故采用树脂充填联合冠向复位瓣技术,充填达根面覆盖线水平。在膜龈手术中,充填及根面塑性时还应当尽量减小缺损深度和牙根凸度,形成利于进行自我口腔卫生措施的牙体外形轮廓。当角化组织不足时,可采用双层技术以提高术后龈瓣的稳定性。

4. Ⅳ型

当根面覆盖线位于 NCCL 最深处根方时,采用树脂充填联合膜龈手术,充填达根面覆盖线水平。当角化组织不足时,可采用双层技术以提高术后龈瓣的稳定性。

膜龈手术后必要时嘱咐患者服用抗炎和镇痛药物,并告知患者在拆除缝线前治疗区域禁止刷牙,可建议使用0.12%的氯己定含漱液,每天3次使用。2周后拆线,拆线后指导患者使用超软牙刷清洁牙齿至少4周。

第三节　病例与体会

一、病例

病例 1

患者,女性,30 岁。主诉为左上前牙牙龈退缩 3 年。临床检查发现 23 牙位唇侧牙龈退缩 2 mm,伴有 NCCL,属于 Miller Ⅰ类牙龈退缩伴Ⅲ型 NCCL。处理方案:牙周基础治疗后,23 牙位行树脂充填修复冠方牙体组织缺损,随后使用上皮下结缔组织移植物行根面覆盖(图 16-3-1～图 16-3-4)。

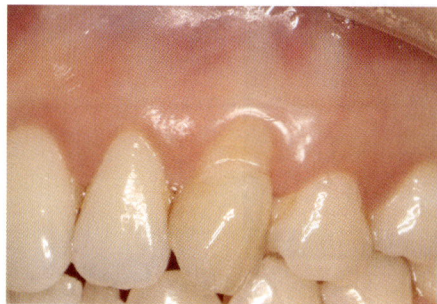

A. 正面观

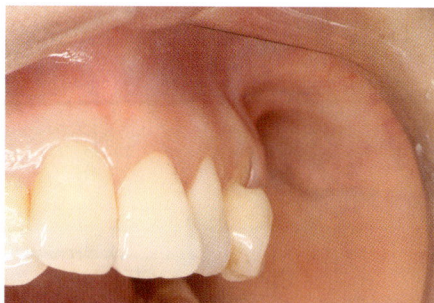

B. 侧面观

图 16-3-1　术前照片

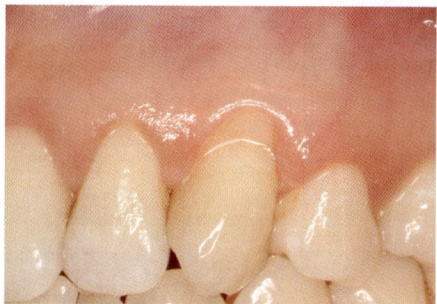

A. 正面观

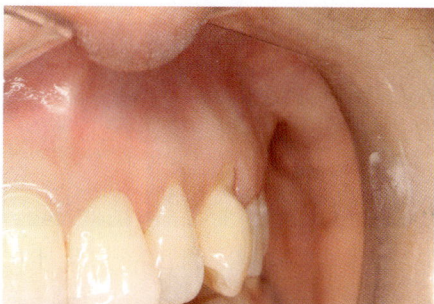

B. 侧面观

图 16-3-2　树脂充填后

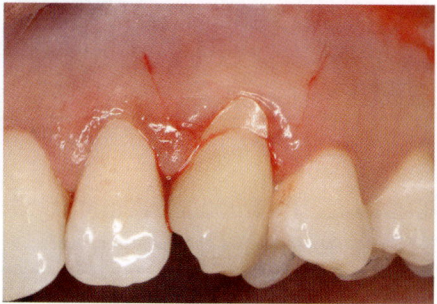

A. 梯形瓣切口

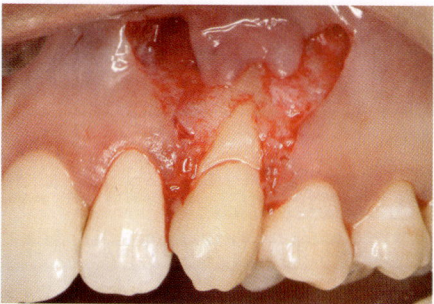

B. 龈瓣分离,充分减张,龈乳头去上皮

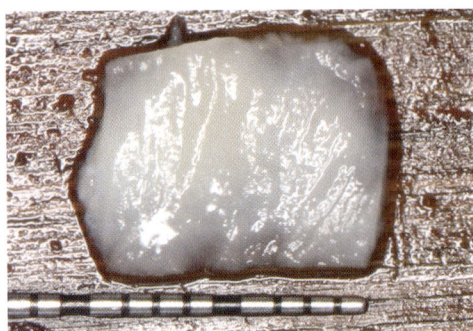

C. 腭侧抽取上皮下结缔组织移植物

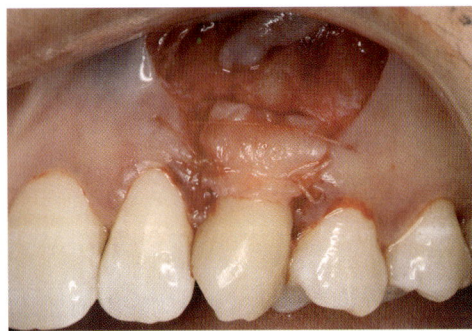

D. 上皮下结缔组织移植物置于受区,缝合固定

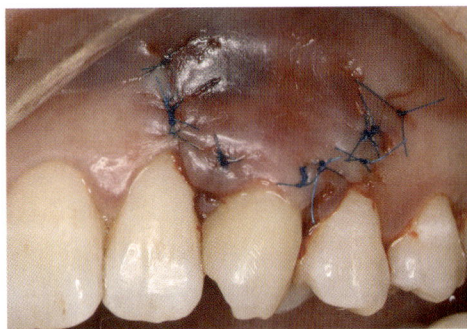

E. 冠向复位无张力关闭龈瓣,垂直切口间断缝合,龈乳头区悬吊缝合

图 16-3-3　术中照片

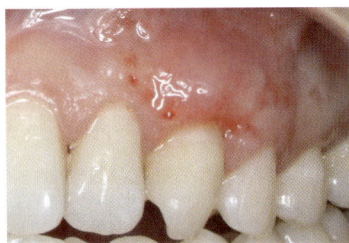

A. 术后 2 周拆线

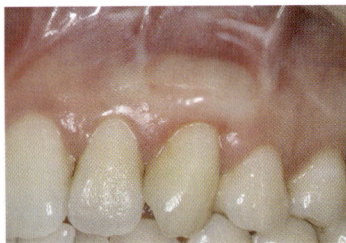

B. 术后 3 个月复查正面观

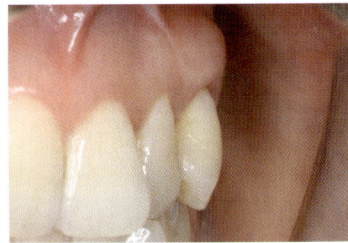

C. 术后 3 个月复查侧面观

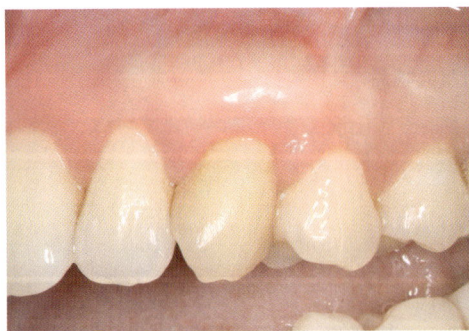

D. 术后 6 个月复查正面观

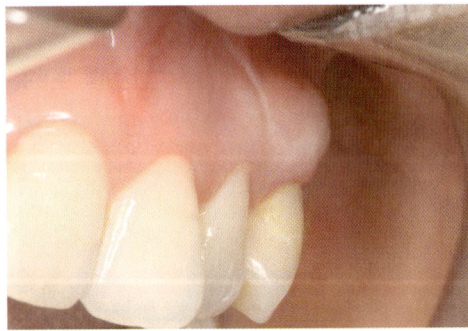

E. 术后 6 个月复查侧面观

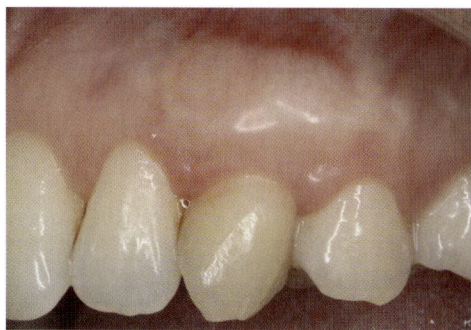

F. 术后 2 年复查正面观

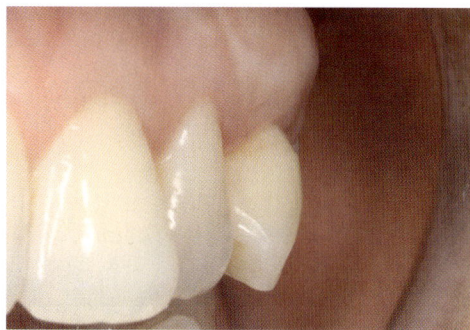

G. 术后 2 年复查侧面观

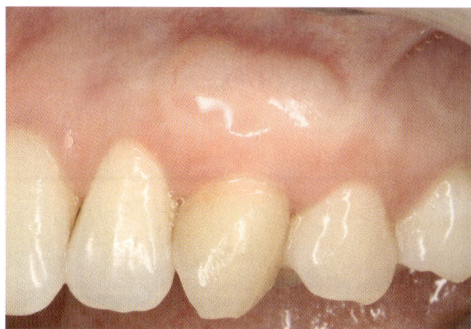

H. 术后 4 年复查正面观

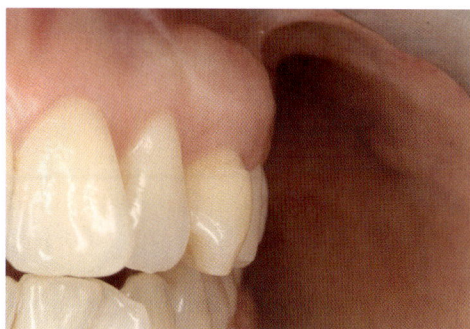

I. 术后 4 年复查侧面观

图 16-3-4　术后照片

（病例由董家辰提供）

病例 2

　　患者,女性,42 岁。主诉为左上后牙牙龈退缩伴冷热敏感 2 年。临床检查发现主诉牙 24、25、26 牙位颊侧牙龈退缩,24、25 牙位属于 Miller Ⅰ类牙龈退缩伴Ⅲ型 NCCL,26 牙位属于 Miller Ⅱ类牙龈退缩伴Ⅳ型 NCCL。处理方案:完善牙周基础治疗后行牙周手术治疗。术前使用树脂对 NCCL 冠方缺损进行充填,随后采用信封瓣技术联合上皮下结缔组织移植物行根面覆盖(图 16-3-5～图 16-3-8)。

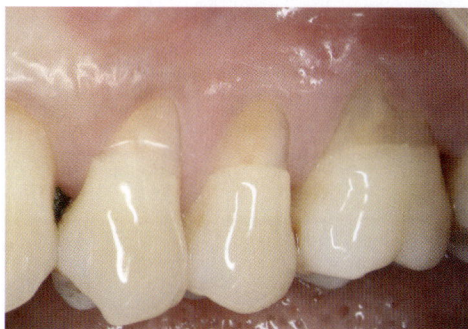

A. 正面观

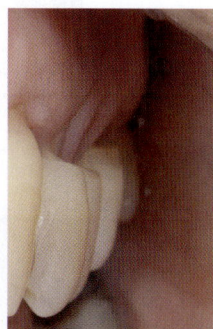

B. 侧面观

图 16-3-5　术前照片

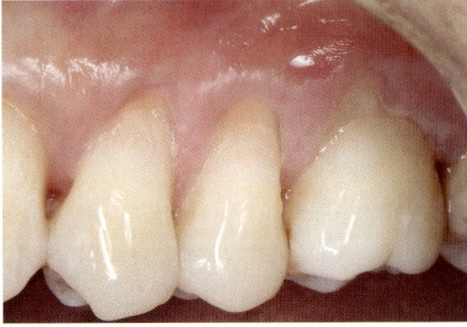

A. 正面观

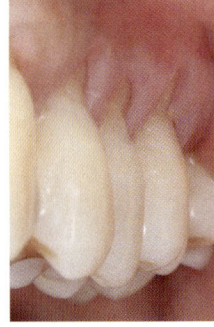

B. 侧面观

图 16-3-6 树脂充填后

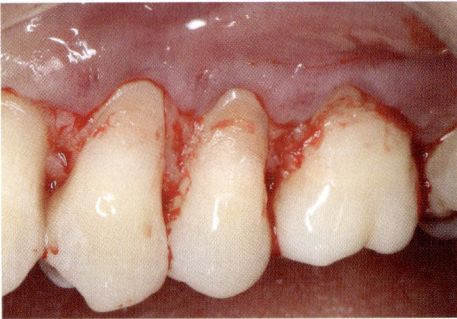

A. 信封瓣切口,龈瓣分离,充分减张,龈乳头去上皮

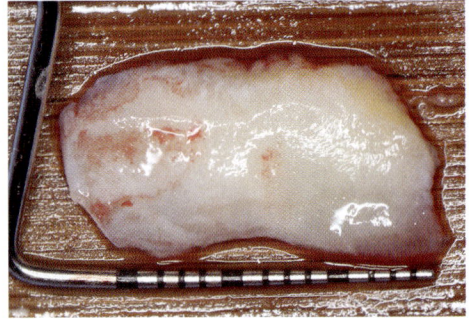

B. 腭侧取上皮下结缔组织移植物

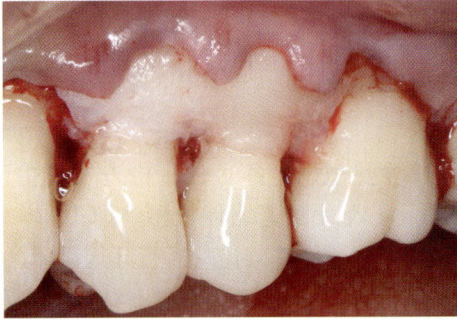

C. 上皮下结缔组织移植物置于受区,缝合固定

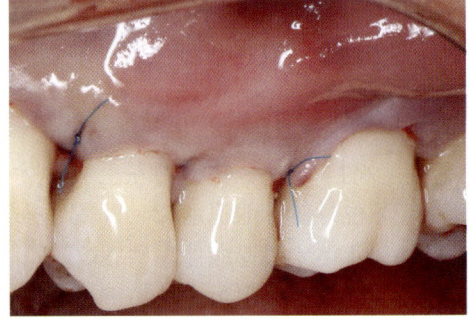

D. 冠向复位,无张力悬吊,缝合关闭龈瓣

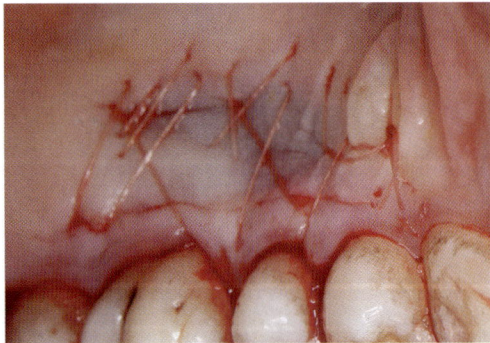

E. 腭侧上皮下结缔组织移植物供区使用连续交叉水平褥式缝合关闭

图 16-3-7 术中照片

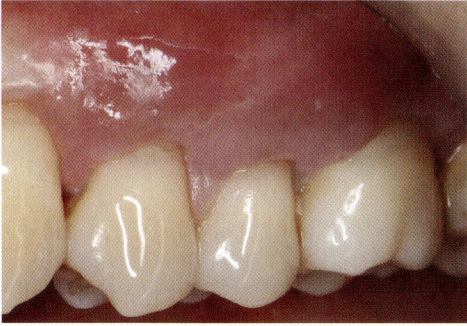

A. 术后 2 周拆线术后

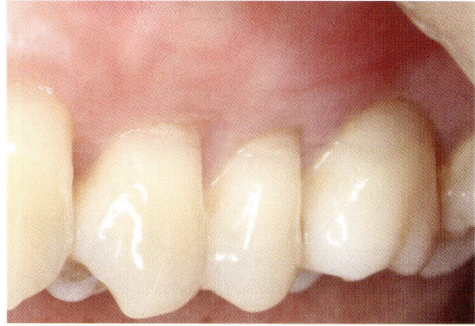

B. 3 个月复查

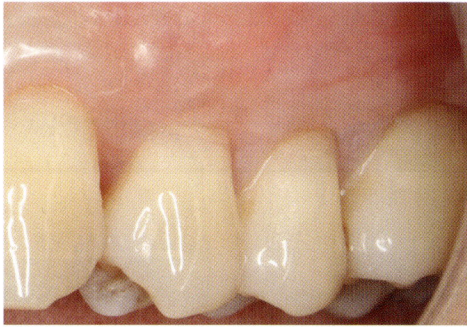

C. 术后 6 个月复查

图 16‑3‑8　术后照片

（病例由廖悦提供）

病例 3

　　患者，男性，24 岁。主诉为左上多颗牙牙龈退缩 1 年。临床检查发现 22～26 牙位唇颊侧牙龈退缩 1～4mm，属于 Miller Ⅰ类牙龈退缩，其中 23～36 伴Ⅱ型 NCCL。处理方案：牙周基础治疗后，调磨 23～26 牙位 NCCL 边缘台阶，随后使用改良隧道技术联合上皮下结缔组织移植物行根面覆盖（图 16‑3‑9～图 16‑3‑12）。

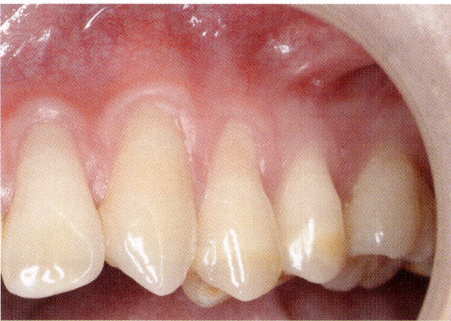

A. 正面观

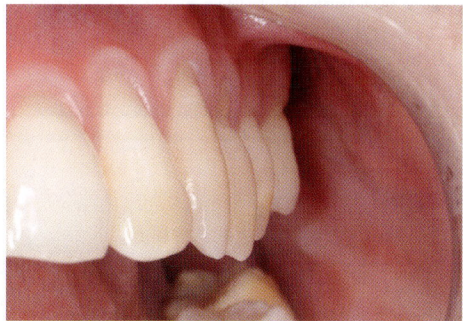

B. 侧面观

图 16‑3‑9　术前照片

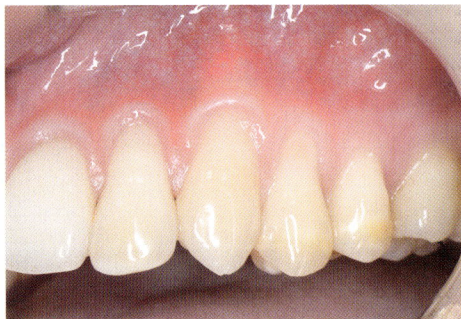

A. 正面观

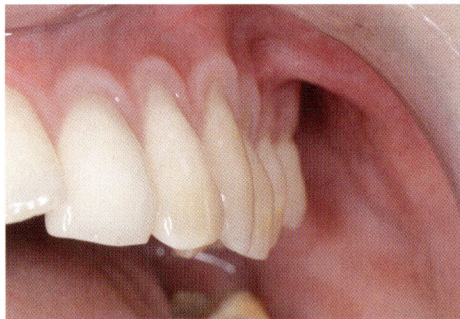

B. 侧面观

图 16-3-10　调磨 22～26 唇颊侧 NCCL 边缘台阶

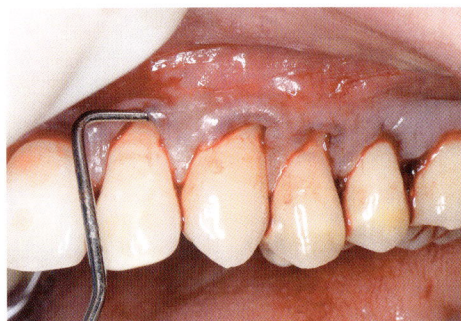

A. 龈缘沟内切口,分离隧道瓣,充分减张

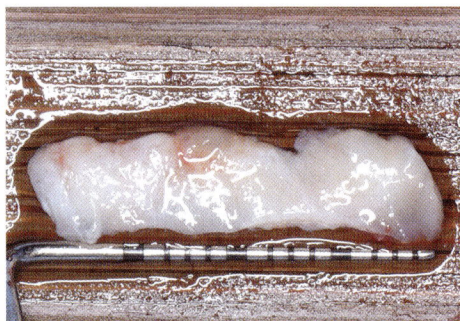

B. 左上后牙腭侧取上皮下结缔组织移植物

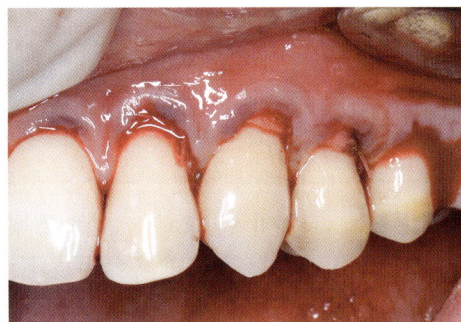

C. 上皮下结缔组织移植物置于受区,缝合固定

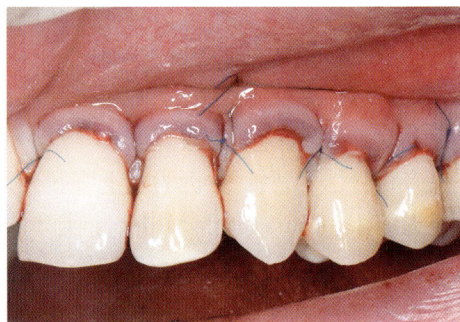

D. 冠向复位,无张力悬吊,缝合关闭龈瓣

图 16-3-11　术中照片

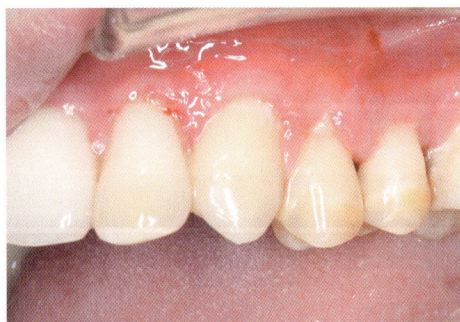

A. 术后 2 周拆线

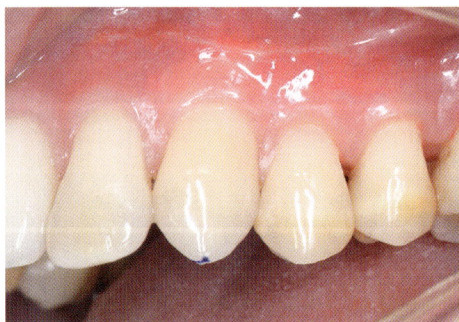

B. 术后 2 个月复查

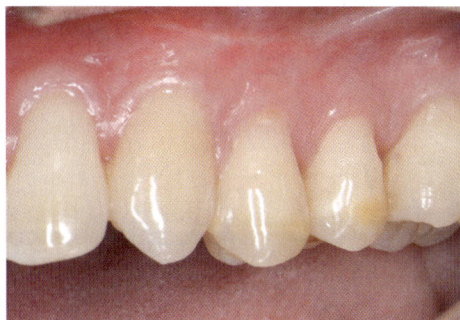

C. 术后 8 个月复查

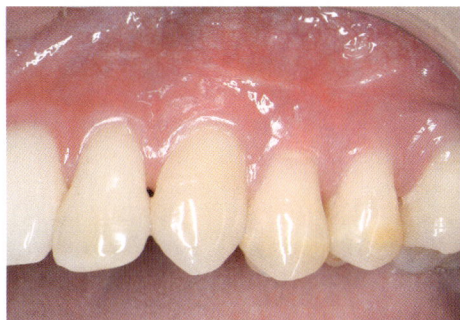

D. 术后 18 个月复查

图 16‑3‑12　术后照片

（病例由邱澈提供）

病例 4

患者，女性，54 岁。主诉为右下后牙牙龈退缩 2 年。临床检查发现 44 牙位颊侧牙龈退缩 4 mm，邻面有附着丧失，属于 Miller Ⅲ 类牙龈退缩伴有累及冠根的 Ⅲ 型 NCCL。处理方案：牙周基础治疗后，44 牙位行树脂充填修复根面覆盖线冠方牙体组织缺损，随后使用三角形瓣联合上皮下结缔组织移植物行根面覆盖（图 16‑3‑13～图 16‑3‑16）。

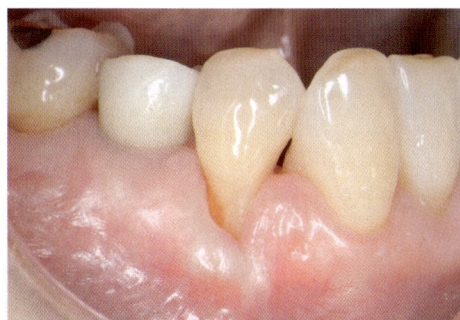

A. 正面观

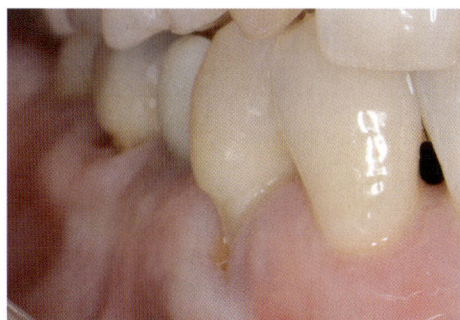

B. 侧面观

图 16‑3‑13　术前临床照片

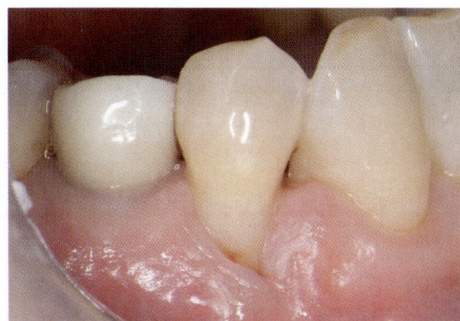

A. 正面观

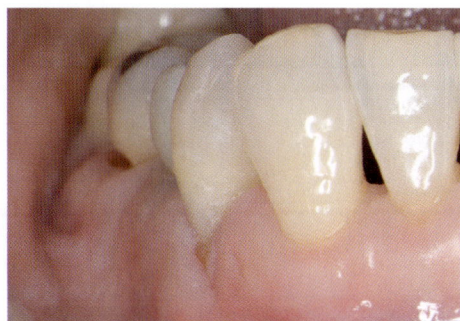

B. 侧面观

图 16‑3‑14　树脂充填修后

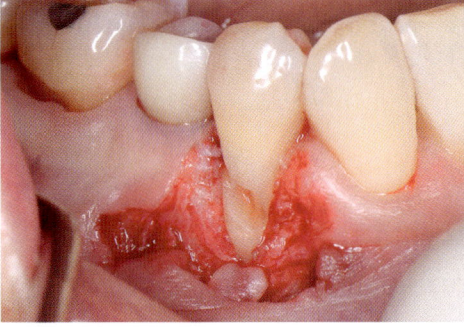

A. 三角形瓣切口，龈瓣分离，充分减张，龈乳头去上皮

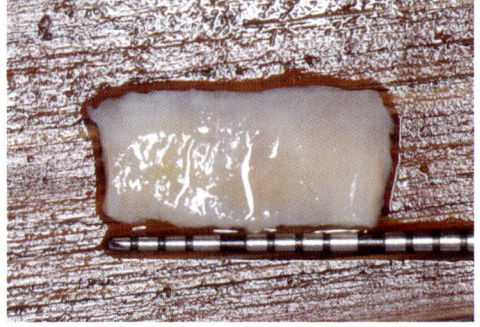

B. 腭侧取上皮下结缔组织移植物

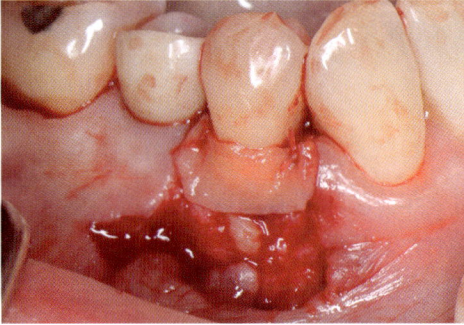

C. 上皮下结缔组织移植物置于受区，缝合固定

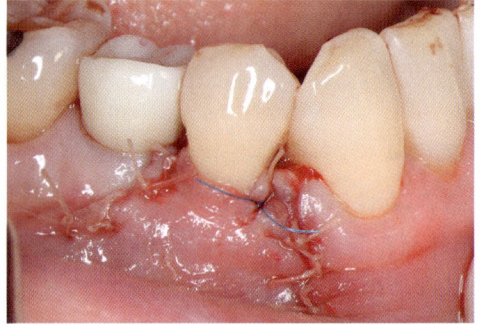

D. 冠向复位，无张力缝合关闭龈瓣

图 16－3－15　术中照片

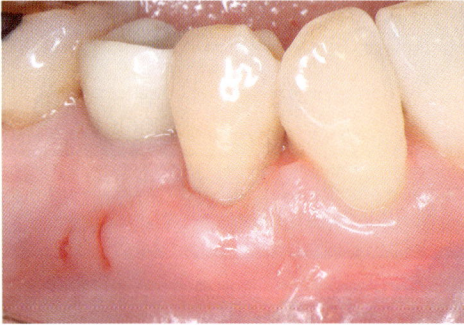

A. 术后 2 周拆线正面观

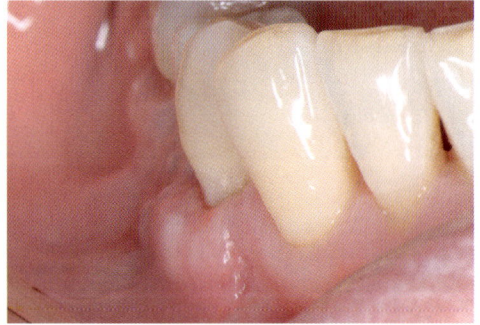

B. 术后 2 周拆线侧面观

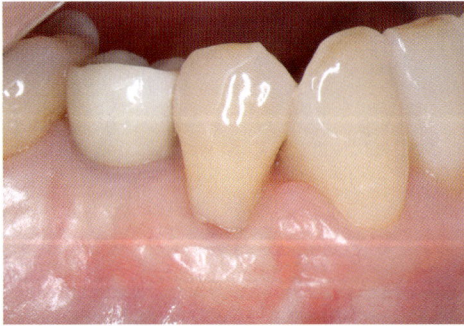

C. 术后 1 个月复查正面观

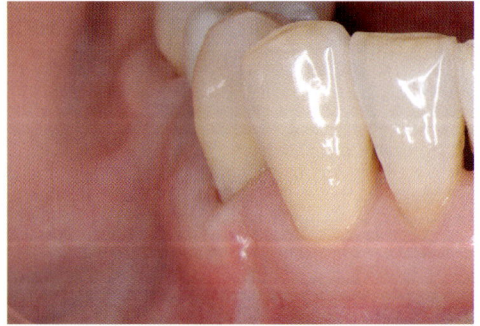

D. 术后 1 个月复查侧面观

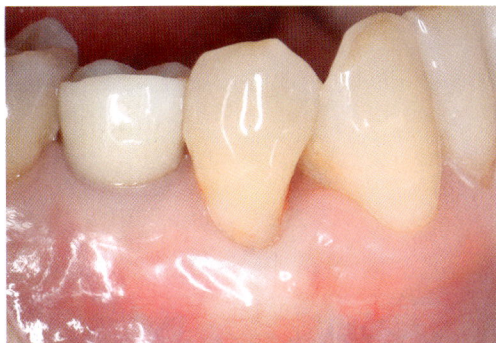

E. 术后3个月复查正面观

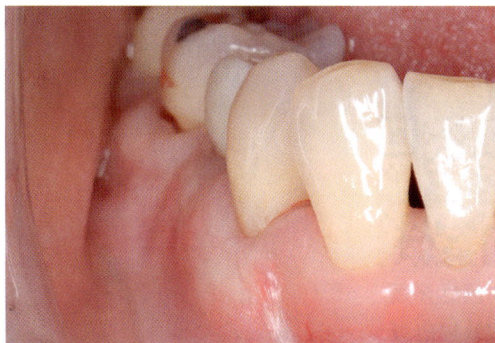

F. 术后3个月复查侧面观

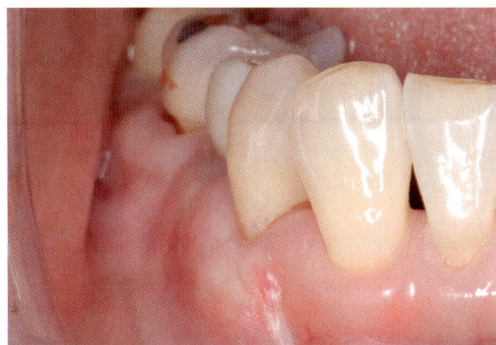

G. 术后1年复查正面观

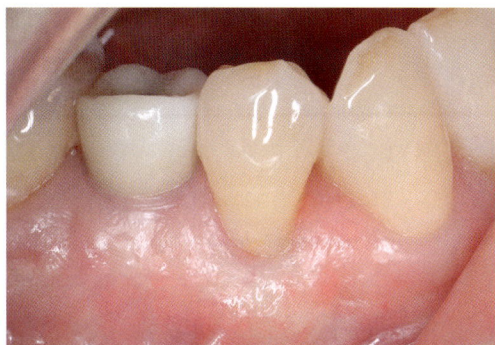

H. 术后1年复查侧面观

图 16-3-16 术后照片

（病例由邱澈提供）

二、病例体会

对于深度＜1mm 的Ⅲ型和Ⅳ型伴有牙龈退缩的 NCCL,树脂充填修复后容易因充填体过薄发生树脂充填体折裂和脱落,或是充填过度造成牙体颈部外形过凸,导致菌斑堆积甚至继发牙本质脱矿或龋坏。因此对于深度＜1mm 的较浅的 NCCL,也可以使用高速车针对颈部缺损形成的台阶修形、抛光,减小缺损深度和牙根凸度,以确保在膜龈手术后龈缘处形成利于进行自我口腔卫生措施的牙体外形轮廓。

三、注意事项

（1）严格把握手术适应证并正确判断根面覆盖线与 NCCL 的关系。

（2）尽可能保证手术微创,且使龈瓣可以获得无张力缝合。

（3）术前、术后良好的口腔卫生维护。

（4）对患者进行口腔卫生指导,使患者掌握正确的刷牙方法,以免术后再次产生机械创伤。

（5）对于较深的 NCCL,应判断患牙的牙髓情况,注意充填治疗时对牙髓的保护或及时至牙体牙髓专科进行牙髓治疗。

（邱　澈）

非龋性牙颈
部缺损的膜
龈手术治疗
视频

第十七章

种植体周软硬组织缺损再生手术

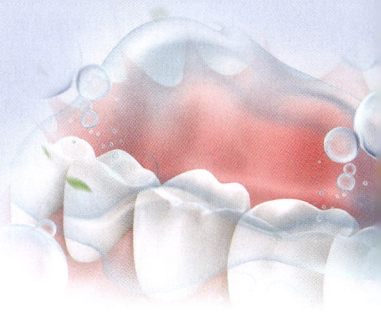

第一节　种植体周围病

种植体周围病(peri-implant diseases),是指种植体周围软硬组织的炎症损害,包括种植体周围黏膜炎和种植体周围炎。2018 年牙周病和种植体周病新分类的共识报告对种植体周围健康、种植体周围黏膜炎和牙周炎给出了明确的定义和诊断考虑。

一、种植体周围健康

种植体周围健康是指种植体周围软组织无明显的炎症表现,颜色粉红,无肿胀,质地坚韧;无明显的探诊出血;目前尚且无法定义健康种植周围的 PD 范围,但 PD 不应随时间增加而增加;在初期愈合以及骨改建过程中,没有进行性的骨丧失,骨丧失水平不应≥2 mm。即使种植体周围健康,也可存在种植体周围支持组织减少的情况。

二、种植体周围黏膜炎

种植体周围黏膜炎是指种植体周围软组织存在明显的炎症表现,黏膜发红,组织肿胀,松软;探诊大量出血(线状或点状)或溢脓;与基线相比,PD 可能增加;初期骨改建后,炎症没有导致进一步的骨丧失。菌斑生物膜是其主要的致病因素,它的相关危险因素有患者依从性差、种植体缺乏日常维护、修复体设计不佳、无法进行有效清洁、吸烟、接受放射治疗等。

三、种植体周围炎

种植体周围炎是指种植体周围软组织存在明显的炎性表现;探诊出血和(或)溢脓;与种植体修复结束早期的基线值相比,种植体周 PD 增加,伴或不伴有牙龈退缩;相对于种植体负载 1 年时的影像学骨水平,牙槽骨存在渐进性骨丧失。如患者没有基线 X 线片和 PD 记录,X 线片显示≥3 mm 的骨丧失和(或)PD≥6 mm 且伴有大量出血时,表明存在种植体周围炎。种植体周围炎主要的危险因素有牙周炎病史、菌斑生物膜控制不佳、种植体缺乏维护。

共识报告明确指出对于种植体修复后,至少每年进行一次视诊和探诊检查。视诊是指对于种植体周围软组织情况进行综合评估,评估指标有种植体周围软组织的色、形、质、角化黏膜宽度及菌斑沉积情况;探诊检查则是使用 0.25N 的探诊力量,检查种植体周围至少 4 个位点,进行种植体周围软组织深度的检查,同时明确是否有探诊出血情况。这里需要强调,在种植冠修复后,应该做一个基线的 PD 检查及平行投照的 X 线片检查,获得基线的 PD 及牙槽骨高度情况,随后逐年与之对比。

第二节 种植体周围炎再生性手术

一、手术目的

如前文所述,种植体周围炎是一种发生在种植体周围组织中的病理状态,其特点是种植体周围结缔组织的炎症和支持骨的渐进性丢失。种植体周围炎治疗的主要目标是解决组织炎症和防止进一步的骨丢失。当种植体周围发生骨下缺损时,有可能使用再生性手术加以解决。种植体周围炎的再生性手术的目的是:①种植体周围骨缺损的区域有骨组织再生。②污染的种植表面净化后重新获得骨结合。③尽量减少种植体周围软组织的退缩。

二、骨再结合(re-osseointegration)的定义

种植体骨结合被定义为有序的活骨和种植体表面之间存在直接的、功能性的连接,没有纤维组织干扰,包括骨形成和骨改建过程。验证种植体周围骨结合的经典方法是组织病理学检查骨与种植体连接区域的结构。这种方法包括定性和定量分析。定性分析侧重于不同组织的辨别和描述,特别是矿化和未矿化的纤维结缔组织。定量分析由组织形态计量学定义,描述了骨-种植体连接处和种植体周围骨的特征,分析的标准参数是骨面积占比、骨与种植体接触和矿物质沉积率。若疾病影响种植体周围骨组织,导致其吸收,则再生治疗的目的是通过重新骨整合修复和恢复缺失的种植体周围结构。一些研究人员将这一术语定义为在种植体周围骨丢失后,在被细菌污染的种植体表面发生新骨生成和骨结合的建立。

Stefan Renvert 曾就污染种植体表面骨再生及骨再结合问题进行了文献综述,一共纳入了 25 篇动物研究,结果显示在既往感染的种植体表面发生再次骨结合是有可能的。然而各篇研究之间再次骨结合的量差异很大,种植体表面特征也会影响再次骨结合的程度,目前没有任何方法能完全解决种植体周围骨缺损问题。

三、手术临床成功标准

种植体周围炎再生性手术通常在治疗后 6 个月,进行临床评估,评估主要有以下几个参数:①是否存在探诊出血及溢脓。②PD 的变化。③临床附着水平的变化。④平行投照 X 线片上明确骨缺损的充填情况及种植体周围边缘骨高度的变化。⑤种植体周软组织的退缩情况。

Jepsen S 等针对种植体周围炎的骨缺损治疗进行综述,明确纳入的 16 篇研究中,有 2 篇临床随机对照研究及 1 篇病例系列研究定义了种植体周围炎再生性手术临床成功的标准:①治疗位点没有进一步的骨吸收。②PD<5 mm。③治疗位点没有探诊出血及溢脓。同时 Renvert 等人进一步加入了放射学指标,将平行投照的根尖片上显示骨缺损较基线充填≥1 mm 作为治疗成功的标准之一。因此目前我们可以将以上这些指标作为临床成功的参考标准,但是远期标准还是需要更高质量的专家共识加以明确。

四、影响手术治疗结果的因素

(一) 种植体周围骨缺损形态

种植体周围的骨缺损形态是影响种植体周围再生治疗成功率的重要因素之一。种植体周围骨缺损的骨壁数越多,再生治疗的成功率就越高。2007 年,Schwarz 进一步提出了种植体周围骨缺损的分类(图 17-2-1),该分类根据种植体暴露于牙槽嵴顶冠方粗糙面的范围分为骨内型(Ⅰ型)和骨上型(Ⅱ型)。骨内型(Ⅰ型)进一步细分为 5 型。

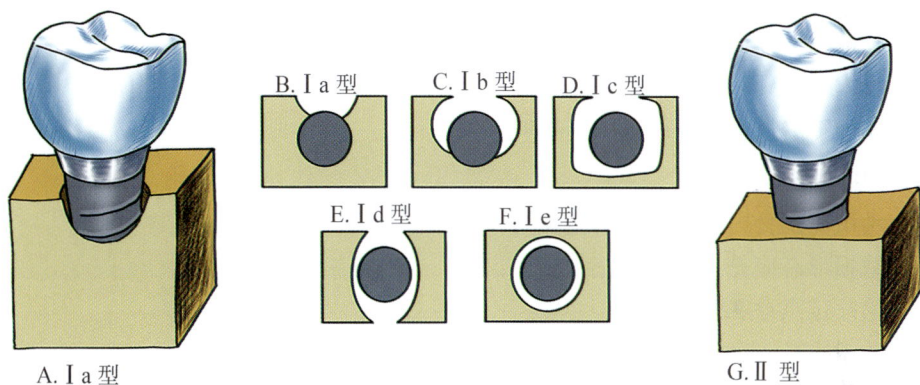

图 17-2-1　种植体周围骨缺损的分类

(1) Ⅰa 型:颊侧裂开式骨缺损,种植体体部位于种植窝内。
(2) Ⅰb 型:颊侧裂开式骨缺损,半环形骨吸收至种植体近远中正中线。
(3) Ⅰc 型:颊侧裂开式骨缺损,舌侧密质骨板内侧环形骨吸收。
(4) Ⅰd 型:环形骨吸收,颊侧和舌侧密质骨板丧失。
(5) Ⅰe 型:颊侧和舌侧密质骨板内侧的环形骨吸收。

通常在同一颗种植体上常合并Ⅰ型和Ⅱ型骨缺损。在手术治疗前,应该明确缺损形态以帮助评估种植体周围炎再生治疗的可预测性,如果缺损情况不佳,可以考虑行切除性手术治疗。

(二) 种植体表面特征及表面去污方式

第八届欧洲牙周病研讨会的共识报告明确指出,种植体周围炎治疗过程中种植体表面的去污处理是极为关键的临床步骤。该步骤主要是为了去除污染种植体表面的细菌生物膜,促使表面具有良好的生物相容性,同时控制种植体周围组织的感染和炎症,利于骨再生和可能的骨再结合。

目前种植体表面的去污处理主要有以下 4 种方式:机械处理、化学处理、激光处理或光动力,临床处理过程中通常会进行联合运用。不同的种植体品牌具有不同的表面处理方式,种植体表面粗糙度不同使得种植体表面去污处理的结果也各不相同。

现有证据表明,即使在体外,完全的种植体表面去污也较难实现;根据种植体各自的表面特征,各种方法的有效性也存在很大差异。因此,尽管大量的动物研究及临床研究表明种植体表面的去污处理对种植体周围病的治疗起到了积极作用,但是目前仍需要建立标准化的种植体表面去污流程,设计高水平的临床研究,并针对不同处理方式的真实临床效果进行综合评估。

五、适应证

(一) 患者相关因素

(1) 患者愿意进行治疗干预且愿意接受定期的牙周维护治疗。

(2) 治疗前需要和患者充分沟通,明确所进行的治疗可以满足患者的期望值。

(3) 全口菌斑指数<20%。

(4) 全口探诊出血指数<20%。

(5) 每天吸烟<10 支。

(6) 无手术及再生手术的医学禁忌证。

(二) 位点相关因素

(1) 种植周围骨内缺损的深度至少为 3 mm。

(2) 缺损形态应是三壁或四壁骨缺损。

(3) 治疗位点存在角化黏膜。

六、手术步骤

(1) 良好的龈瓣设计,充分暴露骨缺损,同时充分减张以保证完全覆盖和稳定移植材料。

(2) 彻底去除种植体周围炎症组织。

(3) 彻底去除种植体表面的污染物;推荐使用钛刷小心地清洁种植体表面,避免破坏种植体表面的微观结构,接着用化学制剂(3%过氧化氢水溶液)清除种植体表面残留的碎屑和污渍层。

(4) 根据缺损大小放置骨移植材料,可覆盖或不覆盖屏障膜。

(5) 充分松弛龈瓣,无张力地关闭创面。

(6) 良好的术后护理,保护创面,减少菌斑堆积,促进伤口早期愈合。

七、病例

患者,女性,34 岁。主诉为右下后牙牙龈出血 4 个月,患者 3 年前行右下后牙种植修复,4 个月前发现种植体周围牙龈刷牙出血。临床检查发现 46 牙位种植修复,种植体稳固,颊侧基台暴露 1 mm。X 线片示 46 种植体近远中有垂直骨缺损。处理方案:牙周基础治疗后,46 牙位行种植体清创+GBR+植骨术(图 17-2-2~图 17-2-4)。

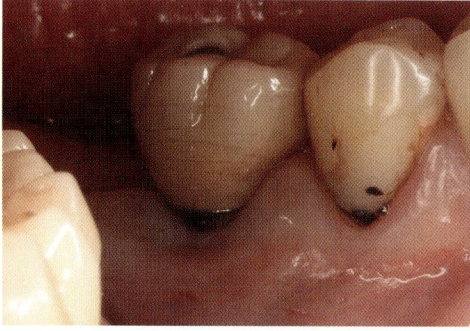

A. 右下颊侧牙龈略有水肿

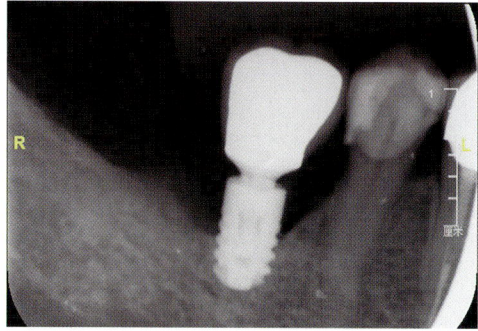

B. 术前 X 线片

图 17-2-2　术前照片

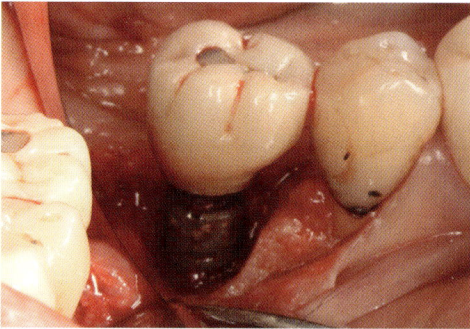

A. 翻瓣清创后可见二壁骨下缺损

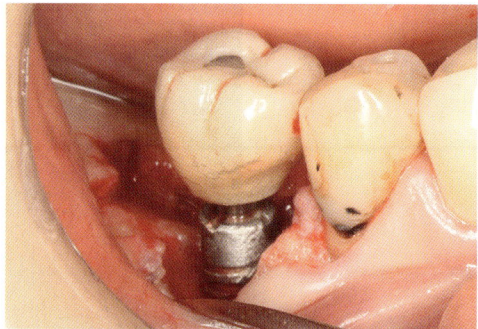

B. 使用钛刷去除种植体表面污染物,种植体周彻底清创

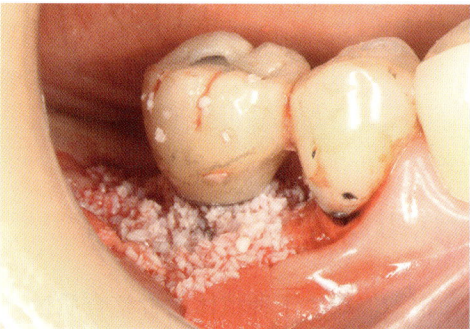

C. 植入骨替代材料

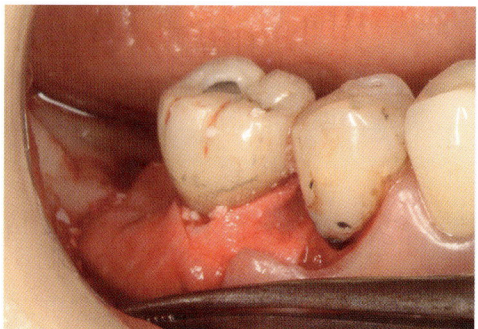

D. 覆盖胶原膜

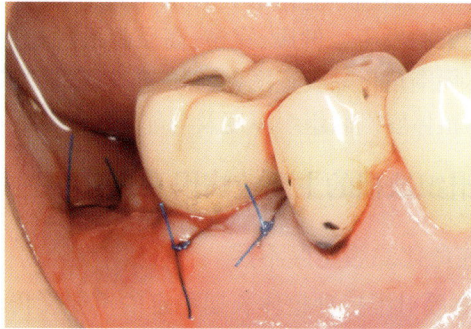

E. 龈瓣减张,冠向复位,彻底关闭创面

图 17-2-3　术中照片

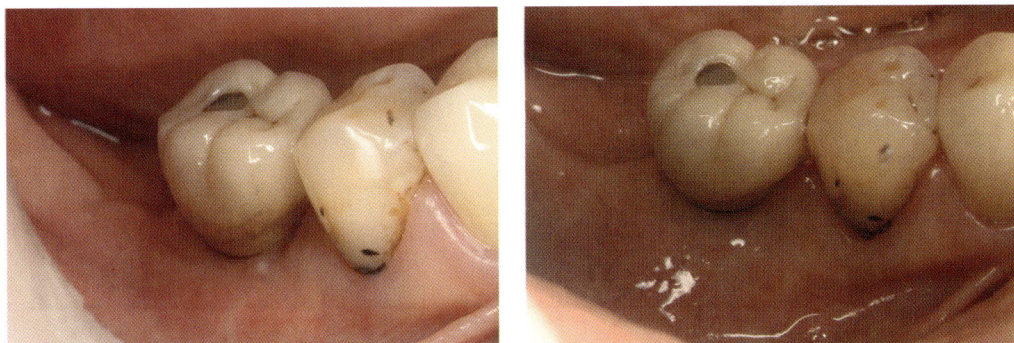

A. 术后 1 个月

B. 术后 1 年

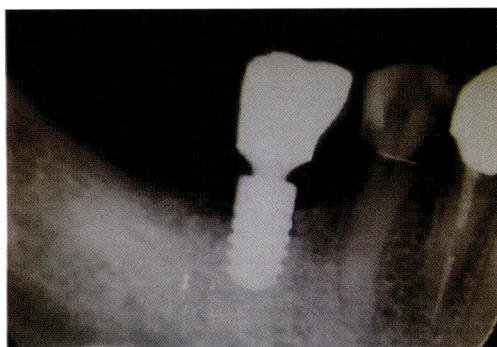

C. 术后 1 年 X 线片

图 17-2-4 术后照片

（病例由董家辰提供）

第三节 种植体周围软组织增量手术

近年来大量证据证明，种植体的长期成功和稳定不仅取决于种植体的骨整合质量，还取决于是否具有健康、完整的种植体周围软组织。2008 年，Lindhe 等学者首次将种植体周围的软组织颈圈定义为种植体周围黏膜，它附着在种植体周围，起到生物密封的作用，以确保种植体周健康，防止周围感染的发生。健康、完整、高质量的种植体周围黏膜或种植体周围软组织，需要足够的种植体周围角化黏膜宽度，足够的角化黏膜宽度利于种植体周围软组织的封闭；同时需要足够的种植体唇侧软组织厚度及与邻牙协调的种植体唇或颊侧龈缘高度。

一、种植体周围软组织缺损的主要致病因素

（一）缺乏角化黏膜或角化黏膜宽度不足

尽管种植体周围角化黏膜对维持种植体长期稳定的重要性仍存在争议，但是长期的随访研究发现足够的角化黏膜宽度有助于减少种植体周围菌斑堆积，预防软组织退缩，并降低种植体周围黏膜炎的发生率。Roccuzzo 等人的研究结果显示，即使接受了定期的牙周维护

治疗,种植体周围角化黏膜缺失位点容易引起菌斑堆积、软组织退缩,需要进一步的手术加以干预。同时拔牙会引起牙槽骨水平向及垂直向的吸收,膜龈联合线随之冠向移位。种植治疗过程中还有可能经历多次骨增量手术,这些手术操作也会引起膜龈联合线的冠向移位,使得种植位点的角化黏膜宽度不足。目前主要使用根向复位瓣结合自体结缔组织移植加以解决。

(二) 薄牙周表型

随着人们对于牙周软组织特性的逐步认识,2017 年世界牙周病和种植体周病分类研讨会的共识报告,明确提出了牙周表型概念,它包含牙龈表型和骨形态类型,牙龈表型由天然牙周围角化组织的宽度和牙龈厚度构成,骨形态类型是指天然牙周围的牙槽骨厚度。牙周表型具有位点特异性,可随时间改变。其变化受环境因素的影响,可通过临床干预措施进行改型。种植体植入位点若为薄牙周表型,会引起该区域修复体基台颜色透出,严重者唇侧软组织进一步退缩。临床上当唇侧软组织厚度＜2 mm 时,定义为薄牙周表型,当厚度＞2 mm 时,定义为厚牙周表型。一项临床研究比较了不同牙龈厚度下,使用金属或氧化锆基台的牙龈边缘颜色差异性。结果显示,当软组织厚度为 3 mm 时,两者颜色均未显现;当软组织厚度为 2 mm 时,金属基台的牙龈边缘呈灰色,而氧化锆基台颜色未显现;当软组织厚度＜1.5 mm 时,无论是金属基台还是氧化锆基台,均出现牙龈颜色的改变。目前临床上主要使用上皮下结缔组织移植解决此问题。

(三) 种植体位置不佳

种植体在骨弓轮廓中的唇舌向位置,会影响软组织边缘的长期稳定性。

首先,当种植体表面与唇侧骨板之间没有预留足够的骨壁厚度,容易引起唇侧骨壁吸收,导致种植体表面暴露,促使唇侧黏膜边缘高度降低。其次,当种植体植入位置偏唇侧,突出于骨弓轮廓之外时,也会引起唇侧黏膜边缘的根向移位。Chen 等人的一项有关即刻种植的前瞻性研究结果显示,种植体周围黏膜边缘退缩的程度与种植体的颊舌位置之间存在显著相关性,在 8 枚位于连接相邻牙齿唇侧颈缘连线唇侧位的种植体中,6 枚发生了唇侧黏膜边缘的退缩。最后,即使种植体植入在骨弓轮廓内,如果种植体角度不佳,也可能对软组织边缘的稳定造成影响。这在种植体即刻植入、不翻瓣植入、手术者缺乏临床经验情况下时有发生。多项即刻种植相关的研究结果显示,种植体唇侧黏膜退缩＞1 mm 的风险为 20%～30%。因此,在进行此类操作前,应仔细检查植入位点的牙周表型、牙槽窝形态,以及拔牙后唇侧骨壁完整性。手术者还可使用手术导板,保证种植体植入在理想的三维位置,以达到满意的美学效果并使之长期稳定。

二、种植体周围软组织缺损的分类介绍

导致种植体周围软组织缺损的原因各不相同,种植体周围软组织的分类不能简单地参照天然牙牙龈退缩,按照邻面附着丧失的程度进行简单划分,而是需要进一步考虑邻面牙龈乳头的高度、种植体支持的修复体黏膜边缘水平及种植体的颊舌向位置。Zucchelli 根据以上评估标准,针对美学区单牙种植体周围软组织缺损进行临床分类。

(1) Ⅰ类:软组织边缘与对侧同名天然牙的牙龈边缘处于同一水平,但是由于软组织厚度不足或者角化牙龈缺失,引起种植体基台颜色透出(图 17-3-1)。

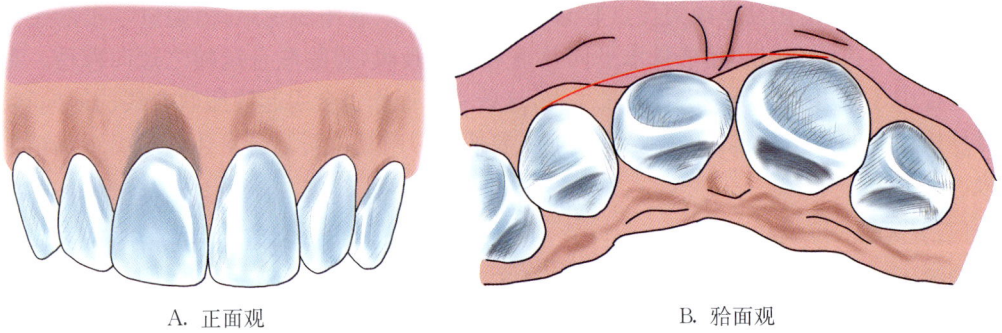

A. 正面观   B. 殆面观

图 17-3-1 Ⅰ 类种植体周围软组织缺损

（2）Ⅱ类：软组织边缘位于对侧同名天然牙牙龈边缘水平的根方，种植体支持的牙冠轮廓位于连接相邻牙齿软组织边缘假想曲线的腭侧（图17-3-2）。

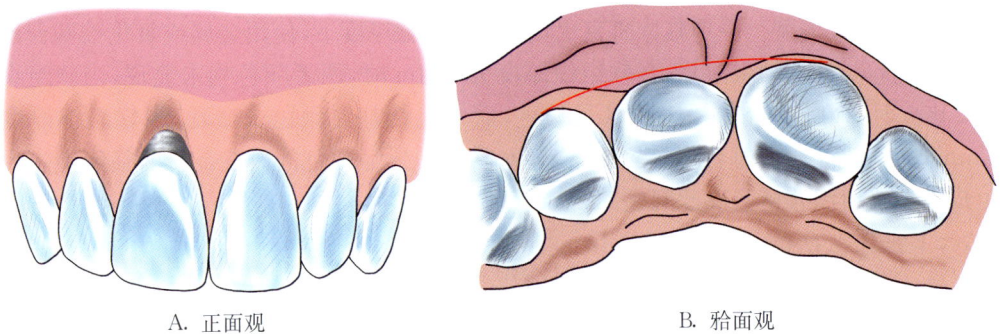

A. 正面观   B. 殆面观

图 17-3-2 Ⅱ 类种植体周围软组织缺损

（3）Ⅲ类：软组织边缘位于对侧同名天然牙牙龈边缘水平的根方，种植体支持的牙冠轮廓位于连接相邻牙齿软组织边缘假想曲线的颊侧。去除冠，观察种植体平台位于连接邻牙牙龈轮廓直线的腭侧（图17-3-3）。

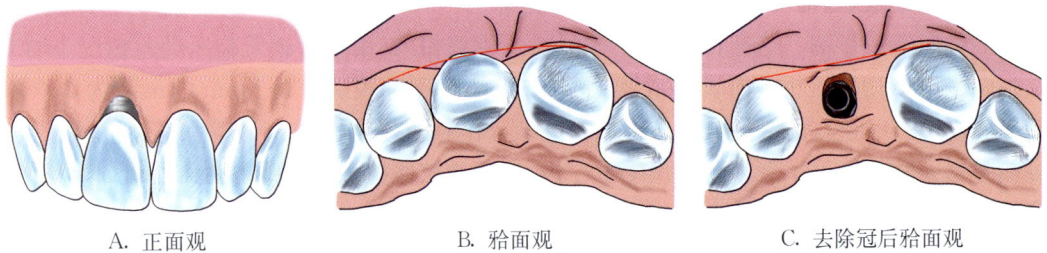

A. 正面观   B. 殆面观   C. 去除冠后殆面观

图 17-3-3 Ⅲ 类种植体周软组织缺损

红线：正常软组织边缘假想曲线

（4）Ⅳ类：软组织边缘位于对侧同名天然牙牙龈边缘水平的根方，种植体支持的牙冠轮廓位于连接相邻牙齿软组织边缘假想曲线的颊侧。去除冠，观察种植体平台位于连接邻牙牙龈轮廓直线的唇侧（图17-3-4）。

同时，该分类进一步根据种植体邻面牙龈乳头的高度，将每一类型的软组织退缩分为各个不同的亚型（图17-3-5）。①a型双侧牙龈乳头位于理想牙龈边缘线冠方≥3 mm。②b

型至少有一侧牙龈乳头有退缩,位于理想牙龈边缘线冠方 3 mm 以内。③c 型至少有一侧牙龈乳头有退缩,位于理想牙龈边缘线水平或者根方。

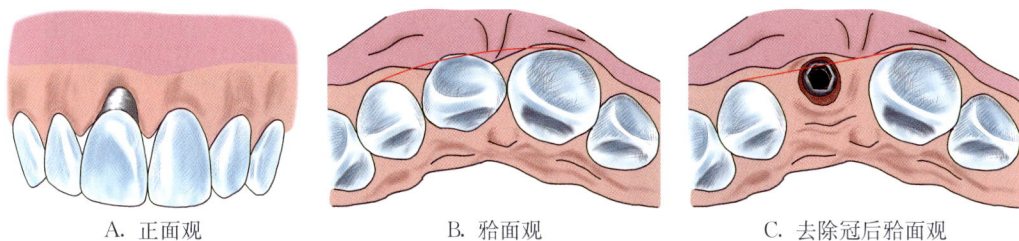

A. 正面观　　　　　　　B. 船面观　　　　　　C. 去除冠后船面观

图 17-3-4　Ⅳ类种植体周软组织缺损

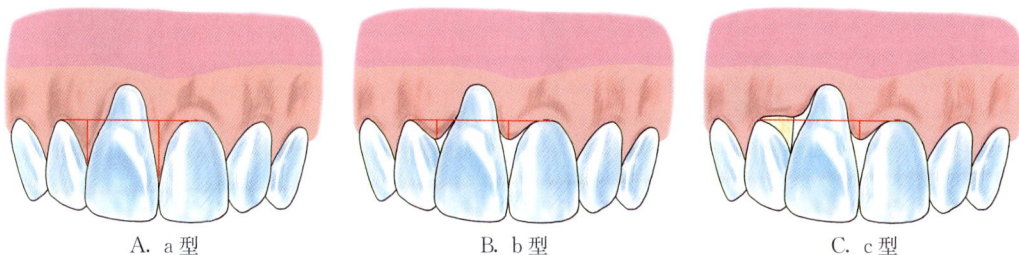

A. a 型　　　　　　　　B. b 型　　　　　　　C. c 型

图 17-3-5　根据龈乳头高度分类的种植体周围软组织缺损亚型

三、病例

患者,女性,35 岁。主诉为左上前牙种植体唇侧凹陷数月余。半年前该患牙拔除后行种植体植入,同期行 GBR 治疗。半年来该位点无自觉症状。患者曾于外院行洁牙治疗,无牙周专科治疗史。全身体健,无过敏史,否认不良习惯。临床检查可见口腔卫生尚可,菌斑Ⅰ度,牙龈略有充血,BOP(+),PD:3～4 mm,AL:1～2 mm。21 种植体植入后,PD:2～3 mm,无明显的探诊出血,种植体稳定系数:70,角化牙龈宽度为 4 mm,牙周表型薄,双侧牙龈乳头位于理想牙龈边缘线冠方 3 mm。临床诊断:牙周炎(Ⅲ期 C 级,广泛型);Zucchelli 软组织缺损Ⅰa 类。治疗方案:①牙周基础治疗。②21 号行软组织增量手术。③牙周维护治疗(图 17-3-6～图 17-3-10)。

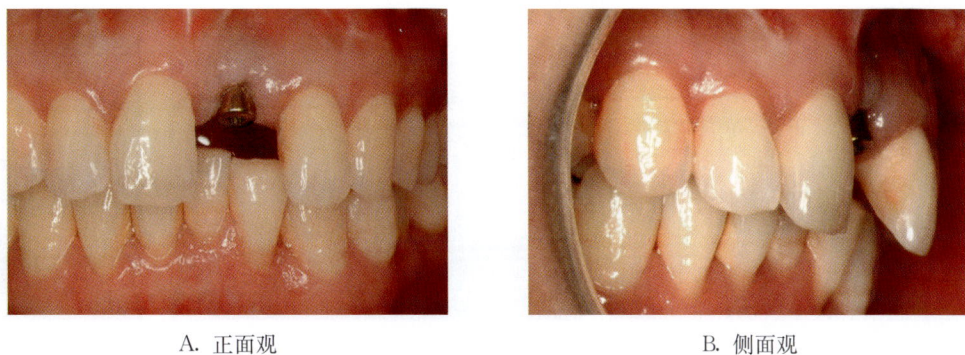

A. 正面观　　　　　　　　　　　　　B. 侧面观

图 17-3-6　术前照片

注:软组织边缘与对侧同名天然牙的牙龈边缘处于同一水平,但是软组织厚度不足导致种植体基台颜色透出

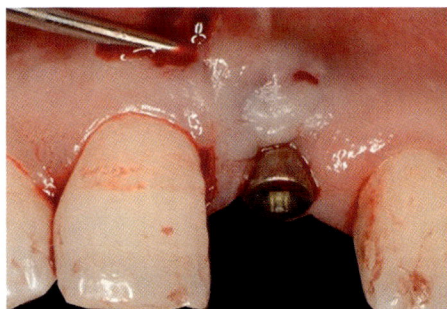

A. 唇侧系带区域做垂直切口

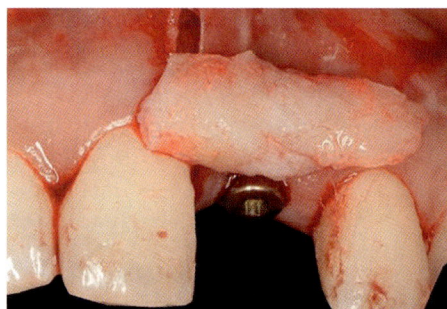

B. 获取上皮下结缔组织

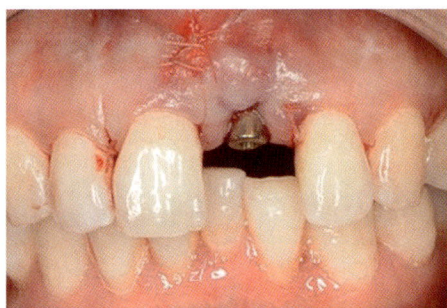

C. 将上皮下结缔组织穿通于隧道样结构内

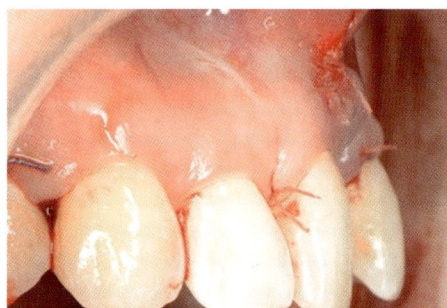

D. 缝合

图 17-3-7 术中照片

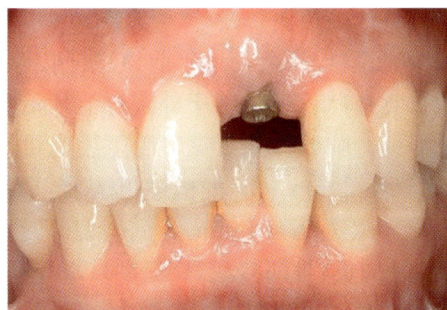

A. 术后 2 个月正面观

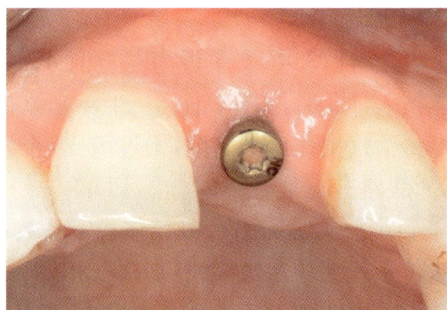

B. 术后 2 个月𬌗面观

图 17-3-8 术后照片

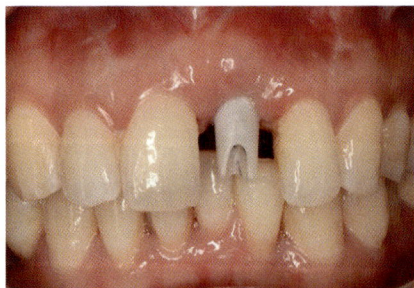

A

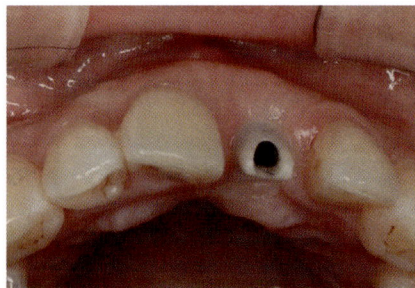

B

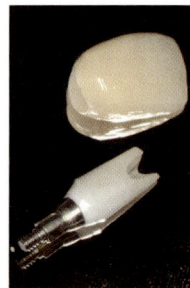

C

图 17-3-9 个性化美学修复

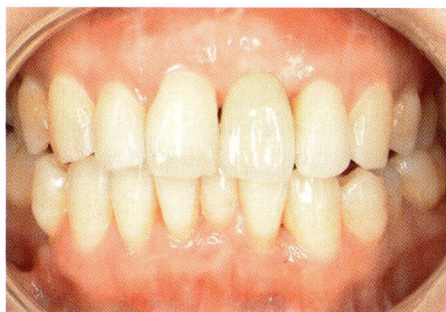
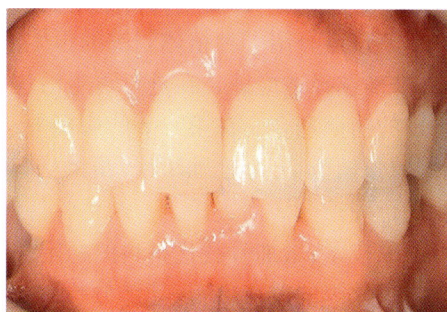

A. 修复后即刻　　　　　　　　　　　　　　　B. 修复后 2 年

图 17-3-10　修复后照片

（病例由倪靖提供）

第四节　病例体会

在临床上进行种植体周围病变的随访治疗时,应该进行全面的牙周及种植体周围临床检查,相关的临床检查包括口腔卫生状况检查、种植体周围黏膜检查、PD 检查、咬合检查、X线检查、种植体松动度检查,其中种植体周围黏膜的检查包括种植体周围黏膜色、形、质的观察,是否有溢脓及瘘管形成,角化黏膜宽度的测量以及系带位置的检查,明确这些因素是否影响种植体周围软组织的封闭。同时还应该明确种植体唇舌向、近远中向是否正确,检查种植体唇侧颈部牙龈边缘的位置、厚度及牙龈乳头的高度等内容。

通过这些临床检查,判断种植体所处的状态,是属于种植体周围健康、种植体周围黏膜炎、种植体周围炎还是存在种植体周软组织缺损。种植体周围健康需要满足以下条件:①无炎症性的临床指征。②轻柔探诊后无出血和(或)溢脓。③与基线检查相比,无 PD 的增加。④除了初期骨改建导致的牙槽骨水平改变,无进一步的骨丧失。种植体周围黏膜炎需要满足以下条件:①轻柔探诊后出血和(或)溢脓。②与先前的检查相比,PD 可一致或增加。③骨丧失程度未超过早期骨改建导致的牙槽嵴骨水平变化值。种植体周围炎需要满足以下条件:①轻柔探诊后出血和(或)溢脓。②与基线检查相比,PD 增加。③骨丧失程度超过早期骨改建导致的牙槽嵴骨水平变化值。④没有基线检查数据的前提下,轻柔探诊后出血和(或)溢脓;PD≥6 mm;以种植体骨内部分冠端为参照,牙槽骨吸收≥3 mm。2019 年,Zucchelli 提出了美学区单个种植体周围软组织缺损的临床分类,指出种植体周围软组织缺损的临床表现包括种植体支持的冠部软组织边缘比同侧自然牙的龈缘位置更低,露出灰色植体;和(或)缺乏角化黏膜;和(或)软组织厚度降低。

在明确种植体所处的状态后,需要根据相应的情况给予治疗。针对种植体周围黏膜炎及种植体周围炎的患者,可以遵循 Lang 等提出的"渐进性阻断支持治疗"(cumulative interceptive supportive therapy,CIST)原则,需要去除病因,机械清除菌斑,结合氯己定及抗生素的使用。同时也可以结合激光治疗,控制种植体周围的炎症。有些病例需要进一步进行手术治疗,手术治疗包括切除性手术、再生性手术及种植体的拔除,具体使用何种手术方法,需根据骨组织缺损形态、种植体在口腔的位置及种植体周围炎的严重程度决定。

　　本章节重点介绍了种植体周围的再生治疗,在使用该治疗方式时,需要从患者角度及位点角度,准确选择适应证。在进行再生治疗手术时,需要做到以下关键要素:①减张瓣设计,实现创口的初期愈合。在第二节的病例中,术者增加了种植体远中的垂直切口,同时结合深层、浅层减张切口,充分松弛龈瓣,帮助伤口愈合。②彻底清创,清除炎症肉芽组织,同时应用钛刷进行种植体表面去污。③放置骨替代材料,覆盖胶原膜,以维持创口稳定。病例中采用了双层膜技术,增加骨替代材料的稳定性,防止外侧软组织的过快长入。对于存在种植体周围软组织缺损的位点,应该具体分析种植体周围软组织缺损的类型、致病因素及程度,选择相应的治疗方法。在第三节的病例中,种植体唇侧软组织边缘与对侧同名天然牙的牙龈边缘处于同一水平,但是由于软组织厚度不足,引起种植体唇侧软组织凹陷。术中,使用显微刀片于唇侧系带区域做垂直切口,延伸至膜龈联合根方,使用微创器械充分分离龈瓣,形成隧道样结构,将上皮下结缔组织穿通于隧道样结构内,龈瓣复位,严密缝合。该手术方法可以避免对于种植体周围龈乳头的损伤。

(倪　靖)

第十八章

正畸相关的牙周手术

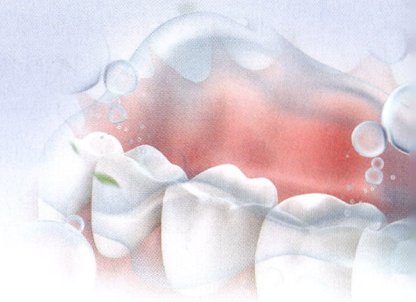

第一节　正畸治疗中软组织增量手术

　　牙槽骨是牙周软组织附着的基础,任何可能引起牙槽骨发育缺陷或丧失的因素均可能诱发牙龈退缩,不当的正畸治疗就是其中一个诱发因素。正畸治疗中产生牙龈退缩的原因包括菌斑和牙龈炎症、附着龈过窄或缺失、牙齿过分唇向移动、不正确的刷牙方法、创伤、系带附着及肌肉附着、牙槽骨开裂和开窗等。

　　牙龈厚度与其下方的牙槽骨板厚度呈正相关。较薄的组织更容易出现牙龈退缩。正畸治疗中牙龈边缘的改变很大程度上取决于牙齿将要移动的方向和牙龈唇颊侧的厚度。有学者指出,正畸治疗过程中薄龈生物型牙齿的唇颊向移动会引起相应部位的牙槽骨丧失,如骨开裂,从而增加牙龈退缩的发生。这种状况在下前牙区更为明显,这是由于牙槽骨板薄及其牙根向牙弓外突出。Burke 等指出,正畸治疗排齐拥挤的前牙后会使牙根分散,牵拉龈乳头,导致术后出现"黑三角",提示牙龈退缩与下前牙唇倾度和轴倾度具有相关性。在牙槽骨内的牙齿移动不会造成牙龈退缩,只有当牙齿移动到骨皮质外,引起骨开裂时,才会增加牙龈退缩的风险。

　　若牙齿萌出位置过低,接近膜龈联合,则可致颊侧附着龈过窄或缺失,过窄的附着龈宽度会增加牙龈退缩的发生率。然而,附着龈不足并不是牙龈退缩的原因,研究显示,即使没有足够的附着龈,也可以通过控制牙龈炎症来维持附着水平。在存在炎症的情况下,没有足够附着龈的患者表现出持续的附着丧失和牙龈退缩。因此,口腔卫生差被认为是牙龈退缩的诱发因素。正畸治疗中正畸装置的安放使口腔卫生维护变得相对困难,容易造成口腔卫生不良,伴随正畸治疗过程中作用于牙周组织的正畸力,牙周组织更容易发生炎症。尽管导致退缩的解剖变异并不总是需要治疗,但在同时存在诱发因素的情况下,需要进行手术干预。

　　膜龈手术是涉及附着龈、牙槽黏膜或系带等牙周软组织的多种手术的总称,其目标是恢复和重建因疾病、炎症、解剖异常或创伤而损失的牙周软组织,改善异常的系带和肌肉附着,对牙周健康、美观及牙齿的长期稳定性具有重要意义。膜龈手术可以增加角化龈宽度、增加牙龈厚度、修整系带、纠正牙龈退缩并达到根面覆盖的目的。手术方式包括游离龈移植术、单纯冠向复位瓣或侧向转位瓣、冠向复位瓣或侧向转位瓣联合引导性组织再生及微创隧道技术等，牙周专科医师可根据手术目的、牙周软组织缺损情况和正畸牙齿移动方向等选择合适的手术方式。FGG 能显著增加附着龈宽度，但美学效果欠佳。上皮下结缔组织移植在增加软组织厚度方面是一种有效且被广泛认可的方法。它不仅能够即时增加牙龈软组织的厚度，还能够随着时间的推移进一步促进角化组织的形成，从而提供良好的长期美学效果和功能性改善。因此，它被认为是软组织增量的"金标准"。牙龈退缩需要的根面覆盖术包括带蒂瓣、上皮下结缔组织移植物和引导性组织再生术等，上皮下结缔组织移植物可结合冠向复位瓣、侧向转位瓣、隧道瓣，其中，上皮下结缔组织移植物结合冠向复位瓣可实现 80% 的根面覆盖，且手术成功率最高，被认为是根面覆盖术的"金标准"。

由于目前的研究证据有限，正畸相关膜龈手术的治疗时机尚无准确定论。有学者建议在任何牙齿唇向移动之前进行增量是合理的，尤其是存在薄牙周表型或角化组织宽度小于 2 mm 的情况下。Geiger 提出角化龈的宽度不是静态的，是动态可变的，是可以随着环境的改变而发生变化的。Dorfman 发现在唇向移动切牙后产生了角化龈宽度的减少和牙龈退缩，但如正畸时切牙舌向移动，角化龈宽度会有所增加，所以附着龈的宽度与牙齿移动方向及牙齿的最终位置有关。因此，实施正畸前软组织增量手术除了考虑软组织的解剖形态外，还需要考虑后续的正畸方案。

第二节　牙周辅助加速成骨的正畸治疗

1893 年，Bryan 首次描述了皮质骨切开术促进牙齿移动。1959 年，Kole 将其作为快速牙齿移动的手段引入正畸治疗过程。牙齿移动的主要阻力来源于皮质骨板。在正畸治疗中，通过降低骨皮质板的连续性，可以加速牙齿的移动，从而在比正常预期短得多的时间内完成治疗。Kole 的手术包括翻开全厚瓣，暴露颊侧和舌侧牙槽骨，然后在牙间切开皮质骨，并连接齿间切口的根尖下水平切口截骨，穿透整个牙槽骨。由于 Kole 技术存在较大的侵入性，因此未被广泛接受。Düker 研究了皮质切开术后牙齿快速移动对牙齿和边缘牙周组织活力的影响，结果显示术后治疗牙位的牙髓和牙周组织均未受损。但在骨皮质切开过程中，需要避免切开边缘骨嵴，齿间切口始终距离牙槽嵴顶骨水平至少 2 mm，以保证牙周组织的健康稳定。

Wilcko 等介绍了一种较新的外科正畸治疗方法，是指将皮质切开术与牙槽骨增量相结合的创新策略，该技术被称为加速成骨正畸术（accelerated osteogenic orthodontics，AOO），也称为牙周辅助加速成骨正畸术（periodontally accelerated osteogenic orthodontics，PAOO）。该技术安全、有效、可预测性强，可减少牙根吸收，缩短治疗时间，提供更大的治疗后稳定性，增加角化龈的宽度，并可在某些情况下减少正颌外科手术的需要。

一、生物学基础

PAOO 通过外科手术在牙齿的唇侧和舌侧切开皮质骨，然后移植骨材料。患者每 2 周就诊一次，PAOO 后产生的快速牙齿移动与牙周膜细胞介导的牙齿移动有很大不同。局部骨质疏松状态是局部加速现象（regional acceleratory phenomenon，RAP）愈合过程的一部分,可能是 PAOO 后牙齿快速移动的原因。骨组织外伤使周围骨组织发生短暂的爆发性重建,牙槽骨发生再矿化,新骨形成。1983 年,Frost 首次描述了 RAP,他指出,最初的损伤以某种方式加速了正常的局部愈合过程,这种加速就是 RAP。RAP 通常发生在骨折、关节融合术、截骨术或骨移植术后,可能涉及创伤愈合所需前体细胞的募集和激活,这些前体细胞集中在损伤部位。RAP 不是一个单独的愈合事件,它可以加速硬组织和软组织愈合,速度提升至原来的 2～10 倍。Shih 和 Norrdin 证明,当口内皮质骨被损伤时,RAP 通过短暂的硬组织和软组织重建加速了正常的局部愈合过程。

RAP 在骨愈合中的两个主要特征包括局部骨密度降低和骨代谢加快,这被认为有助于正畸牙齿移动。Wilcko 等人在影像学资料里展示了骨皮质切开术后牙槽骨呈现出骨质疏松状态。此外,在一项分口对照研究中,小而圆的皮质穿孔和皮质切开术切口的牙齿移动速度相当。这一发现进一步支持了 RAP 对快速正畸牙齿移动的作用。

RAP 在创伤后几天内开始,通常在 1～2 个月达到峰值,在骨内可持续 4 个月,可能需要6～24 个月以上才能消退,只要牙齿继续移动,RAP 就会延长。RAP 消失后,正常海绵状软骨的放射学图像再次出现。当正畸牙齿移动完成后,就会创造一个有利于牙槽骨再矿化的环境。

二、适应证

皮质切开术可促进正畸牙齿移动,并能克服传统正畸治疗的一些缺点,如所需时间长、牙齿移动范围有限及难以在特定方向产生移动等。

（1）牙槽骨量不足（骨开窗、骨开裂）。
（2）齿槽、颌骨不协调（齿槽前突、牙弓横向不足）。
（3）中度至重度拥挤、需要扩张或拔除的Ⅱ类错𬌗和轻度Ⅲ类错𬌗。
（4）解决拥挤问题,缩短治疗时间。
（5）增强矫正后的稳定性。
（6）促进埋伏阻生牙萌出。
（7）拔牙间隙难以关闭。

三、禁忌证

（1）长期服用免疫抑制剂的患者。
（2）处于牙周炎活动期的患者。
（3）已有严重牙龈退缩的患者。
（4）严重后牙反𬌗需要手术治疗者。
（5）双颌骨性前突伴有露龈笑者。骨皮质切开术有术后残留瘢痕的风险,因此可能会不适用于微笑线高的患者。

四、手术步骤

PAOO 包括 5 个步骤:翻瓣、去骨皮质、骨替代材料移植、缝合和正畸力应用。

（一）翻瓣

恰当的龈瓣设计是外科手术成功的关键。在 PAOO 应用中,在唇颊或舌腭侧行沟内切口,同时将龈瓣向远端各延伸 1～2 个牙位,或在龈瓣近远中向增加垂直切口。在牙龈乳头区域建议行龈乳头保护切口。接着进行全厚黏骨膜翻瓣,确保牙槽骨全面暴露,为后续的骨皮质切开术创造有利条件。然后在龈瓣根方,切断骨膜,半厚瓣分离,充分减张。

(二) 去骨皮质

去骨皮质是指去除牙槽骨的皮质部分,目的是启动 RAP 反应,但不产生可移动的骨段。局部麻醉下翻瓣,使用低速圆钻或超声骨刀在牙根间的骨面进行垂直向线性切口或点状钻孔切断骨皮质,范围是从牙槽嵴顶下方 2～3 mm 延伸至根尖根方 2 mm。在 PAOO 中,在牙槽骨的唇侧和舌侧(腭侧)进行皮质切开术,切口深度以穿透骨皮质到达骨髓腔为宜,切开处有血冒出即可,避免损伤底层结构,如上颌窦和下颌管等。

(三) 骨替代材料移植

对牙槽骨量不足的患者可同期进行骨移植,使用胶原膜覆盖植骨区。最常用的移植材料是脱蛋白牛骨、自体骨、脱钙冻干同种异体骨或其组合。所用移植材料的体积取决于预测的牙齿移动方向和量、牙槽骨的预处理厚度及所需的唇侧牙槽骨支持。

(四) 缝合

使用间断缝合或悬吊缝合无张力关闭龈瓣。建议术后 2 周拆线。

对于骨量充足,不需要进行骨移植,只需加速正畸移动患者,也可以采用不翻瓣的 PAOO 术式,利用 CT 精准定位牙根位置,在牙龈表面行牙根间垂直切口,用超声骨刀垂直向切断骨皮质后缝合牙龈切口。

五、正畸治疗的时机

牙齿上正畸托槽的放置可以在 PAOO 手术前 1 周完成。术后 1 周,手术伤口基本愈合,即可对牙齿施加正畸力,正畸力的启动不应超出术后 2 周,因为术后较长时间再加力将无法充分利用术区的 RAP 效应。固定矫治可以将加力间隔时间缩短到 2 周 1 次,活动矫治可缩短到 5～7 天加力 1 次,从而显著提高正畸牙移动的速率,缩短正畸疗程。正畸医生完成牙齿加速移动的时间有限,这段时间通常为 4～6 个月,在完成快速移动后,正畸医生需要快速增加弓丝尺寸,最初尽可能使用最大的弓丝。

六、并发症及安全性评估

尽管 PAOO 被认为是一种比截骨术辅助正畸或手术辅助快速扩张创伤更小的手术,但仍有一些关于皮质切开术后对牙周组织不良影响的报告,例如在牙间距离较小的病例中观察到少量的牙槽骨吸收和附着丧失。面部和颈部的皮下血肿也时有报道。关于术后反应,PAOO 术后初期,患者普遍经历重度疼痛、中度至重度肿胀、咀嚼困难和下巴运动受限,这些都是术后可预期的正常反应。

现有证据表明 PAOO 后牙齿快速移动(如每周 1.2 mm),牙髓活力并未受到影响,这支持了 PAOO 手术在保持牙髓健康方面的安全性。过去人们普遍持有的观点是,在正畸牙齿移动过程中,牙根吸收是一个难以完全避免的现象,且其程度往往与矫治力的持续时间和强度相关联。然而,随着 PAOO 等现代技术的发展,这一传统观念正受到挑战。PAOO 通过促进牙槽骨的快速改建,显著缩短了正畸治疗的时间,从而可能降低了牙根吸收的风险。这一推论得到了多项研究的支持。Ren 等的研究表明,在比格犬模型中,经过骨皮质切开术后实现的牙齿快速移动,并未观察到显著的牙根吸收或不可逆的牙髓损伤,这提示了 PAOO 在保护牙齿健康方面的潜力。Moon 等的研究也证实了这一点。他们采用皮质切开术结合骨骼支抗系统,成功地在 2 个月内将上颌磨牙推动了 3.0 mm,且未报告有牙根吸收的情况发生。同时该手术方式还减少了固定矫治器的使用时间,这有助于维持口腔环境的稳定,减少因长期佩戴矫治器而导致的口腔微生物群落失衡的发生,进而防止良性的共生细菌生物膜转变为具有破坏性的细胞毒性状态,这种情况在固定矫治器佩戴超过 2~3 年的情况下尤为显著。并且它使得牙齿能够在更短的时间内移动更多的距离,这一进步在牙槽骨适应性改建方面尤为关键。

第三节 病例与体会

一、病例

病例 1

患者,女性,25 岁。主诉为下前牙牙龈过薄 2 年。临床检查发现主诉牙 33~43 牙位唇侧牙龈菲薄,根形明显,牙龈轻度水肿,无探诊出血,牙面少量菌斑,未探及龈下牙石,PD:2~3 mm;32 牙位舌向移位,31、32、33、42 牙位扭转;部分牙位可见正畸附件。CBCT 检查发现 33~43 牙位唇侧牙槽骨骨板薄。全口检查得出诊断:牙龈炎、错𬌗畸形。对患者进行口腔卫生指导,全口龈上洁治及抛光,随后采用信封瓣+上皮下结缔组织移植物技术行下前牙软组织增量(图 18-3-1~图 18-3-3)。

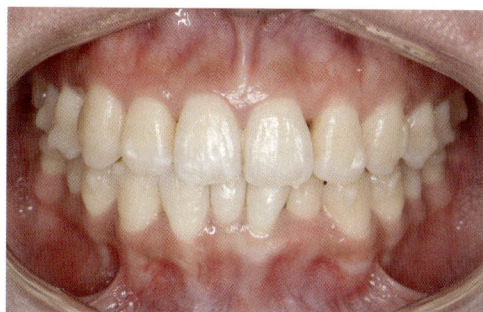

A. 全口正面照

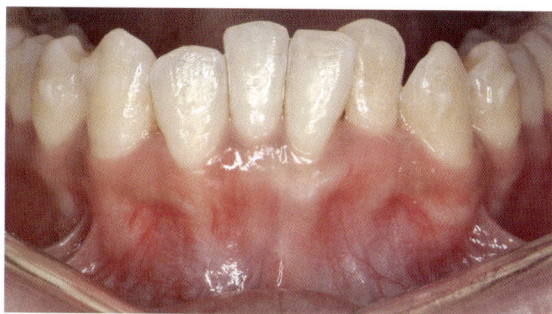

B. 下前牙区正面照

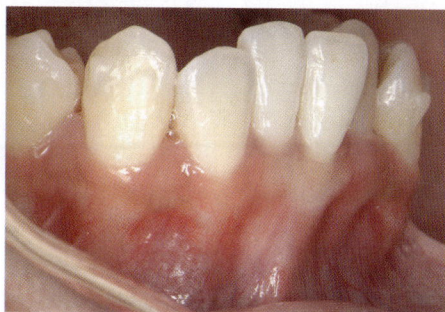

C. 下前牙区侧面照

图 18-3-1 术前照片

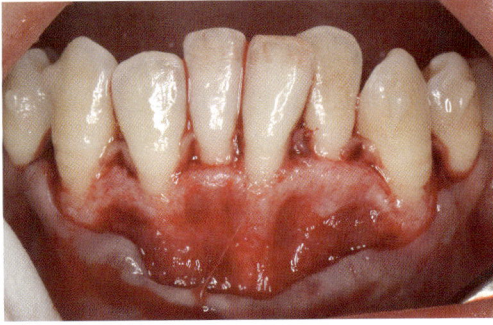

A. 分离半厚瓣

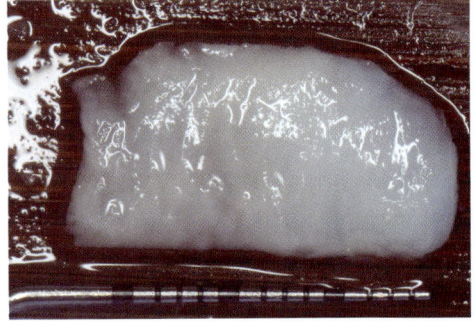

B. 上皮下结缔组织移植物

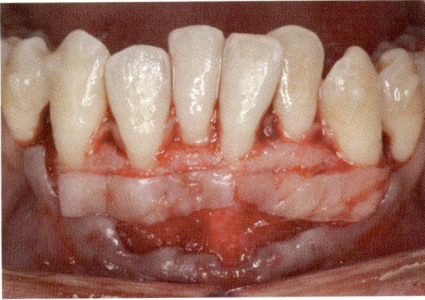

C. 上皮下结缔组织移植物缝合

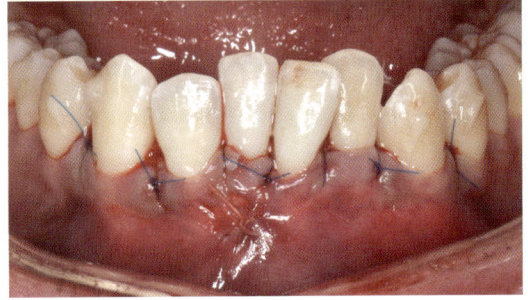

D. 缝合

图 18-3-2　术中照片

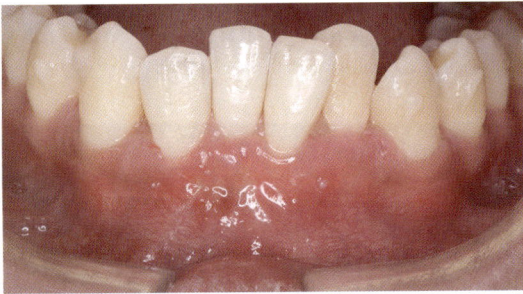

A. 2 周后拆线正面照

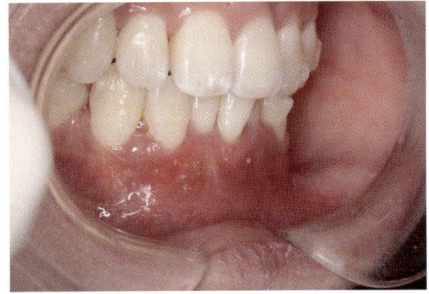

B. 2 周后拆线侧面照

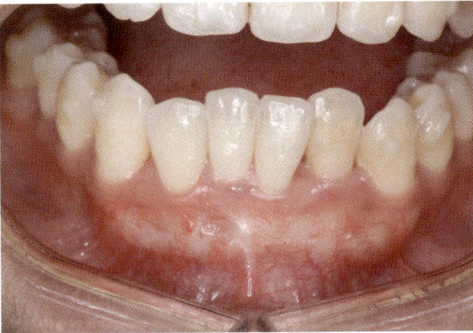

C. 术后 4 个月正面照

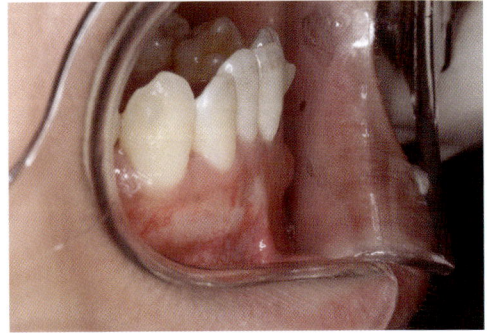

D. 术后 4 个月侧面照

图 18-3-3　术后照片

（病例由陈慧文提供）

病例 2

患者,女性,36 岁。主诉为正畸前发现下前牙牙龈薄型。临床检查可见 31、41 牙位中央间隙 4 mm,32～42 牙位唇侧牙龈退缩 1～2 mm,下前牙牙周表型薄型。31、41 牙位属于 Miller Ⅲ 类牙龈退缩。对患者进行口腔卫生指导,龈上洁治、龈下刮治后行膜龈手术修复退缩牙龈并改善牙周表型,行梯形瓣联合上皮下结缔组织移植物技术(图 18-3-4～图 18-3-6)。

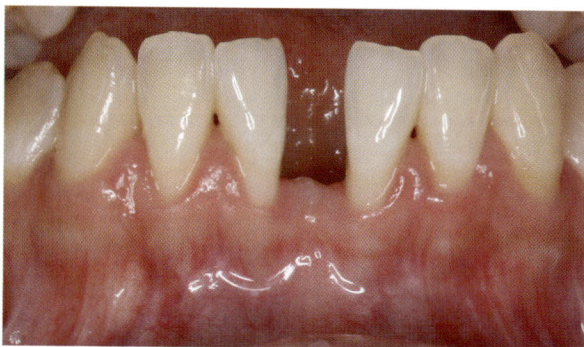

图 18-3-4 术前照片

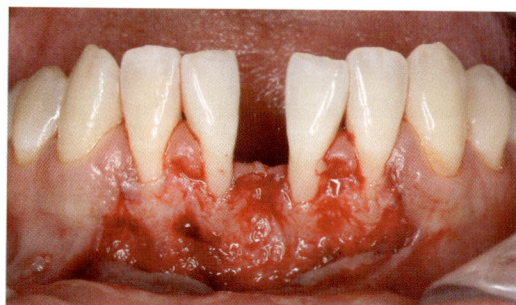

A. 术前梯形瓣切口

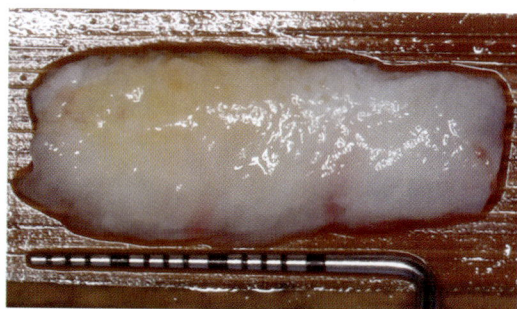

B. 上皮下结缔组织移植物

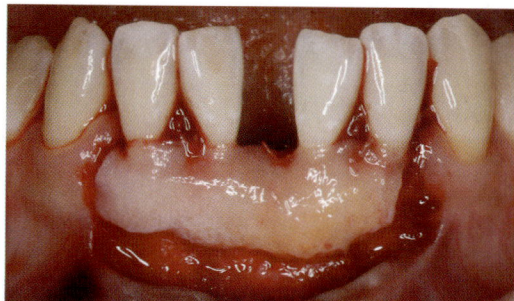

C. 上皮下结缔组织移植物缝合

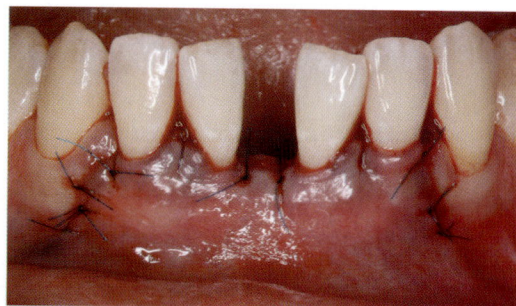

D. 龈瓣缝合

图 18-3-5 术中照片

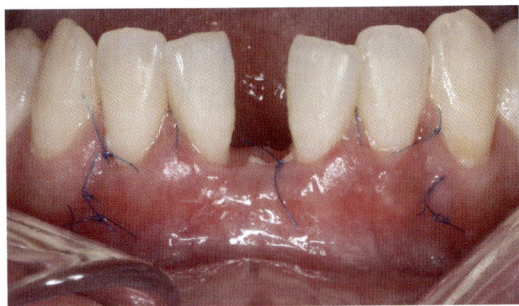

A. 术后 2 周拆线前

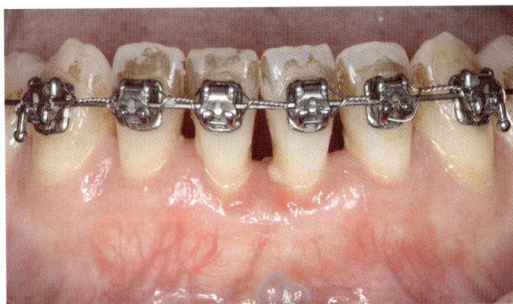

B. 术后 1 年

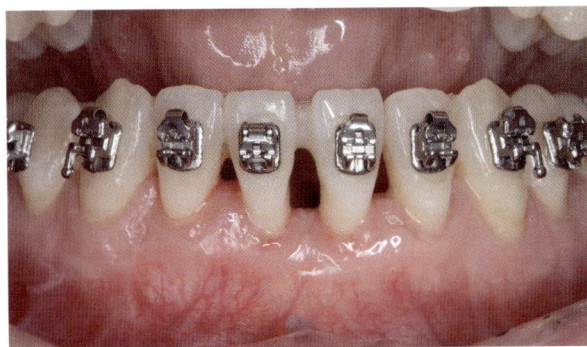

C. 术后 2 年

图 18-3-6 术后照片

（病例由董家辰提供）

病例 3

患者，女性，27 岁。主诉为正畸转诊，要求行下前牙区软组织增量。临床检查发现患者口腔卫生可，咬合关系不佳，前牙反𬌗，11、21 牙位牙龈退缩，牙龈表型薄，可扪及牙根轮廓突起，角化牙龈宽度为 2~3 mm，无探诊出血。与正畸医生充分沟通，明确下前牙需要唇侧倾斜移动。针对患者进行口腔卫生指导，全口龈上洁治，随后进行下前牙区软组织增量术，覆盖裸露根面的同时，改善牙龈表型（图 18-3-7~图 18-3-9）。

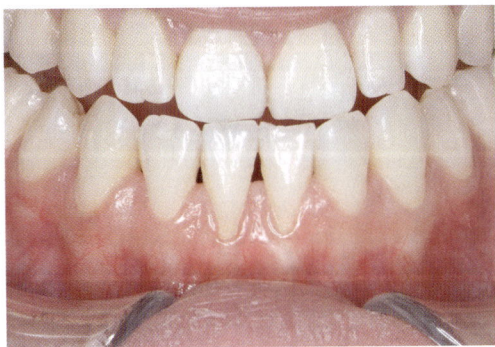

A. 术前正面照

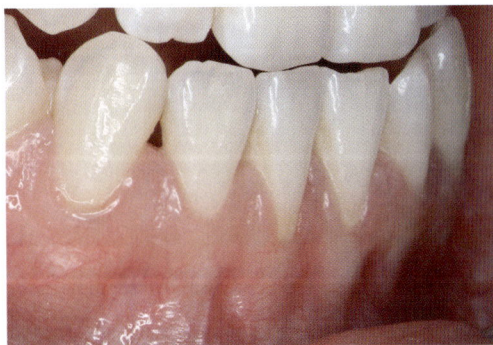

B. 术前侧面照

图 18-3-7 术前照片

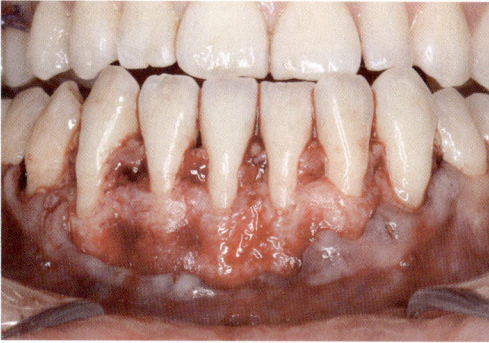

A. 信封瓣切口

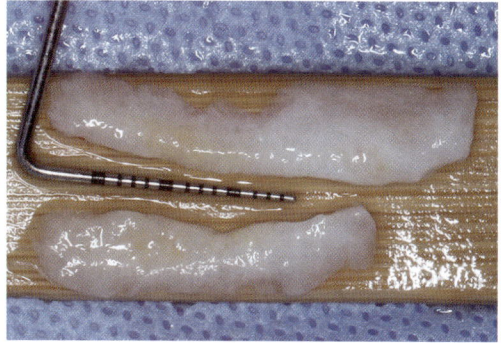

B. 上皮下结缔组织移植物

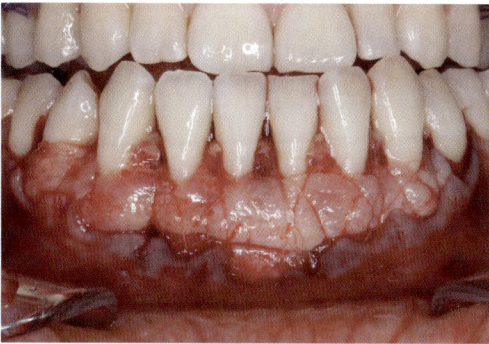

C. 上皮下结缔组织移植物缝合

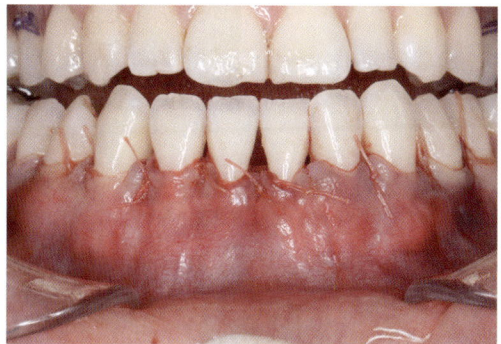

A. 龈瓣缝合

图 18-3-8 术中照片

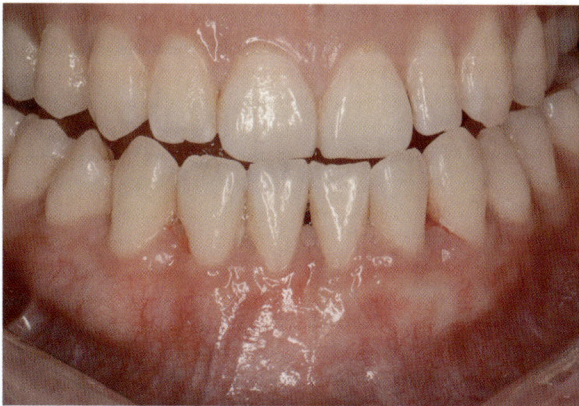

B. 术后

图 18-3-9 术后照片

（病例由倪靖提供）

病例 4

患者,女性,25 岁。主诉为正畸过程中发现左上尖牙牙龈持续性退缩半年。临床检查可见患牙正畸托槽在位,23牙位唇侧牙龈退缩2 mm,附着龈宽度4 mm,近远中龈乳头在位,牙齿无明显松动。23牙位牙龈退缩属于Miller Ⅰ类牙龈退缩。对患者进行口腔卫生指导,龈上洁治、龈下刮治后行膜龈手术修复退缩牙龈,因23牙位为单牙位牙龈退缩,唇侧角化龈充足,可行梯形瓣联合上皮下结缔组织移植物技术(图18-3-10～图18-3-12)。

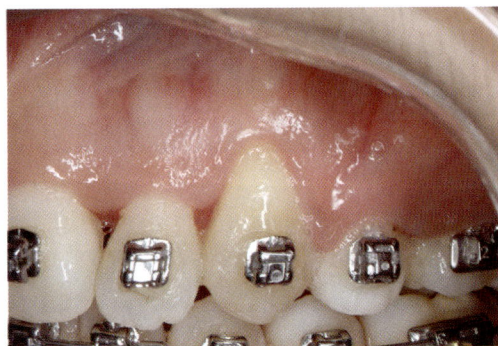

图18-3-10 术前照片

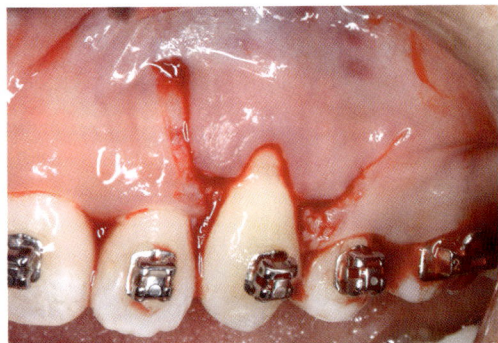

A. 术中梯形瓣切口

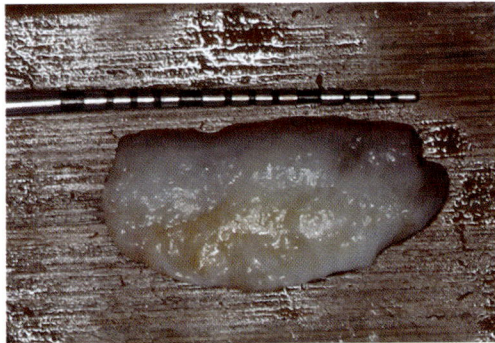

A. 上皮下结缔组织移植物

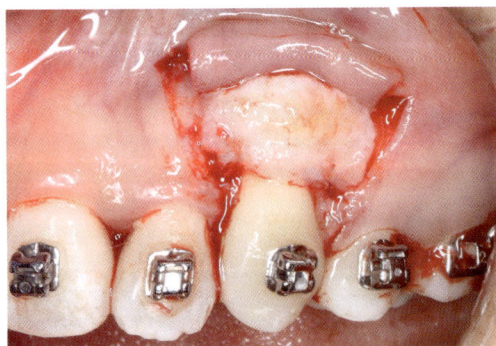

B. 上皮下结缔组织移植物缝合

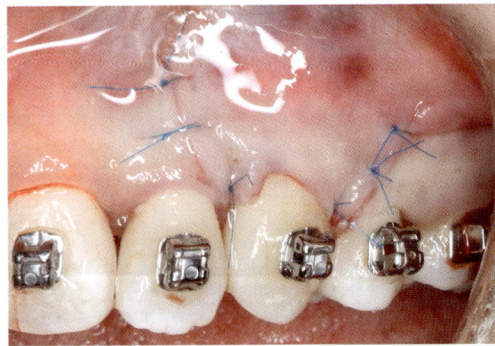

C. 龈瓣缝合

图18-3-11 术中照片

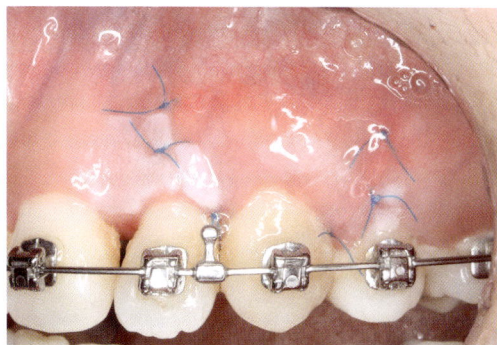

A. 术后2周拆线

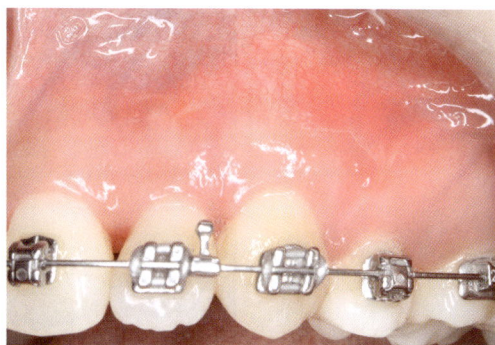

B. 术后1个月

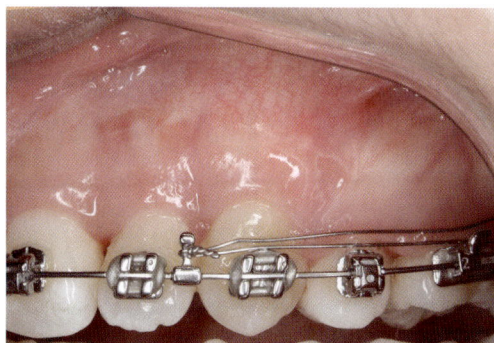

C. 术后6个月

图18-3-12 术后照片

（病例由董家辰提供）

病例5

患者，男性，26岁。主诉为下前牙牙龈过薄半年。患者半年前因牙列不齐就诊，拟行正畸治疗，术前检查发现下前牙骨量过少，影响后续治疗方案实施，故拟行下前牙PAOO；临床检查发现主诉牙33～43牙位唇侧可扪及牙根轮廓突起，牙龈轻度红肿，探诊点状出血，牙面少量菌斑，探及少量龈下牙石，PD：2～3 mm，未及附着丧失；锥形束CT检查发现33～43牙位唇侧牙槽骨骨板薄。全口检查得出诊断：牙龈炎，错𬌗畸形。对患者进行口腔卫生指导，全口龈上洁治、龈下刮治及抛光，随后采用PAOO行下前牙骨增量并加速正畸移动（图18-3-13～图18-3-15）。

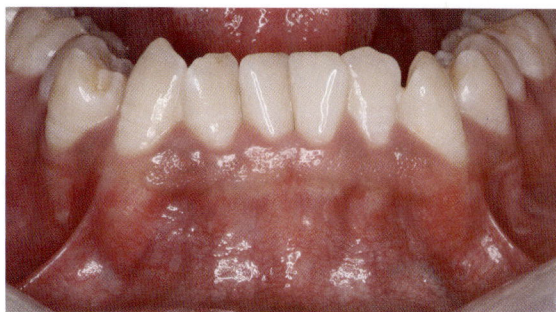

A. 术前正面照

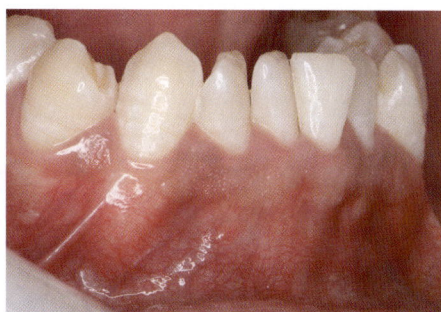

B. 术前侧面照

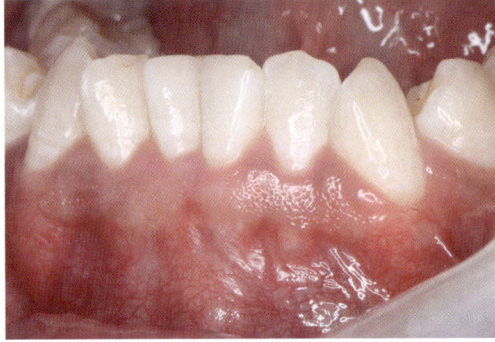

C. 术前侧面照

图 18-3-13 术前照片

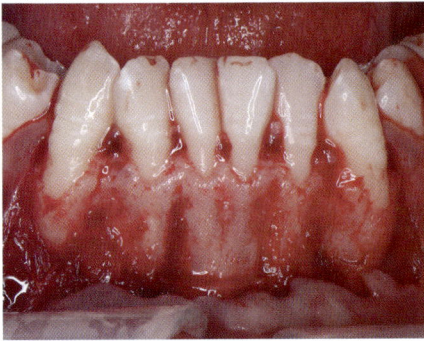

A. 分离全厚瓣

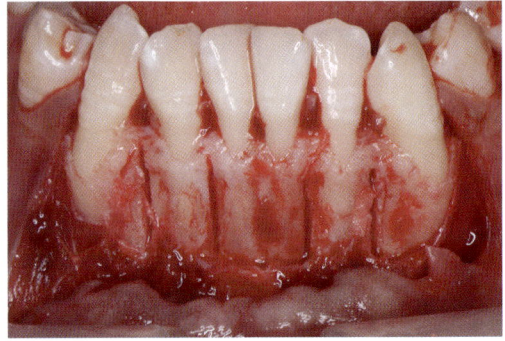

B. 骨皮质切开

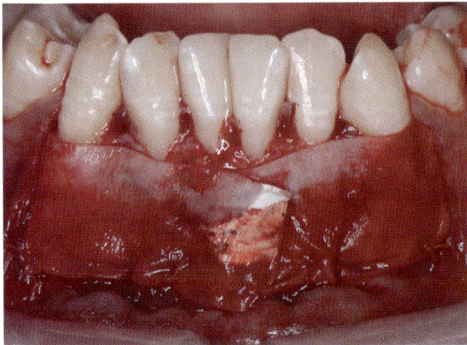

C. 根方固定胶原膜

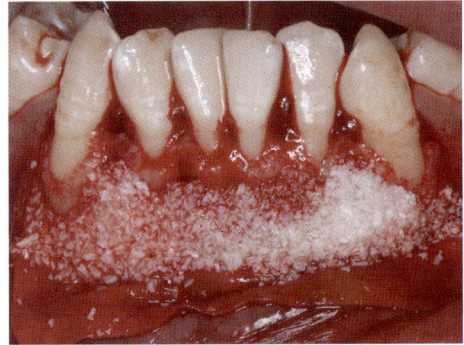

D. 放置骨粉

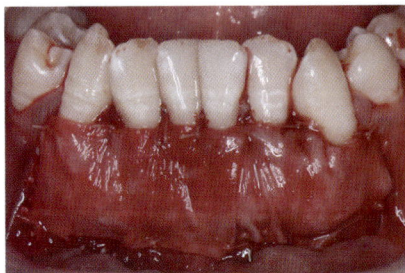

E. 缝合胶原膜

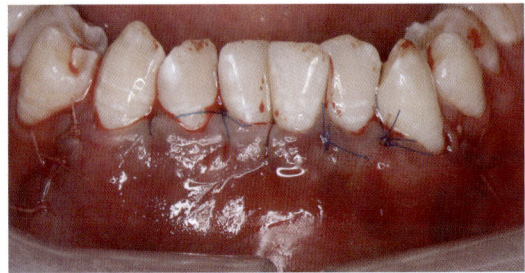

F. 龈瓣缝合

图 18-3-14 术中照片

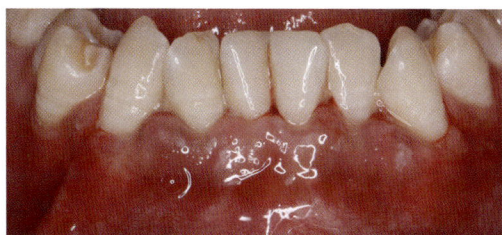

A. 术后 2 周拆线

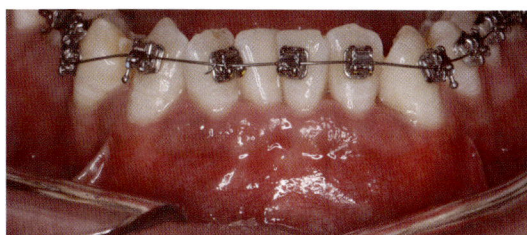

B. 术后 2 个月

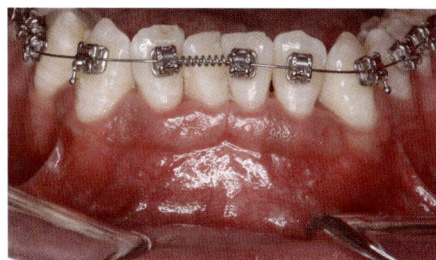

C. 术后 4 个月

图 18-3-15　术后照片

（病例由陈慧文提供）

病例 6

患者，女性，25 岁。主诉为正畸转诊，要求行下前牙区 PAOO。临床检查发现患者口腔卫生可，咬合关系不佳，前牙对刃，下前牙及散在间隙，牙龈表型薄，可扪及牙根轮廓突起，角化牙龈宽度 3 mm，无探诊出血。锥形束 CT 显示下前牙区唇侧骨板薄。随后与正畸医生充分沟通，明确下前牙需要唇侧倾斜移动，同时患者需要缩短正畸治疗周期。针对患者进行口腔卫生指导，全口龈上洁治，随后进行下前牙区 PAOO（图 18-3-16～图 18-3-20）。

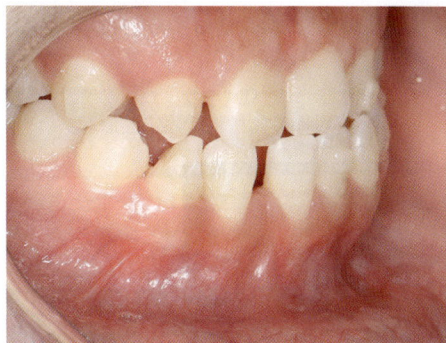

A. 术前右侧面照

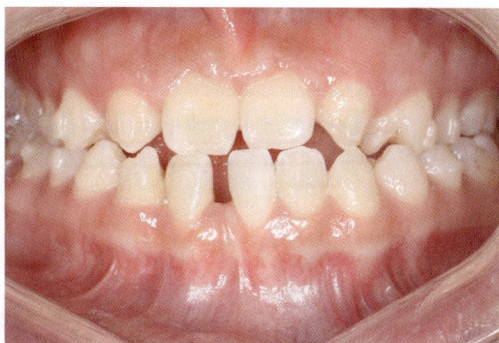

B. 术前正面照

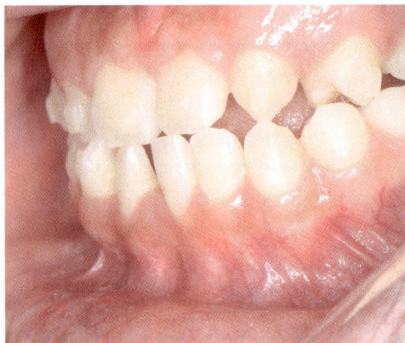

C. 术前左侧面照

图 18‑3‑16　术前照片

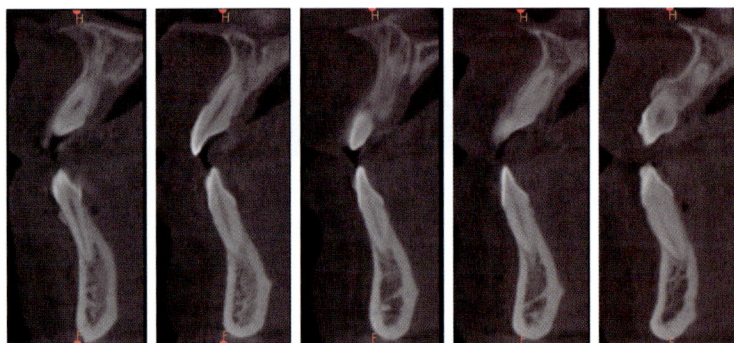

图 18‑3‑17　术前 CBCT

从左至右依次为 43、42、31、32、33 牙位

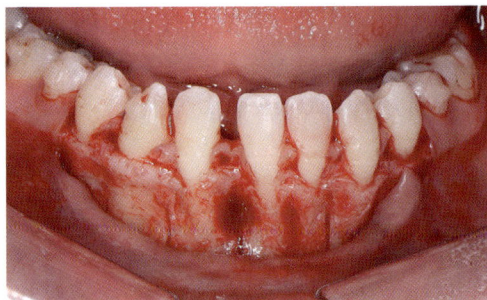

A. 翻全厚瓣，骨皮质切开

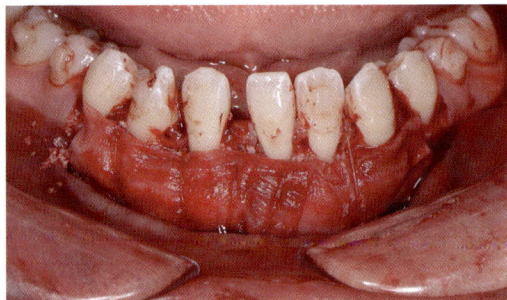

B. 植入骨替代材料后固定胶原膜

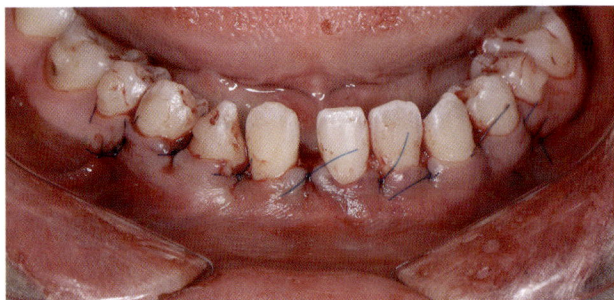

C. 龈瓣缝合

图 18‑3‑18　术中照片

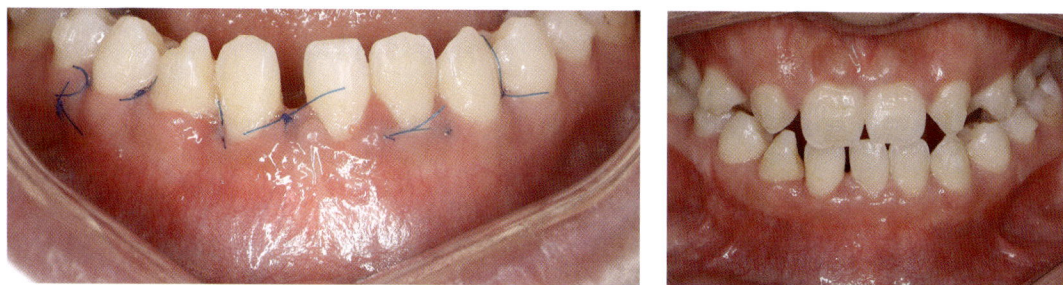

A. 术后 2 周　　　　　　　　　　　B. 术后 3 个月

图 18‑3‑19　术后照片

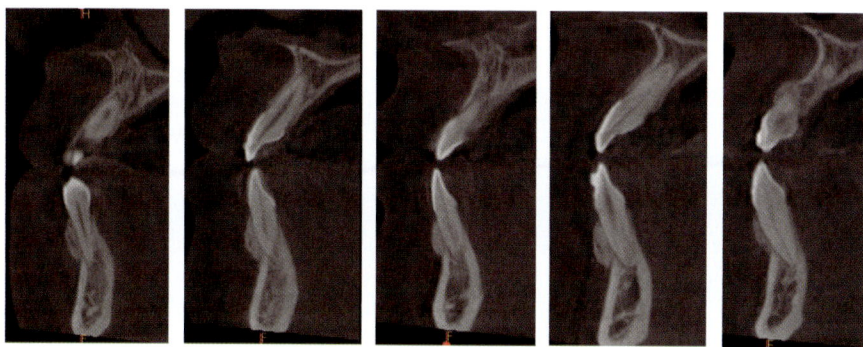

图 18‑3‑20　术后 3 个月 CBCT

从左至右依次为 43、42、31、32、33 牙位

（病例由倪靖提供）

二、病例体会

　　牙龈退缩最重要的原因是牙龈下方骨组织的丧失，包括牙槽嵴顶降低及唇舌侧骨开窗。临床观察发现异位牙、错𬌗畸形常伴有牙龈退缩，不当的正畸治疗、菌斑控制不佳等也可能成为牙龈退缩的诱因。

　　正畸治疗是否为牙龈退缩的风险因素，目前并没有定论。一般而言，牙齿在牙槽骨内受力、移动并不会造成牙龈退缩，只有当牙齿移动到骨皮质外，引起骨开裂时，才有牙龈退缩的风险。

　　医生应通过综合评估决定手术时机，正畸治疗前充分评估风险，正畸过程中时刻警惕牙龈退缩的迹象尤为重要。牙周专科医生需根据牙周表型、牙槽骨的解剖形态、患者的口腔卫生情况、患者的意愿及正畸加力大小、正畸的方向和速度等因素，与正畸专科医师共同商议后制订治疗计划。一般认为待牙齿移动至理想位置后进行牙周手术较为合适，但如治疗前即出现骨开裂，或治疗涉及扩弓、唇倾前牙等牙齿的移动，可考虑先行牙周手术。

　　Chan 等经大量文献回顾提出，牙龈退缩的临床分级、患者的意愿、病损的活动性及修复或正畸的需要等是评估手术必要性的重要指标。具体如下：

　　①Miller Ⅰ类和Ⅱ类牙龈退缩，术后可实现根面完全覆盖，预后好，推荐手术治疗。②当牙龈退缩影响美观或引起牙根敏感等并发症且患者要求治疗时，可考虑手术。③持续

进行的牙龈退缩提示有必要进行手术干预以增加软组织附着,抑制其发展。④有牙龈退缩史,伴有明确的风险因素(如薄龈型),在修复和正畸治疗过程时复发的可能性更高,需密切监控,适时进行手术。

在正畸临床实践中,牙龈退缩是一个普遍且重要的关注点,其潜在的美学与健康影响不容忽视。为了有效应对这一问题,必须采取系统性的策略,从深入分析病因入手,准确评估风险与分级,乃至全面了解多学科治疗手段,并在此基础上制订科学的正畸治疗方案,实施合理的矫治方式,对危险因素密切监控和适时适当处理。只有这样才能成功防范和解决牙龈退缩及其造成的美学和健康危害,最终实现理想的正畸治疗目标。

(葛琳华)

第十九章

牙体相关的牙周手术

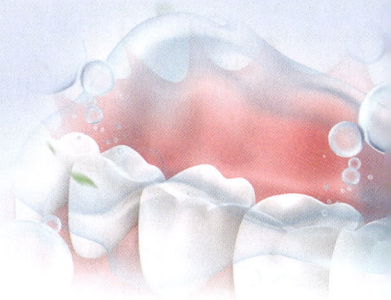

第一节　概　述

一、手术简介

大部分与牙体相关的牙周手术是为了解决患者因牙髓炎症或根尖周围炎症而导致的牙周软硬组织缺损。与牙体相关的牙周手术较多,包括使用上皮下结缔组织修补根尖周围炎引起的根尖区瘘道,使用牙周引导性组织再生术联合植骨术修复牙周牙髓联合病变引发的牙周硬组织缺损,使用牙龈切除术去除过度增生的牙龈以便充填牙体缺损,使用翻瓣术或牙冠延长术翻开龈瓣并充填累及龈下的根面缺损等。

牙周组织与牙体组织的关系密切。在牙釉质和牙骨质不重叠的牙齿的牙颈部,暴露的牙本质小管可以作为牙髓和牙周组织之间的交通途径。牙本质小管暴露可能由发育缺陷、疾病或牙周手术等因素造成。研究显示,将菌斑中的可溶性物质作用于暴露的牙本质表面可以导致牙髓炎症,这表明牙本质小管可能是牙周组织和牙髓组织之间的便捷通道。通过扫描电子显微镜观察发现,约 18％的牙齿,尤其是前牙,在釉质牙骨质界处出现牙本质的暴露,这无疑增加了感染通过牙本质小管累及牙髓组织的风险。研究表明,30％～40％的牙齿都有侧支根管,好发于根尖三分之一区,牙髓根尖周围炎症可能通过侧支根管影响牙根间牙周组织,这些微小的管道是微生物及其有毒代谢产物在牙髓和牙周组织相互交通的通道。根尖孔是牙髓和牙周组织之间沟通的最主要途径。微生物及其代谢产物可以通过根尖孔排出,引起根尖牙周组织病变。同样,根尖孔也是感染物质从深牙周袋进入牙髓的潜在入口,长期的根尖孔感染通常与骨和牙根吸收有关。因此,牙周组织与牙髓组织紧密相连,息息相关。

本章的手术方法部分将介绍使用膜龈手术关闭因根尖周炎导致的牙龈瘘管。

二、手术目的

通过上皮下结缔组织移植术、牙周引导性组织再生术及植骨术等牙周手术修复因牙体根尖周围疾病引发的牙周软硬组织缺损,促进牙周组织再生,使牙体组织获得稳定的、菌斑可控的愈合环境。

三、适应证和禁忌证

(一) 适应证

(1) 长期根尖周围炎引起的牙龈瘘管,经过彻底的根管治疗后仍旧不愈,需要行根尖手术者可以同期行膜龈手术或植骨术。

(2) 根尖手术后软组织再次开裂,经久不愈、反复溢脓者。

(二) 禁忌证

(1) 局部致病因素及炎症未消除。

(2) 患者自我菌斑控制不佳。

(3) 吸烟未控制。

(4) 全身状况不佳。

第二节 手术方法

一、术前评估

该类病例多数为长期的根尖周围炎症侵袭导致。由于瘘管形成,根尖周围炎症的压力得到释放,患者可能没有疼痛感,很多患者在发现牙齿松动或牙龈溢脓经久不愈时才来就诊。根据临床检查及影像学检查排除根尖折断,观察牙槽骨吸收情况,评估患牙是否有保留价值。此类患牙建议先行根管治疗,等待根尖组织炎症控制后行牙周手术治疗。若单纯根管治疗无法解决根尖区炎症,可以再行根尖手术治疗,牙周手术可以与根尖手术同期进行或延期进行。

二、麻醉、消毒

术前常规麻醉、消毒。

三、切口设计

做切口前应当将瘘管边缘牙龈组织切除,建议切口做在瘘管边缘 0.5 mm 左右的健康牙龈或黏膜上。随后沿着手术区龈缘行沟内切口并在近远中行垂直切口,形成梯形瓣,以便充分暴露根尖部的牙周组织缺损,切口的范围应当参考缺损区的面积大小,并确保去除瘘管周围炎症组织后的牙龈或黏膜边缘近远中向最少有 3 mm 的健康牙龈或黏膜组织。垂直切口的起点位于牙体轴角和龈缘的交界处,注意避开龈乳头顶点。

四、翻瓣

使用显微骨膜剥离器翻开全厚瓣,轻柔地翻开手术龈乳头。这一步最为重要,术者需要保证手术龈乳头的完整性。随后将龈瓣向根方剥离全厚瓣,注意保证黏骨膜的完整性。翻瓣至瘘管缺损根方 1～2 mm。

五、清创

使用剪刀或手术刀片切除瘘管,使用刮治器清理瘘管下方骨缺损区域的炎性肉芽组织,对暴露的根面行根面平整,随后进行化学根面处理。若需要同期做根尖手术,此时可以行根尖切除及倒充填。

六、减张

具体减张方法参考牙周引导性组织再生术及牙周植骨术。大多数长期牙龈瘘管的患者伴有大范围的骨缺损,并且瘘管周围牙龈被切除,导致大面积软组织缺损,因此减张尤为重要。

七、植骨

有大范围骨缺损时可进行植骨。使用球钻在骨面制备滋养孔,钻孔至松质骨,使其有新鲜血液渗出,将骨替代材料覆盖根面及缺损骨面,表面覆盖胶原膜,使用 5-0 可吸收缝线缝合胶原膜。

八、上皮下结缔组织物制备

从患者腭部制取合适大小的上皮下结缔组织移植物,详细步骤参考腭侧结缔组织获取技术。

九、缝合

先使用间断缝合,将切除后的瘘管边缘对位紧密缝合,再将上皮下结缔组织移植物缝合于瘘管内侧,增厚局部软组织厚度。可使用单牙位悬吊缝合龈瓣,垂直切口使用间断缝合。

十、术后护理

术后常规护理。

第三节　病例与体会

一、病例

病例 1

患者,男性,33 岁。主诉为右下前牙根尖手术后牙龈开裂 4 周。7 个月前患者右下前牙行根管治疗,根管治疗完成 1 个月后局部牙龈出现鼓包,随后牙龈开裂,患者无自发痛等不适,1个月前该牙行根尖手术,术中行根切、倒充填、植入骨替代材料及胶原膜,开裂牙龈使用间断缝合关闭,术后 2 周拆线时发现开裂处牙龈再次开裂,术后 4 周发现开裂牙龈范围有扩大趋势。临床检查发现主诉牙薄龈生物型,41 牙位松动I度,唇侧根尖区有 2 mm×3 mm 牙龈开窗,牙根暴露。锥形束 CT 检查发现 41 牙位唇侧骨板缺失。对患者进行口腔卫生指导,全口龈上洁治及龈下刮治,局部调𬌗,随后采用上皮下结缔组织移植术修复牙龈开窗(图 19-3-1～图 19-3-3)。

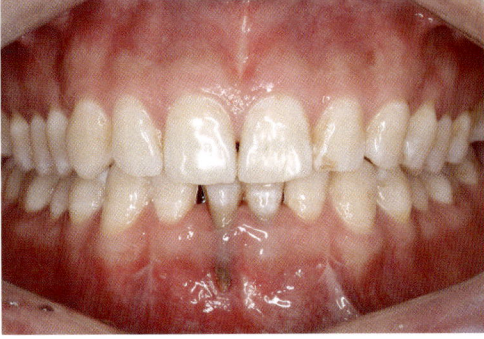

A. 正面观

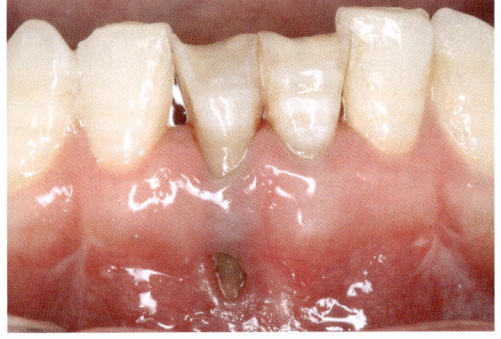

B. 局部观

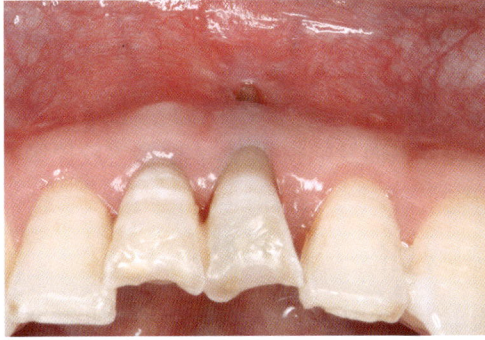

C. 殆面观

图 19-3-1　术前照片

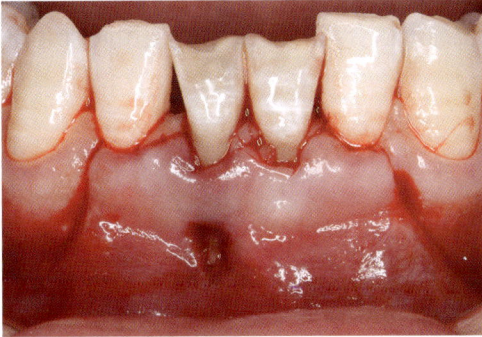

A. 切口,瘘管修剪后

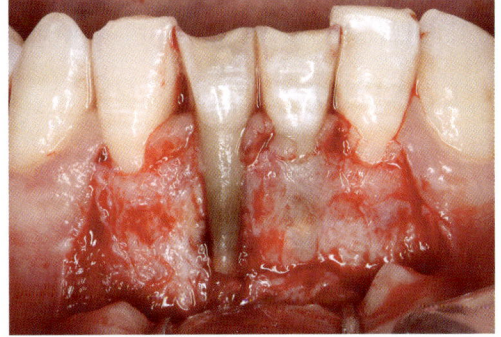

B. 翻瓣,减张

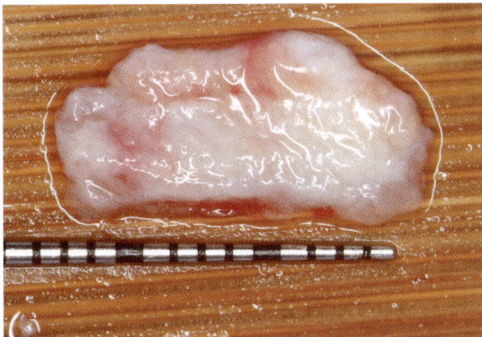

C. 制取上皮下结缔组织移植物

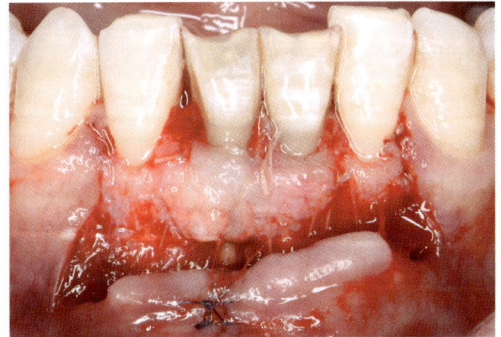

D. 上皮下结缔组织移植物缝合

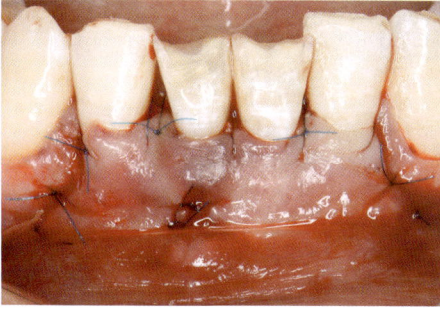

E. 龈瓣缝合

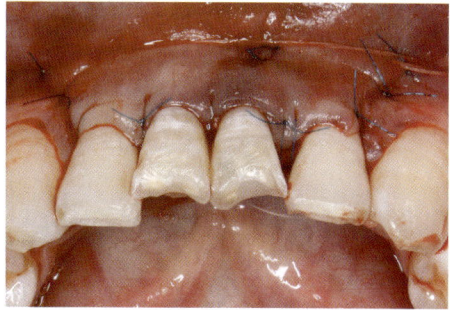

F. 龈瓣缝合（殆面观）

图 19‐3‐2 术中照片

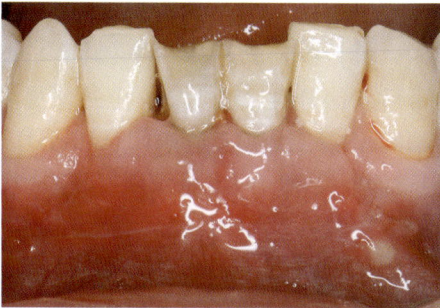

A. 术后2周拆线（正面观）

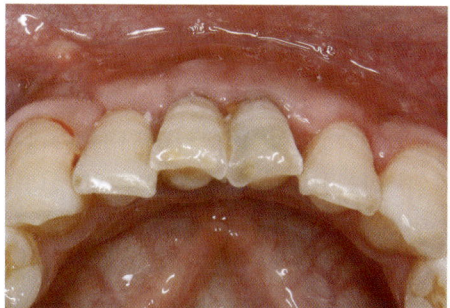

B. 术后2周拆线（殆面观）

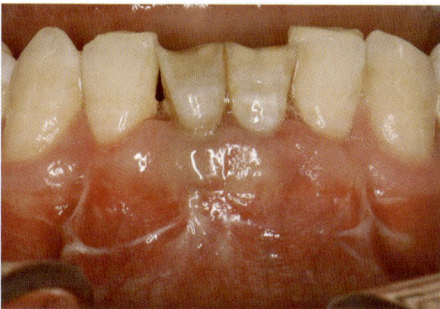

C. 术后1个月（正面观）

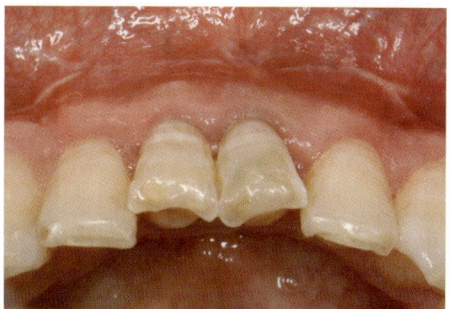

D. 术后1个月（殆面观）

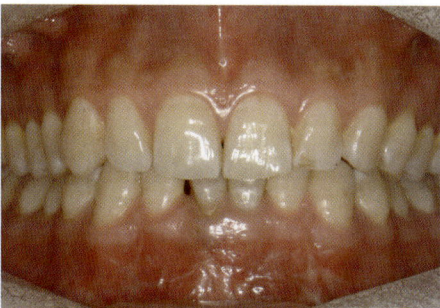

E. 术后1年

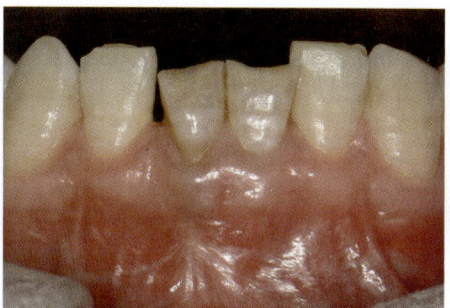

F. 术后1年（局部观）

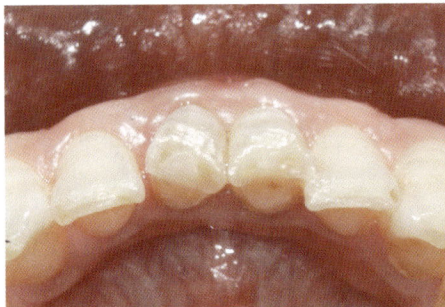

G. 术后1年（𬌗面观）

图 19-3-3 术后照片

（病例由周维、董家辰提供）

病例 2

患者，男性，33岁。主诉为右上前牙根尖手术术后牙龈开裂2个月。6个月前患者12牙位发生瘘管，为12牙位根尖周围炎，行根管治疗，根管治疗完成后瘘管未闭合，2个月前患者12牙位行根尖手术，术中切除瘘管，切除根尖，倒充填根尖，缝合，术后4周发现原瘘管处牙龈再次开裂。临床检查发现主诉牙12牙位为薄龈生物型，12牙位唇侧龈缘下有1mm×1mm牙龈开窗，根尖区有2mm×3mm牙龈开窗，牙根部分暴露，局部软组织瘢痕显著。采用VISTA＋上皮下结缔组织移植物修复牙龈开窗（图19-3-4～图19-3-6）。

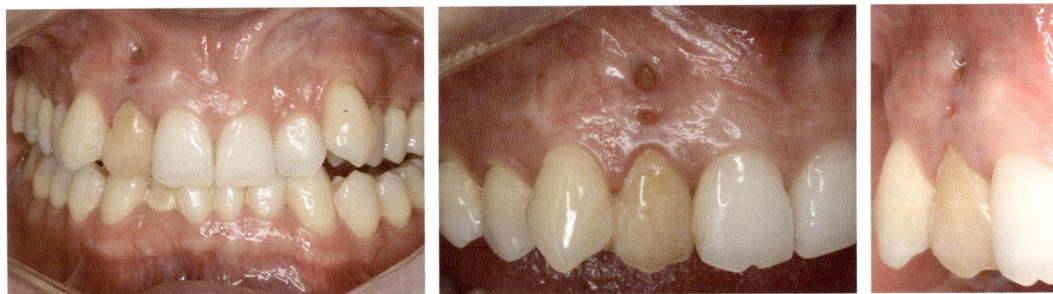

A. 正面观

B. 局部观

C. 侧面观

图 19-3-4 术前照片

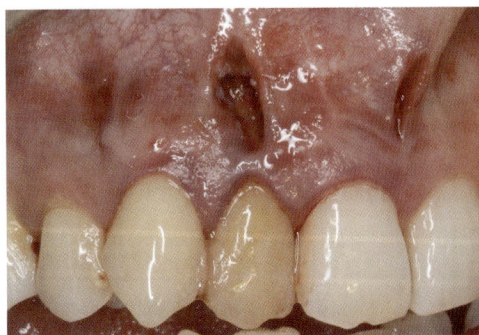

A. 行 VISTA 切口

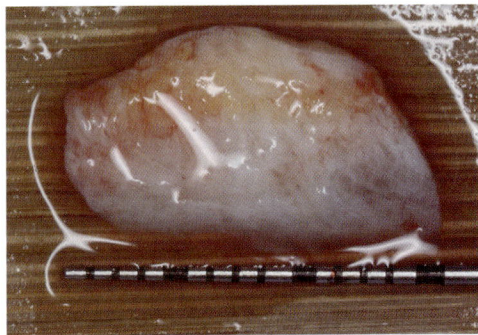

B. 制取上皮下结缔组织移植物

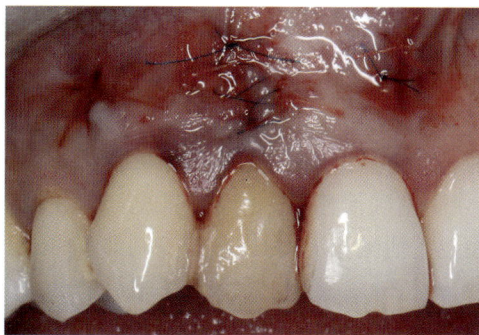

C. 缝合

图 19-3-5 术中照片

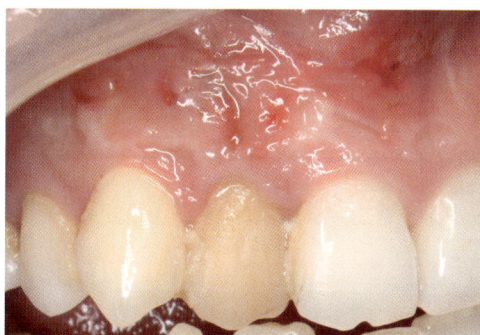

A. 术后 2 周拆线(局部观)

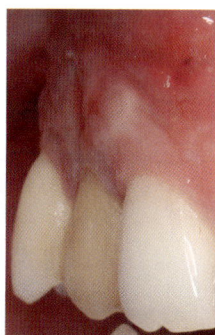

B. 术后 2 周拆线(侧面观)

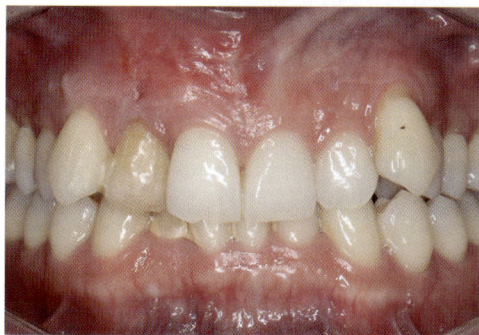

C. 术后 3 个月(正面观)

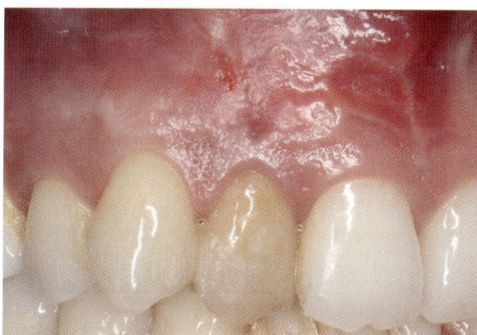

D. 术后 3 个月(局部观)

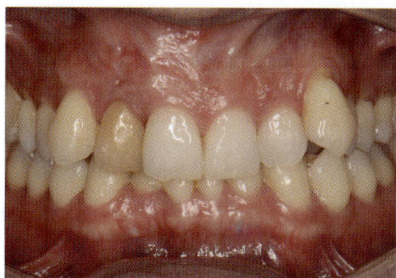

E. 术后 1 年(正面观)

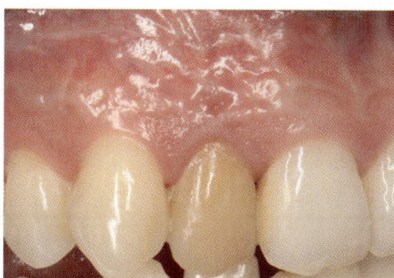

F. 术后 1 年(局部观)

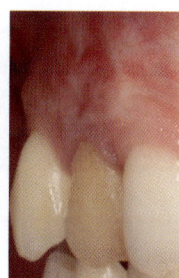

G. 术后 1 年(侧面观)

图 19-3-6 术后照片

(病例由顾申生、董家辰提供)

病例 3

患者,女性,37 岁。主诉为左上前牙牙龈反复肿胀,伴刷牙时牙龈出血 1 年余。患者左上前牙牙龈近 1 年反复肿胀,伴牙周袋内溢脓,牙齿松动,临床检查示:11、21 牙位行桩核冠,根充欠密合,22 牙位牙髓活力测试无反应,Ⅱ度松动,22 牙位近中 PD:10 mm,21、22 牙位龈乳头肿胀明显。为患者行牙周基础治疗后,牙龈炎症改善,并同期行 22 牙位根管治疗。根管治疗后 3 个月,患者口腔卫生情况稳定,为进一步控制 22 牙位根尖区域及牙周组织炎症,遂行牙周引导性组织再生术+植骨术联合显微根尖手术(图 19-3-7~图 19-3-9)。

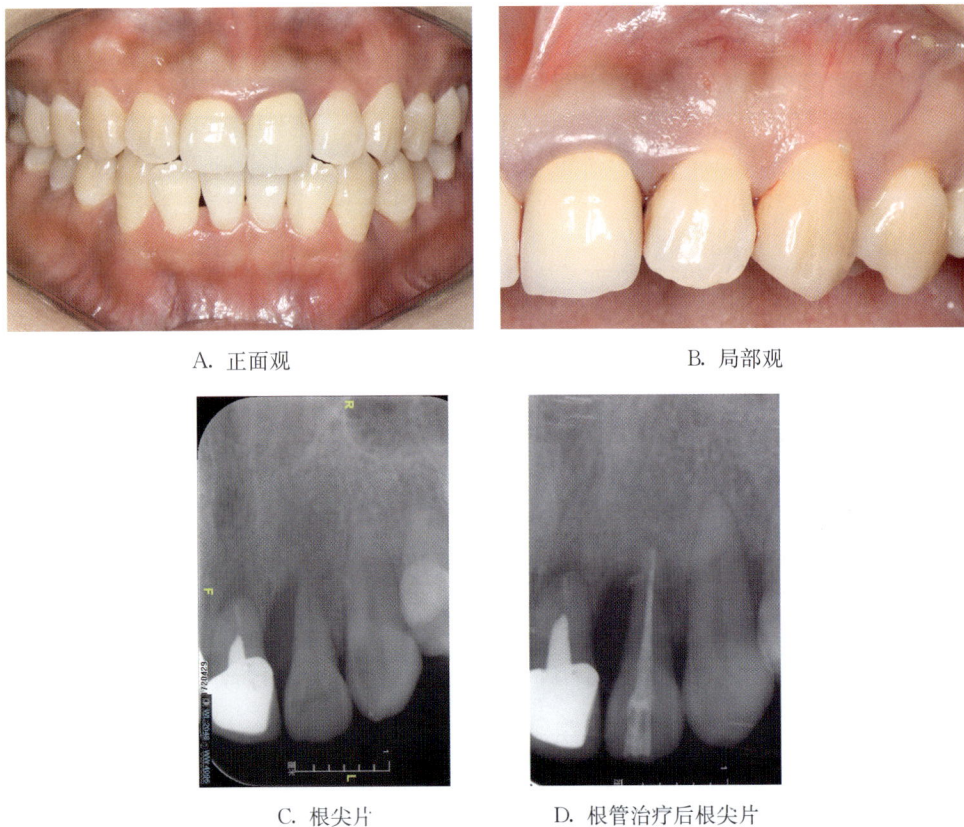

A. 正面观

B. 局部观

C. 根尖片

D. 根管治疗后根尖片

图 19-3-7 术前照片

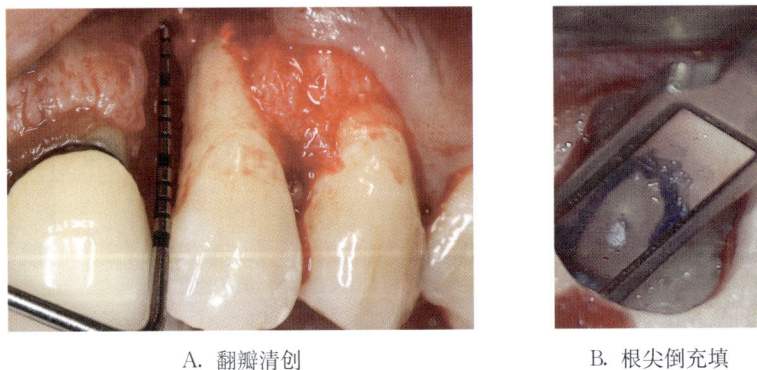

A. 翻瓣清创

B. 根尖倒充填

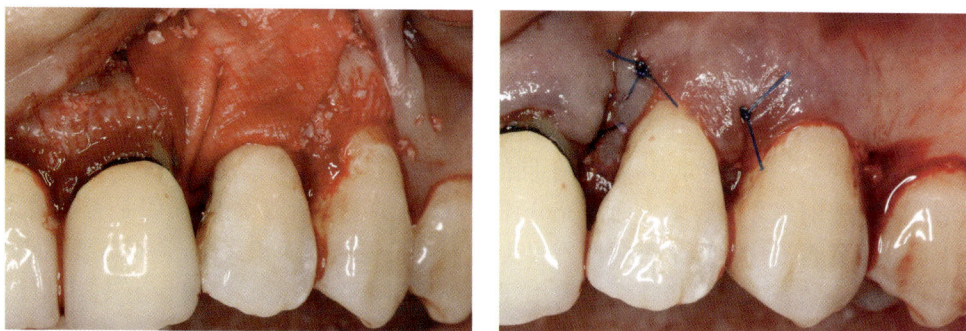

C. 植骨,覆盖胶原膜

D. 缝合

图 19-3-8　术中照片

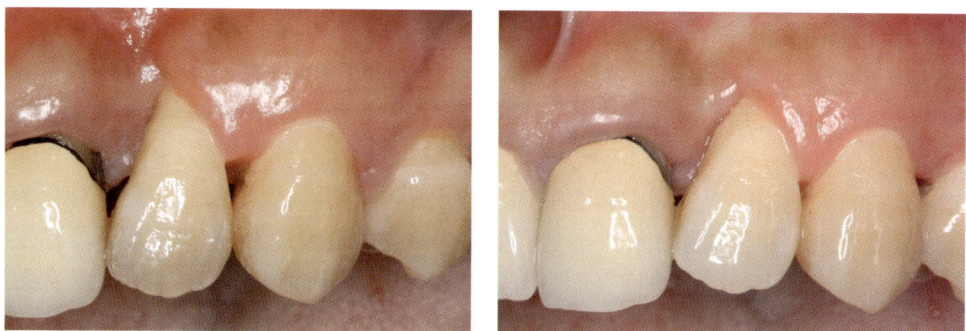

A. 术后 2 周拆线

B. 术后 6 个月

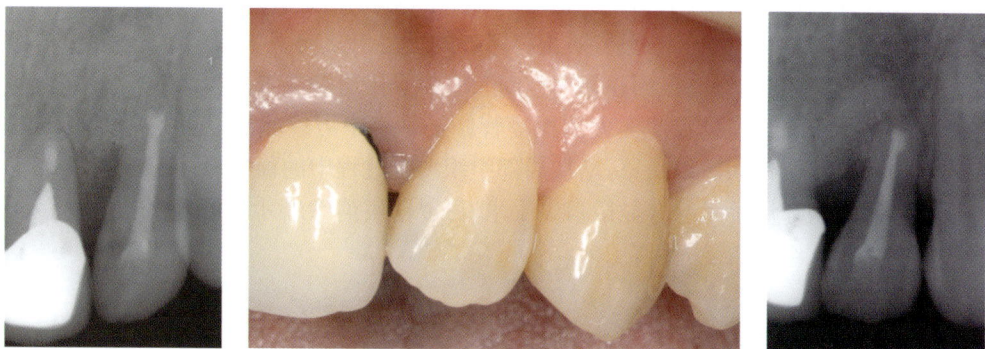

C. 术后 6 个月 X 线片

D. 术后 4 年

E. 术后 4 年 X 线片

图 19-3-9　术后照片

（病例由顾申生、廖悦提供）

二、病例体会

根尖周围病损是常见的牙体病损,严重的根尖周围炎不仅导致根方牙槽骨的大面积丧失,还会导致患牙颊侧或者舌侧的瘘管。Von Arx 等将根尖部病损分三大类型:Ⅰ型为根尖周围病变导致的根尖骨缺损(Ⅰa 型为骨缺损局限于根尖区,Ⅰb 型为骨缺损不仅在根尖区,还在颊或舌侧形成瘘管);Ⅱ型为根尖骨缺损且冠方牙周组织也有缺损,这一类也称为牙周-牙髓联合缺损(Ⅱa型为根尖骨缺损与冠方牙周组织缺损不连通,Ⅱb型为根尖骨缺损与冠方牙周组织缺损相连通);Ⅲ型为侧支根管或根分叉区病变导致的骨缺损(Ⅲa型为侧支根管或根分叉区域骨缺损与冠方牙周组织不连通,Ⅲb型为侧支根管或根分叉区域骨缺损与冠方牙周组织连通)。不同的分型对应着不同的治疗方案。

治疗前应当对患牙进行多方面的充分评估,评估要点包括以下内容:①是否保留患牙。②是否需要根管再治疗。③是否同期行根尖手术。④骨缺损面积大小,是否需要行引导性组织再生术联合植骨术。⑤瘘管缺损大小及患者牙龈生物型,是否需要加上皮下结缔组织移植物增厚牙龈生物型。

此类患牙颊侧软组织的缺损是根尖周围炎引起的,除了消除致病因素之外,还应当对瘘管进行修补。小面积(面积<1mm²)的瘘管直接缝合即可达到较好的愈合,但是对大范围(面积>1mm²)的瘘管直接缝合难以减张关窗,缝合后易撕裂,并且瘘管周围的上皮组织易长入软组织内部,极易在术后形成小的瘢痕或重新形成瘘管,因此对于大面积的瘘管,需要将瘘管周围的健康牙龈部分切除,将健康牙龈对位缝合。并且,在小范围的根尖周围病变中,常驻的成骨细胞、牙周膜成纤维细胞和成牙骨质细胞可能能够修复受损的根尖周围组织。

然而,在较大范围的根尖周围病变中,根尖周围伤口愈合需要干细胞募集并分化为成骨细胞、成牙骨质细胞和牙周膜成纤维细胞。如果骨缺损的范围过大,伤口很难自发性发生骨再生,缺损会通过纤维结缔组织修复而愈合,因此,牙周引导性组织再生+植骨术有助于治疗大范围的根尖周围病变。根尖周围病变引起的骨缺损往往是凹坑状缺损,可以让植骨材料稳定其中,形成良好的愈合环境。建议术中使用可吸收膜。理想的屏障膜材料必须满足以下基本设计标准:①应具有生物相容性,作为屏障,防止上皮细胞等不良细胞进入并靠近牙根表面,允许营养物质和气体通过,防止材料外的上皮快速向下生长。②为覆盖的龈瓣提供稳定性,能够创建和维持与根面相邻的空间。③易于修剪和放置。

上皮下结缔组织移植物在此类大面积瘘管修补手术中可以起到以下几点作用:①增加术后软组织厚度。②作为软组织壁,增加局部组织愈合过程中的稳定性。

该类型病例的牙周手术结合显微根尖手术,可以彻底消除患牙的致病因素,使患牙获得较好的骨再生及软组织再生,保留患牙。

三、注意事项

(1) 术前充分手术评估方案。

(2) 彻底清创。

(3) 龈瓣无张力缝合。

(董家辰)

第二十章

激光在牙周手术中的应用

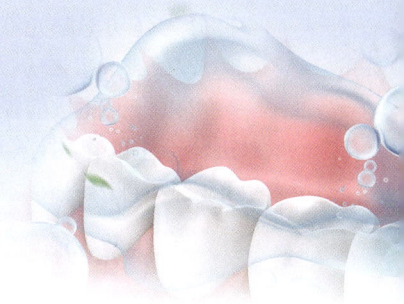

激光(light amplification by stimulated emission of radiation,LASER)是指通过受激辐射进行光放大。1960 年,美国人 Maiman 发明了世界上第一台红宝石激光器,获得了人类有史以来的第一束激光。激光方向性好、单色性好、亮度高、相干性好,具有普通光所没有的生物学特性。1964 年,美国学者 Goldman 将激光用于牙科治疗。光子治疗激光自 20 世纪 80 年代以来一直用于牙周病治疗,并于 1985 年首次报道了在牙周手术中的应用。

第一节 激光的分类和作用特性

一、激光的分类

1. 按工作物质分类

分为固体、气体、液体和半导体激光器。固体激光器主要是以晶体或者玻璃为基质掺入一定比例的激活离子而成,常见的固体激活媒质有红宝石、金绿宝石、钇铝石榴石晶体等。液体激光器通常采用溶于溶剂中的有机染料或含有稀土金属离子的无机化合物溶液作为激活媒质。气体激光器的工作物质主要是气体或蒸汽,是目前种类最多、应用最广泛的一类激光器,以 CO_2 激光器和氦氖激光器为代表。半导体激光器是以半导体材料作为工作介质,设备体积小,质量轻,结构简单稳定,是近年来伴随光通信技术成熟而发展最迅速的一类激光产品,口腔科领域应用的二极管激光器即属于半导体激光器。

2. 按输出方式(工作方式)分类

按激光输出持续时间的长短来区分,分为连续和脉冲激光器。连续波模是在激光器启动的情况下,激光束是连续不间断的,最大功率等于平均功率,因此能较好地控制功率。脉冲模式的激光束每隔一定的时间就会中断,并可以通过持续率进行调整,平均功率为功率与持续率的乘积,能够更好地控制热量。

3. 按波长范围分类

分为紫外线激光器、红外线激光器和可见光激光器。

4. 按输出功率分类

分为高功率激光器和低功率激光器。

5. 按生物效应分类

可以根据能量的强弱将激光设备分为强激光器和弱激光器,但医学领域关注的是激光对机体产生的作用,激光照射生物组织后若直接造成了该生物组织的不可逆损伤,则称为强激光;若不直接造成生物组织的不可逆损伤,则称为弱激光。

二、激光的作用特性

激光的组织效应和穿透深度取决于其波长和曝光时间。激光发射单色光,被目标组织吸收并升高温度,产生光化学效应。对于 60~100℃ 范围内的温度,蛋白质和胶原蛋白会发生变性,导致组织凝固。当温度达到 100℃ 时,软组织内的水会蒸发,而在温度 >200℃ 时则会发生碳化或组织灼伤。

第二节　牙周常用激光器

激光输出波长和组织的吸光度是激光作用发生的两个相关条件。生物组织对激光照射的吸收取决于蛋白质、色素、无水分子和其他大分子的存在。用于牙周病治疗的激光分为两类:高功率激光和低功率激光。高功率激光(high power laser, HPL)可用于牙周软组织或骨组织手术,或用来清除龈下菌斑和牙石及牙周袋的袋内清创。由于组织温度升高而促进止血和微生物减少,HPL 被认为是一种微创技术。低功率激光器(low level laser, LLL)是通过其组织光生物调节(photobiomodulation,PBM)作用,减少炎症、加速手术伤口的修复并减轻疼痛。

牙周组织手术常用的激光和激光疗法包括:CO_2 激光、掺钕钇铝石榴石(neodymium-doped yttrium aluminum Garnet, Nd:YAG)激光、掺铒钇铝石榴石(erbium, yttrium-aluminum-garnet,Er:YAG)激光、掺铒铬钇钪镓石榴石(erbium, chromium:yttrium-scandium-gallium-garnet,Er, Cr:YSGG)激光、二极管激光以及抗菌光动力疗法(antimicrobial photodynamic therapy,aPDT)。

一、CO_2 激光

CO_2 激光属于中红外线,是一种气体激光,主要输出波长为 10.6 μm。CO_2 激光容易被水吸收,对人体软组织的穿透深度为 0.05 mm。临床上主要用于气化、切割、烧灼、凝固组织,有较强的止血、杀菌和 PBM 作用。使用 CO_2 激光(脉冲模式,功率 2 W)可以获得光滑平坦的牙根表面和封闭的牙本质小管,以及消除细菌,这增强了成纤维细胞的附着。一项长期随访研究表明,在 PD≥7 mm 的牙周袋中,与改良的 Widman 手术相比,冠向复位瓣结合 CO_2 激光的探诊深度减少量更大,在临床附着水平(clinical attachment level,CAL)的评估中也发现了类似的趋势。

二、Nd:YAG 激光

Nd:YAG 激光是以掺钕钇铝石榴石晶体为活化介质的固体激光器,波长为 1 064 mm,

水吸收率为0.144,穿透力强,光热效应作用于组织,杀菌、凝血效果好。其能量易被炎症部位的血液成分和组织内的色素选择性吸收,造成软组织的熔融,而几乎不被牙体硬组织及骨组织吸收,在硬组织中会引起熔化作用和牙本质的重结晶,造成牙周硬组织的损伤。Nd:YAG激光非常适合消融组织的潜在出血异常及毛细血管和微小静脉的止血。LLL还可应用于牙周炎后续支持治疗阶段,能够减轻牙龈炎症,杀菌消毒,促进牙周软组织的愈合。但是过高能量的激光照射可使组织发生广泛损伤,引起明显的根面变化,使根面出现粗糙甚至坑裂等,同时可加重炎症反应影响伤口愈合。因此在使用Nd:YAG激光治疗牙周炎的过程中,要严格把控操作规范,正确使用激光相关参数,避免因热量过高对牙周组织产生损伤。Nd:YAG激光有连续型和脉冲型两种模式,连续型模式术后可能导致瘢痕形成,脉冲式Nd:YAG激光能减少对周围正常组织的热损伤,并减轻瘢痕等不良反应。

三、Er:YAG激光和Er,Cr:YSGG激光

Er:YAG激光和Er,Cr:YSGG激光同属铒激光。Er:YAG激光波长为2 940 nm,它与水的最高吸收峰值一致,能被水和羟基磷灰石高度吸收而产生相应的光热作用。Er,Cr:YSGG激光的波长为2 780 nm,可经过光导纤维传输。其工作原理是通过水光动能反应,雾化水滴强力吸收激光能量,产生水微粒的扩张和加速,通过微爆破,快速、清洁地除去组织,有效避免了激光所产生的热损伤。Er:YAG激光和Er,Cr:YSGG激光除可用于软组织手术外,还可用于硬组织的治疗。随着铒激光的出现,激光治疗实现了由牙周软组织治疗到软硬组织共同治疗的扩展。Er:YAG激光和Er,Cr:YSGG激光结合水冷却可最大限度地减少照射时对周围组织的热效应,减少硬组织损伤。文献显示Er:YAG激光在适当的能量和频率下应用于翻瓣手术,可促进成纤维细胞附着,抑制破骨细胞的活性,促进成骨细胞的增殖和分化,其生成的骨组织的数量和质量高。动物研究评估了使用Er,Cr:YSGG进行的骨切除术和骨修整术,结果显示,使用Er,Cr:YSGG激光进行修复时,修复效果更好,其特点是没有组织碳化和碎屑。此外,如果使用适当的参数,术中能够控制切割深度,说明这是一种安全且精确的程序。

四、二极管激光

二极管激光是一种半导体激光器,介质主要由铝、镓、砷、铟化物组成,波长由介质的组成来确定,为800～980 nm。口腔医学领域使用的半导体激光属于LLL,是一种软组织激光。由于波长的吸收特性,二极管激光对色素组织、血红蛋白和氧合血红蛋白具有亲和力,利用激光的热效应还能封闭毛细血管,因此具有很好的止血及消除色素的作用。除了热效应外,半导体激光的工作原理还包括机械效应、光化学效应和生物促进或刺激等效应,以此改善局部微循环,促进炎症吸收。牙周手术中,采用激光对牙周软组织进行切割可以减轻疼痛,减少术中出血,对周围组织的损伤较小,改善牙周组织的炎症程度,促进牙周组织再生。Zingale等研究发现,对比传统的牙周手术,采用半导体激光进行牙周翻瓣术,术后牙龈退缩较少。在牙周手术中,要达到术野清晰,术中止血是关键的步骤,而半导体激光具有较好的凝血作用,它的应用能有效减少术中、术后的出血,保证术者持续高效率操作。但在一些研究中证实,激光术后的愈合时间略长于传统手术方法,研究发现激光治疗后软组织的愈合主要取决于激光治疗过程中对组织表面热副作用的程度,延迟切口愈合可能是其热损伤的潜

在风险。二极管激光可产生一定的热效应,在切割处的组织表面产生相对较厚的凝固层,因其热变性影响手术切口表面的黏附性,从而导致切口愈合延迟。因此操作者在使用激光进行治疗时,应严格掌握适应证,熟悉每种功能所需功率、照射条件、应用方法等,熟练准确地进行操作,并且避免激光长时间与组织接触,还应向患者详细讲解术后注意事项,使患者有较好的依从性。

五、抗菌光动力疗法

aPDT 是一种冷光化学反应。当在正常组织或细胞中外加光敏剂时,所有的组织或细胞都会吸收光敏剂,经过一段时间后,光敏剂会从正常组织逐渐清除,而病变组织或细胞能留存光敏剂,随后在适当波长光线局部照射后,光敏剂被激活,受激活的光敏剂将光能由光化学反应传递给组织内的物质(如氧),以产生对细胞具有毒性的自由基,或与组织、细胞内的氧分子作用,产生一些活性氧(reactive oxygen species,ROS)。ROS 通过氧化作用来攻击细胞结构。这种损伤可能使细胞膜或蛋白的氧化损伤,当氧化损伤的积累超过了一定的阈值时,细胞便开始死亡。

临床上可以使用光动力方法来对抗与牙周感染有关的典型细菌,如伴放线聚集杆菌、牙龈卟啉单胞菌和具核梭杆菌。aPDT 的另一个益处是其功效与靶生物的常规耐药性无关。鉴于当前全球对常规耐药性不受控制地增加的担忧,使用亚甲蓝的 aPDT 在牙科治疗病原体方面具有相当大的潜力。

实验研究结果表明,单独使用或作为辅助使用 aPDT 可控制和减少牙槽骨缺失,调节免疫炎症反应,aPDT 对控制牙槽骨吸收的作用可能是由于其对牙周病原体的杀菌活性。aPDT 通过减少促炎细胞因子的表达来调节炎症反应,从而影响核因子 κB 受体激活因子配体(receptor activator of nuclear factor-κB ligand,RANKL)和骨保护素(osteoprotegerin,OPG)系统,减少骨质流失。因此,结合其抗菌作用,aPDT 还可以通过 LLL 介导的 PBM 加速愈合过程来促进骨修复。

第三节　激光在牙周手术中的应用

激光在牙周手术治疗的应用很广泛,多种激光都具备切割消融软组织功能,其中铒激光对软、硬组织都有作用。能够使用激光进行的常见牙周手术包括牙龈切除术、牙周翻瓣清创术、牙冠延长术、牙周膜龈手术等。

一、牙龈切除术

激光用于牙龈切除术等软组织手术中,具有极好的止血效果,切割时切口清晰、准确、出血少,术中能够提供良好的视野,术后也可有效止血,术后的不良反应较少,特别适合在血管丰富的口腔组织中应用。软组织手术使用激光,经激光照射产生的蛋白质凝结物覆盖在创面,同时将感觉神经末梢封闭,术中产生的疼痛较少。Nd:YAG 激光和二极管激光在牙龈切除时的作用类似于电刀,Nd:YAG 激光止血效果非常好,但要注意激光的热效应;CO_2 激光快速组织蒸发的同时可以强力止血,术区视野清晰,CO_2 激光和 Nd:YAG 激光会产生一部分的热坏死区,使用时应慎重。Er:YAG 激光和 Er,Cr:YSGG 激光止血效果不如 Nd:YAG 激光,但因其热效应较小、没有热坏死区,Er,Cr:YSGG 激光会产生有效的凝结区,较为安全。其波长分别为 2 940 nm 和 2 780 nm,水吸收系数是目前口腔用激光中最大的,当作用于含水量极高的牙龈组织时,可产生瞬间的微爆破,从而精准地去除增生牙龈组织,而且对牙龈组织的热灼伤较小,使伤口愈合较快。除了牙龈切除术外,在其他系带修整术、牙龈肿瘤切除术、种植二期手术等软组织手术中,激光都显示出一定的优势。

二、牙周翻瓣清创术

激光在翻瓣术中的应用主要集中在切割软组织和清除肉芽组织,激光能到达一些常规器械达不到的部位。Er:YAG 激光和 Er,Cr:YSGG 激光可以进行骨修整,LLL 有生物刺激作用等。另外,利用激光的特性使不翻瓣牙周袋内清创手术成为可能,这也是牙周微创治疗的一部分。目前,有两种波长激光的不翻瓣清创技术已有特定程序。

(一) Nd:YAG 激光

使用 Nd:YAG 激光的激光辅助的新附着程序(laser assisted new attachment procedure,LANAP)是 20 世纪 90 年代由美国食品和药物监督管理局认证的、拥有人体组织学证据来证明其合理性的激光程序。LANAP 步骤如图 20-3-1。

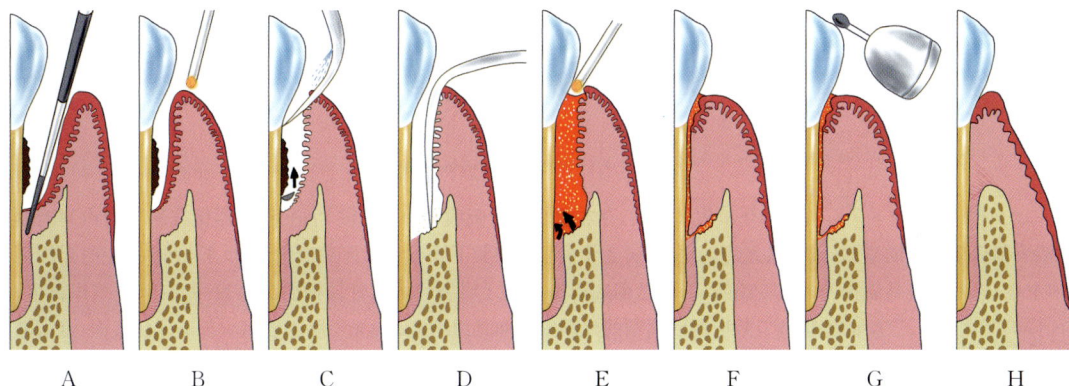

图 20-3-1　LANP 步骤

A. 局麻下探测骨缺损深度;B. 1 064 nm Nd:YAG 激光从冠方向根方去除袋内壁上皮(3.6～4.0 W,180～200 mJ/pulse,20 Hz,100 μs),这与切除性新附着术产生的龈瓣类似;C. 用超声工作尖清理根面;D. 骨修整,使牙周袋内充满血,在 LANAP 过程中没有特意去除肉芽组织;E. 使用 Nd:YAG 激光第二次照射(3.6～4.0 W,180～200 mJ/pulse,20 Hz,650 μs),加热牙周袋里的血液,获得黏稠的纤维蛋白凝块;F. 通过纤维蛋白凝块将皮瓣固定到牙齿和牙槽骨上,不需缝合;G. 咬合调整;H. 伤口愈合

(二) Er:YAG 激光和 Er,Cr:YSGG 激光

铒激光可应用于牙周软、硬组织,Aoki 等人提出了铒激光辅助综合牙周袋疗法(Er-laser-assisted comprehensive pocket therapy, Er-LCPT)。在这种治疗中,使用机械器械结合 Er:YAG 激光进行牙周袋内全面清创和 PBM,包括去除衬里上皮和牙周袋内壁和垂直骨缺损的病变结缔组织,并去除牙龈外表面的上皮和(或)结缔组织。Er-LCPT 步骤如图 20-3-2。

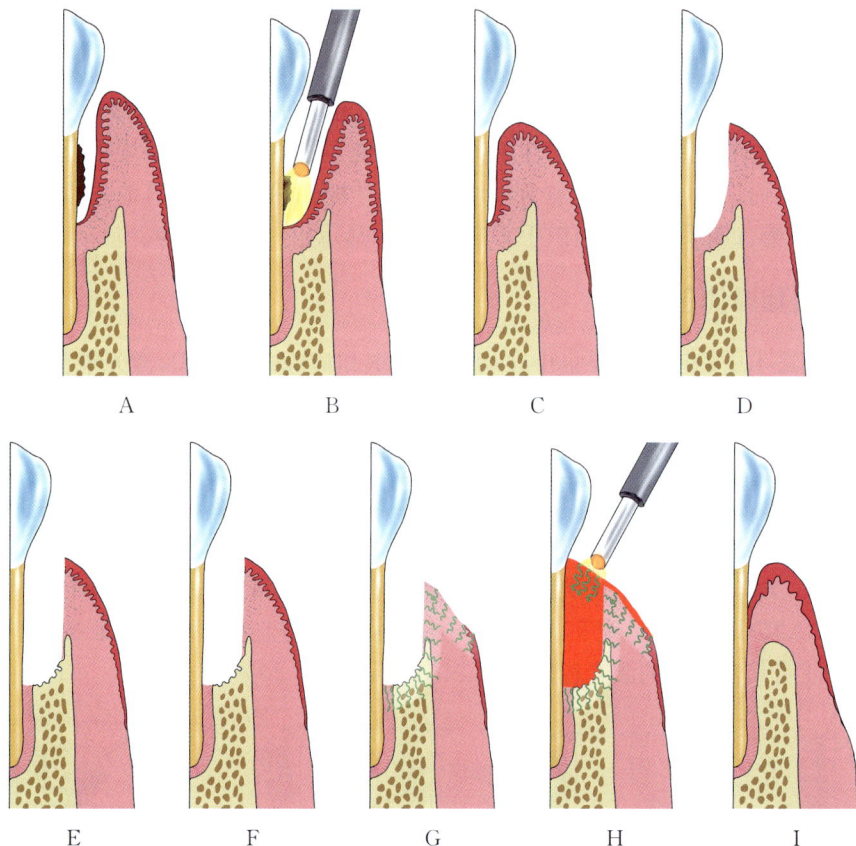

图 20-3-2 Er-LCPT 步骤

A. 牙周袋内龈下牙石沉积和牙根表面污染,存在垂直性骨吸收;B、C. 机械(手工刮治器械或龈下超声刮治器械)清创后激光辅助清创(或仅激光清创)去除病变牙根表面的龈下牙石和根面病变组织;D、E. 切除病变的牙周袋内上皮,以及垂直骨缺损内的病变组织,目的是彻底清理整个牙周袋和增加骨缺损的出血表面,有利于组织再生;F. 同时袋内 LLL 产生的生物调节效应激活周围的牙龈组织和骨组织;G. 激光切除上皮组织外部牙龈表面,也消融部分深层结缔组织,帮助减少牙周袋深度。结缔组织暴露延迟上皮组织迁移入牙周袋,并产生粗糙表面增强了牙周袋口血凝块的保留,从而确保牙周袋入口处的封闭;H. 牙周袋口不喷水凝结照射可以稳定血凝块形成和牙周袋口密封,并且可以激活血凝块和周围的牙龈组织,使用二极管激光比 Er:YAG 更有利于牙周袋内更深部位的血液凝结;I. 有利于牙周袋愈合及牙周组织再生

Gupta 比较了传统翻瓣清创手术和 Er,Cr:YSGG 激光辅助微创治疗的效果,纳入的患者 5 mm≤PD≤8 mm,结果显示与传统的翻瓣清创术相比,使用激光辅助微创治疗可获得相似的 CAL,牙龈退缩较小,和基线相比,PD 和显著降低,可被视为手术治疗的替代方案。

三、牙冠延长术

传统的牙冠延长术常需要进行翻瓣、去骨、缝合、拆线等一系列步骤,手术刀片切割软组织,出血量大,视野差,球钻去骨量较难控制且产热量多,震动大,可能伤及根面结构。由于激光可用于牙周软、硬组织,其能够取代传统的工具进行牙冠延长术。

Flax 等在 2004 年首次提出不翻瓣激光牙冠延长术,可通过 CO_2 激光、二极管激光、Nd:YAG 激光、Er:YAG 激光及 Er,Cr:YSGG 激光进行软组织切割,Er:YAG 激光、Er,Cr:

YSGG 激光的吸收峰值与水和羟基磷灰石接近,可对牙体软、硬组织进行精确切割,因此可在不翻瓣的状态下光纤伸入龈沟,对牙槽骨进行切割修整。不翻瓣激光牙冠延长术出血少,视野清晰,无须缝合,手术步骤简化,时间缩短,采用激光操作,手术精确度较高;术后疼痛及牙龈炎症反应较轻,愈合较快;手术微创,患者舒适度好、接受度高。有研究比较了 Er,Cr:YSGG(2 780 nm)激光辅助翻瓣和不翻瓣美学牙冠延长术治疗被动萌出的临床效果,结果显示 Er,Cr:YSGG 激光辅助牙冠延长术,使用翻瓣和不翻瓣方法获得了类似的结果,为临床医生提供了美学修复的机会。

考虑激光辅助不翻瓣牙冠延长术时需要选择合适的适应证,要注意附着龈宽度、牙槽骨的厚度、去除的骨量等。由于是不翻瓣的操作,手术本身也存在不足之处。有研究将不翻瓣激光牙冠延长术后的患牙再次翻瓣,直视下可见牙槽骨边缘粗糙、骨修整不充分、牙根表面的灼热损伤等现象,造成牙冠延长术远期疗效不佳。因此,对于不翻瓣激光牙冠延长术的术者激光操作技术敏感性更高,并且在临床适用病例的选择方面需要更加谨慎。

四、牙周膜龈手术

结缔组织移植术是一种覆盖牙龈退缩裸露根面的膜龈手术。将取自腭部的结缔组织移植于受植区,供区既要保证获得足够量的组织,又要尽可能减少术后出血和疼痛。LLL 的生物刺激和生物调节作用能促进供区伤口愈合,减少炎症和水肿。Ozcelik 的一项临床研究比较了刀片去上皮法和二极管激光去上皮(810 nm,1 W)及对腭部创口照射(810 nm,0.1 W)后的不适及根面覆盖效果,结果表明两种方法在术后 6 个月均有根面覆盖效果,但二极管激光技术降低了供区的术后不适。在伤口愈合过程中,观察到激光照射的部位肉芽组织形成增加、血管增生、成纤维细胞增殖及黏附增加及胞外基质合成增加等。应用二极管激光可降低移植瓣的张力,以防止术后伤口撕裂,及降低软组织的挛缩程度。

五、激光使用的安全防护

(1) 激光在手术治疗中大多应用高功率激光,激光不断移动,口镜及其他器械的金属部分可能会产生较高的反射。

(2) 要保护患者、医生及助手的眼睛。根据不同的激光佩戴相应的激光防护镜。

(3) 要对周围皮肤进行保护,可在患者病灶周围用湿纱布覆盖正常组织,或者使用橡皮障。操作者尽可能减少皮肤暴露。

(4) 应设立专用工作区,严格遵守操作规则,安全使用是激光应用中必须遵循的原则。

第四节　病例与体会

一、病例

病例 1

患者,女性,18 岁。主诉为右侧牙龈肿胀 1 月余。患者正畸治疗中。临床检查:正畸托槽在位,牙面菌斑,少量牙石,牙龈红肿、增生,BOP(+),PD:3~5 mm。对患者进行口腔卫生指导,龈上洁治、龈下刮治后观察 6 周,牙龈红肿好转,25~27 牙位唇侧牙龈增生。应用 Er,Cr:YSGG 激光的软组织切割模式(MG6,输出功率 2 W,脉冲模式 H,脉冲频率 20 Hz,水气 25%),无麻醉状态下切除增生牙龈,并修整牙龈形态,术中、术后出血少,视野清晰,术后 2 周复查,伤口愈合良好(图 20-4-1)。

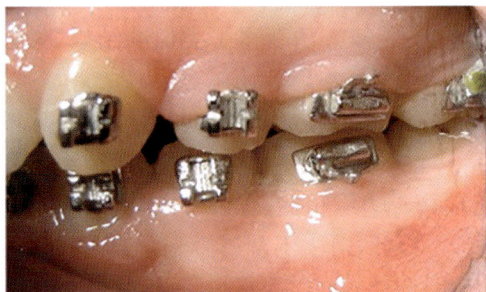

A. 术前照片

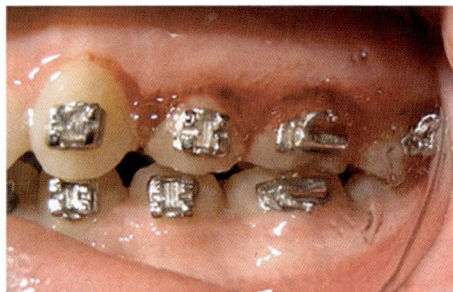

B. 激光龈切术后即刻

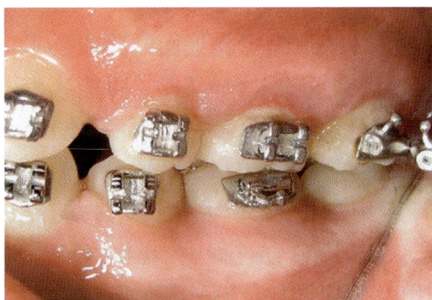

C. 术后 2 周

图 20-4-1 临床照片

(病例由葛琳华提供)

病例 2

患者,女性,26 岁。上唇系带附丽位置高,11、21 牙位龈乳头略增生,PD:2~4 mm,局部麻醉下应用 Er,Cr:YSGG 激光的软组织切割模式(MG6,输出功率 2 W,脉冲模式 H,脉冲频率 20 Hz,水气 25%),分离松解上唇系带,切除增生牙龈,并修整牙龈形态,术中、术后出血少,视野清晰,术后 2 周复查,伤口愈合良好。术后 2 个月,系带位置稳定(图 20-4-2)。

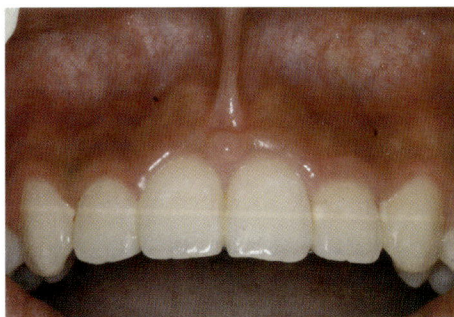

A. 术前

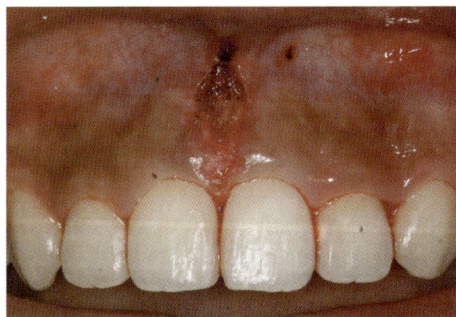

B. 激光系袋带修整术后即刻

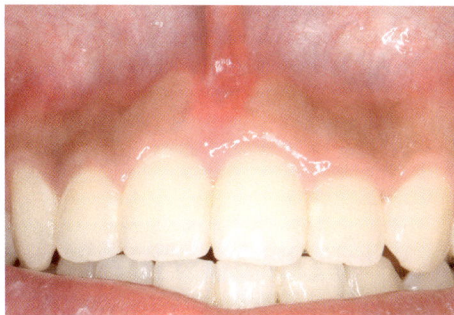

C. 术后 2 周

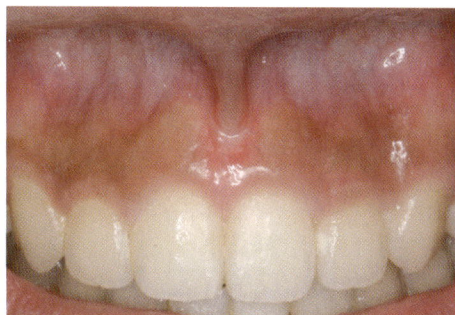

D. 术后 2 个月

图 20‑4‑2　临床照片

（病例由葛琳华提供）

病例 3

　　患者,男性,17 岁。主诉为左上牙龈肿胀半年余。临床检查:牙面菌斑,牙石 3 度,牙龈红肿,22、23 牙位唇侧牙龈增生,约 12 mm×10 mm,有基底,BOP(＋),牙无松动。对患者进行口腔卫生指导,龈上洁治、龈下刮治后观察 6 周,牙龈红肿好转,运用 Er,Cr:YSGG 激光的软组织切割模式(MG6,输出功率 2 W,脉冲模式 H,脉冲频率 20 Hz,水气 25％),局部麻醉下切除增生牙龈,并修整牙龈形态,运用骨组织切割模式(MG6,输出功率 3 W,脉冲模式 H,脉冲频率 20 Hz,水气 25％)去除部分龈瘤下骨膜并骨成形,术中、术后出血少,视野清晰,术后 1 周复查,伤口愈合良好。术后 1 个月,22、23 牙位唇侧牙龈形态良好,牙龈略充血,菌斑,局部超声菌斑控制,前牙区激光牙龈修整(图 20‑4‑3)。

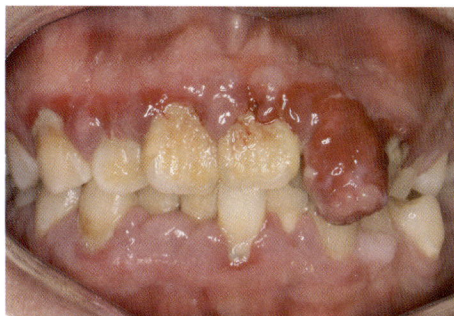

A. 初诊临床照片

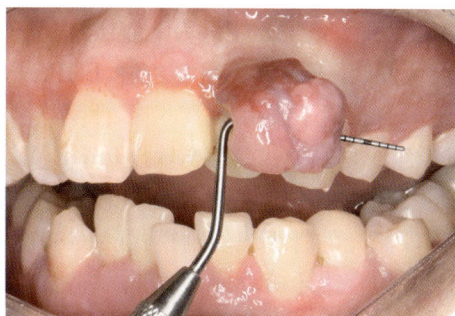

B. 基础治疗后

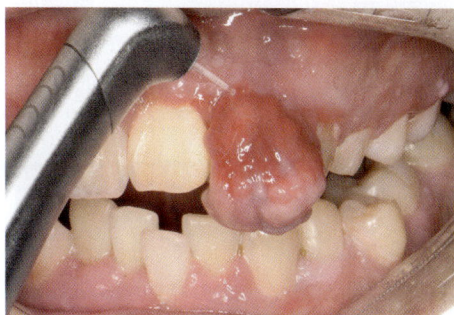

C. 激光龈瘤切除

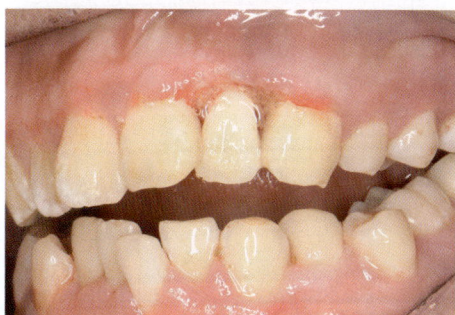

D. 术后即刻

E. 术后 1 周

F. 术后 1 个月

G. 激光牙龈修整

H. 术后即刻

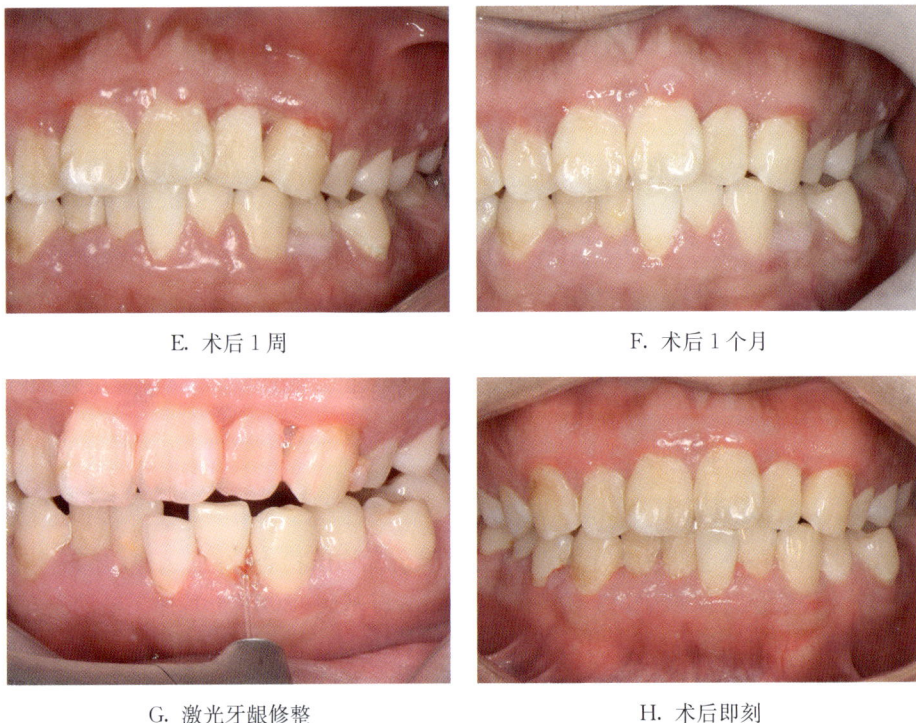

图 20-4-3 临床照片

（病例由葛琳华提供）

病例 4

患者,女性,32 岁。主诉为上前牙因冠修复要求牙冠延长。临床检查:11、21 牙位牙体缺失,龈缘位置低,牙石 2 度,牙龈红肿,BOP(＋),PD:3～4 mm,无松动。对患者进行口腔卫生指导,龈上洁治、龈下刮治后观察 6 周,牙龈红肿好转。术前制作模板,局麻下应用 Er,Cr:YSGG 激光的软组织切割模式(MG6,输出功率 2 W,脉冲模式 H,脉冲频率 25 Hz,水气喷雾量 50 ml/min)切除 11、12 牙位唇侧牙龈至模板定位处,并修整牙龈形态。在不翻瓣状态下,应用 Er,Cr:YSGG 激光的骨组织切割模式(MG6,输出功率 3 W,脉冲模式 H,脉冲频率 20 Hz,水气 25％)从龈沟直达牙槽嵴顶,骨切除并骨成形,至牙槽嵴顶距离龈缘 3～4 mm。术后创面小,术后 1 周复查,伤口愈合良好,术后 3 个月,冠修复,龈缘稳定(图 20-4-4～图 20-4-7)。

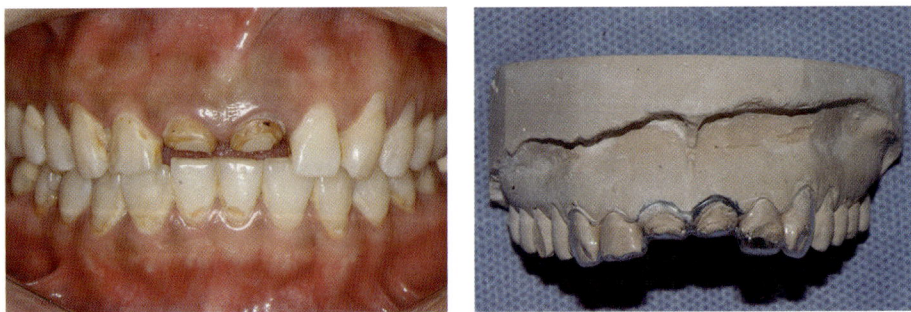

A. 术前临床照片

B. 术前制作模板

图 20-4-4 术前照片

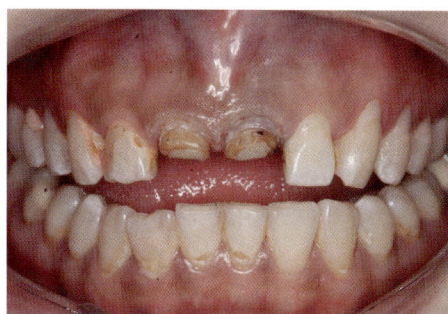

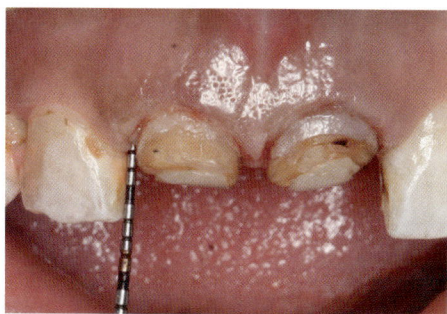

A

B

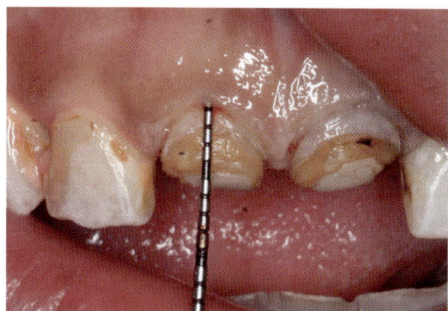

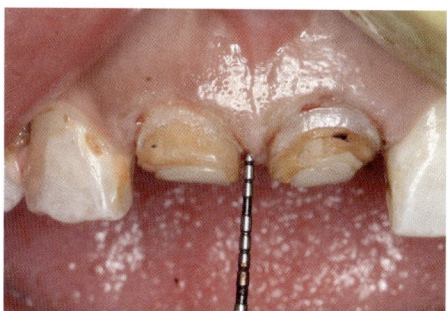

C

D

图 20 - 4 - 5　不翻瓣去骨前

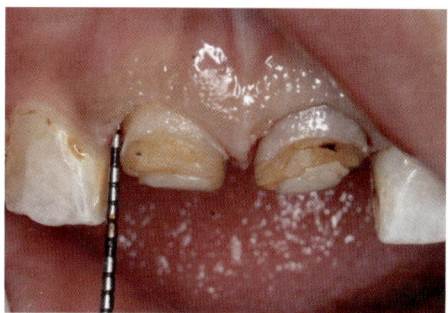

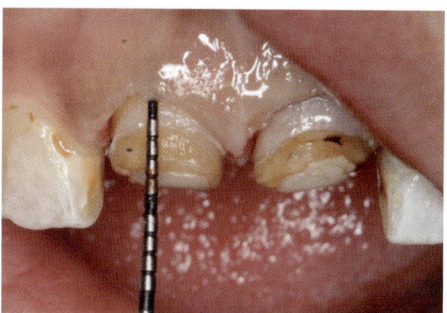

A

B

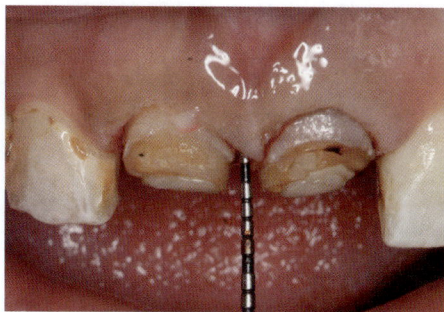

C

图 20 - 4 - 6　不翻瓣去骨后

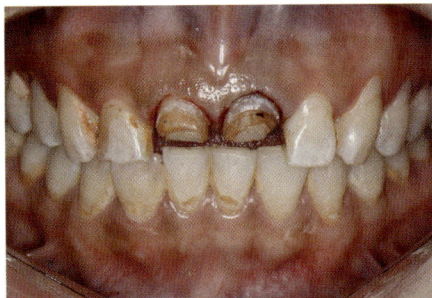

A. 术后即刻

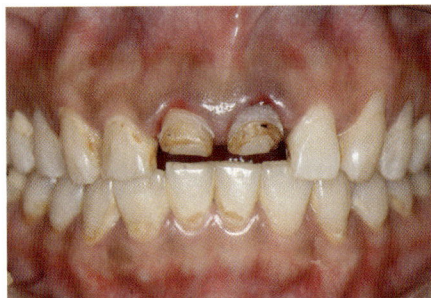

B. 术后1周

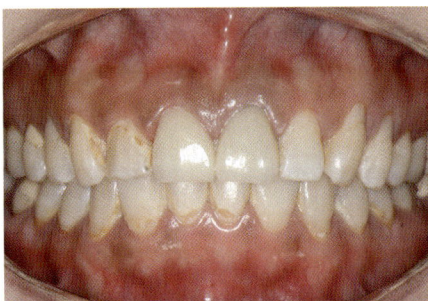

C. 术后3个月

图20-4-7 术后照片

（病例由葛琳华提供）

病例5

患者,男性。主诉为上前牙牙龈肿胀溢脓2月余,上前牙种植体修复10年。临床检查:11、21牙位种植体修复,牙龈红肿、种植体周袋溢脓,BOP(＋),PD:8～9 mm,无松动,有咬合高点。对患者进行口腔卫生指导,全口龈上洁治、龈下刮治,局部调𬌗11、12牙位Er,Cr:YSGG激光袋内清创。光动力口腔治疗系统袋内注入光敏剂,行光动力治疗。治疗后观察8周,牙龈红肿好转,袋内无溢脓。13～23牙位局部麻醉下翻瓣,应用Er,Cr:YSGG激光去除肉芽组织(MZ6,输出功率1.5 W,脉冲模式S,脉冲频率20 Hz,水10％,气15％),去除感染骨组织(MZ6,输出功率2 W,脉冲模式H,脉冲频率30 Hz,水20％,气30％),种植体表面消毒(MZ6,输出功率1.5 W,脉冲模式S,脉冲频率20 Hz,水10％,气20％),光动力口腔治疗系统袋内注入光敏剂,激光照射60 s,植入Bio-oss Collagen,缝合。术后3个月、6个月、9个月复查(图20-4-8～图20-4-10)。

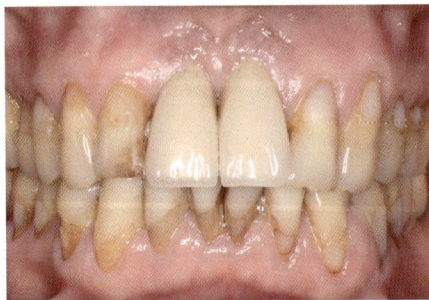

A. 术前临床照片

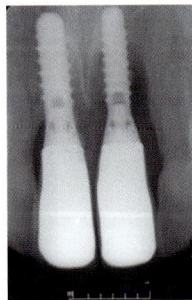

B. 术前根尖片

图20-4-8 术前照片

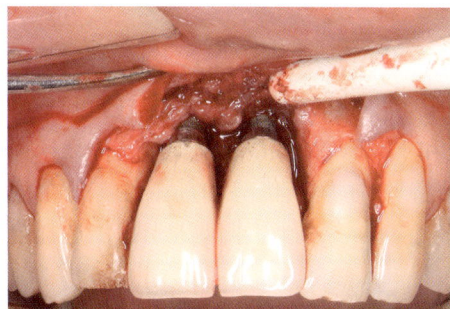

A. 翻瓣

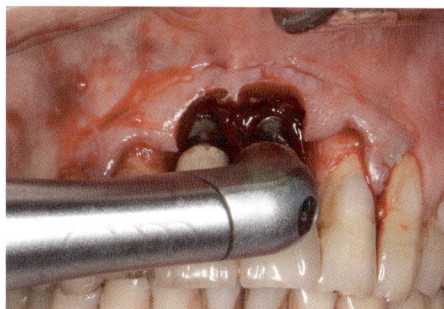

B. Er,Cr:YSGG 激光治疗

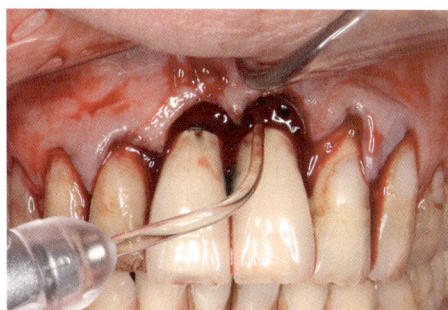

C. 光动力治疗

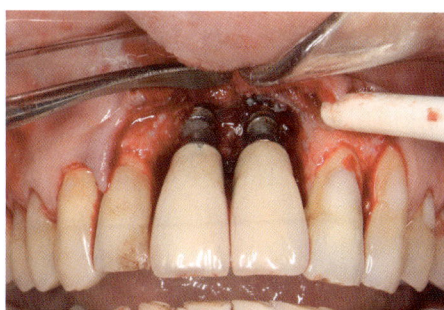

D. 术中清创后即刻

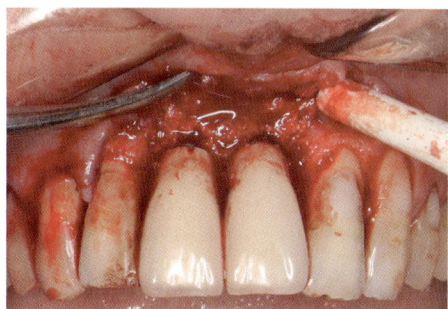

E. 术中植入骨胶原

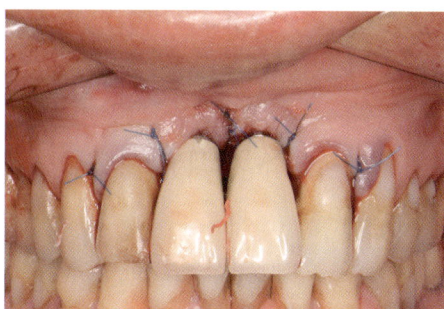

F. 无张力缝合

图 20-4-9　术中照片

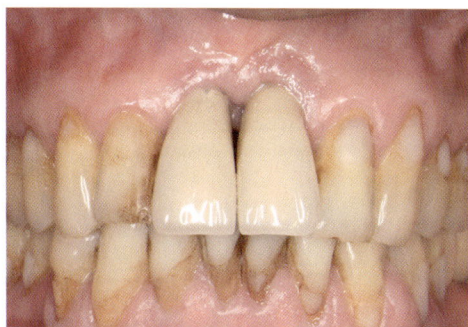

A. 术后 3 个月

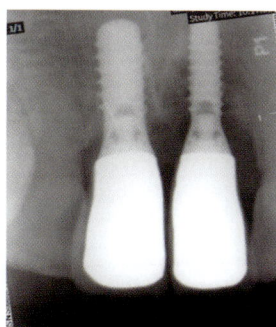

B. 术后 3 个月 X 片

图 20-4-10　术后照片

（病例由葛琳华提供）

二、病例体会

激光治疗是牙周治疗的辅助或替代方法，运用于口腔的激光类型有多种，包括 CO_2 激光、Nd:YAG 激光、二极管激光器、Er:YAG 激光和 Er,Ec:YSGG 激光，在进行临床操作时会面对如何选择的问题。医生要熟悉每种激光的特性，了解其优势和局限性。每个病例需要解决什么问题，面对的是软组织还是硬组织，医生应根据病例需求和激光特性选择合适的激光。

激光手术在切割深度和切割效率方面不如传统机械方法，因此在病例选择方面要注意，如果手术范围很大，应权衡是否选择激光治疗。激光操作时还要特别注意不能对牙周组织产生热损伤，参数设置应恰当。

目前，对激光的研究十分有限，还需要更多的研究进一步了解激光对牙周组织的作用，使其临床应用更安全有效。

（葛琳华）

第二十一章

牙周手术术后组织愈合、护理及并发症处理

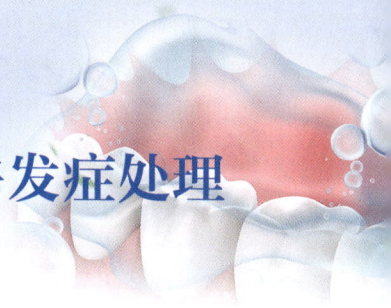

经过牙周手术后,组织经历了手术创伤,拆线前的愈合阶段至关重要,因此术者需要深入了解术后牙周组织愈合过程。在了解组织愈合过程的基础上,给予患者科学的术后医嘱,指导患者完成良好的术后护理,以保证最佳的手术效果。同时,术者还应了解常见的牙周手术并发症。这不仅仅是为了在并发症出现后能及时处理,也是让术者能在术中注意细节,有意识地避免产生术后并发症。

第一节 牙周组织的愈合过程

牙周手术的拆线时间一般在术后7~14天,这期间伤口需要有良好的护理,以保证手术效果。要掌握如何进行术后护理,首先应当了解牙周组织的愈合过程。

在经历手术后,牙周组织为了恢复其完整性,会启动一系列的组织再生过程,即伤口的愈合过程。愈合过程要经历炎症期、增生期、修复期三个阶段。

一、炎症期

炎症期的伤口需要尽快建立暂时性的闭合以恢复创口表面的完整性,伤口处死亡的细胞和入侵的微生物都将被清除。炎症期又分为两个阶段。

(1)外渗期。伤口愈合的第一阶段。以在术后48 h内,血液、淋巴液、组织液汇集流入创面为特征。血管在受创的数秒内就会收缩,同时伤口产生的凝血反应快速形成血凝块。包含红细胞、血小板及其形成的纤维蛋白组成的血凝块可以暂时封闭伤口,储存生长因子,并且作为血管长入的支架。这种整体效果使得伤口迅速闭合,以防止伤口暴露在布满细菌的口腔中。

(2)吸收期。受伤后大约6 h,伤口局部会有充血、浆液渗出及白细胞游出。早期白细胞浸润以中性粒细胞为主,3天后转为巨噬细胞为主,清除死细胞和病原体。

二、增生期

炎症期终止于新的微血管形成。为了重新建立对伤口的血供,此时会有血管吻合的形成。伤口边缘的血供是否良好对此阶段的进展顺利程度有着重要的影响。

在受伤后的 24~72 h 内会开始增生期,伤口边缘上皮化,血凝块开始转变为肉芽组织。在一级愈合中,由于只需要形成少量肉芽组织,伤口愈合速度快,伤口张力强度也会迅速增加。若是二级伤口愈合,则必须形成更多的肉芽组织以覆盖较大的组织缺陷,这就需要更长的时间才能达到稳定的伤口状况。

三、修复期

修复期是伤口愈合的最后阶段。上皮细胞由伤口边缘向伤口中心迁移,形成单层上皮,覆盖于肉芽组织表面。健康的肉芽组织对表皮再生十分重要,因为它可以提供上皮再生所需的营养及生长因子。

第二节　伤口愈合的临床评估和分级

一、伤口愈合的临床评估

一期愈合见于组织缺损少、创缘整齐、无感染、经黏合或缝合后创面对合严密的伤口。这种伤口只有少量的血凝块,炎症反应轻微,表皮再生在 24~48 h 内便可将伤口覆盖。在第三天就可从伤口边缘长出肉芽组织并很快将伤口填满。5~7 天伤口两侧出现胶原纤维连接,此时切口已可拆线,切口达临床愈合标准(图 21-2-1)。

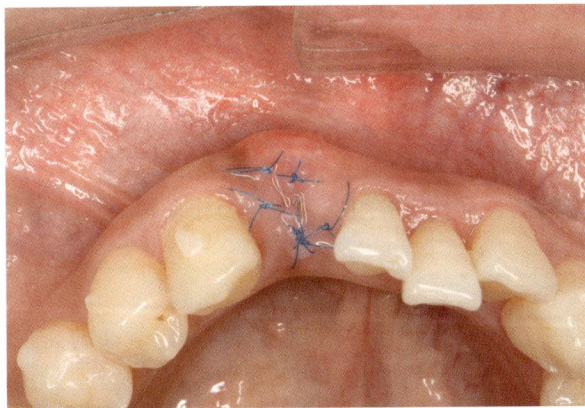

图 21-2-1　一期愈合

二期愈合见于组织缺损较大、创缘不整齐、无法整齐对合,或伴有感染的伤口。由于坏死组织多或感染,继续引起组织变性坏死,炎症反应明显。伤口大,伤口收缩明显。愈合时间较长,形成的瘢痕较大(图 21-2-2)。

二、伤口愈合的临床分级

手术后可能很难区分伤口愈合的具体情况,有学者提出了早期伤口愈合指数(early wound healing index,EHI),为术后的伤口愈合效果提供了较为客观的评判标准。EHI 将手术后 5 天的伤口愈合分为 5 个等级。

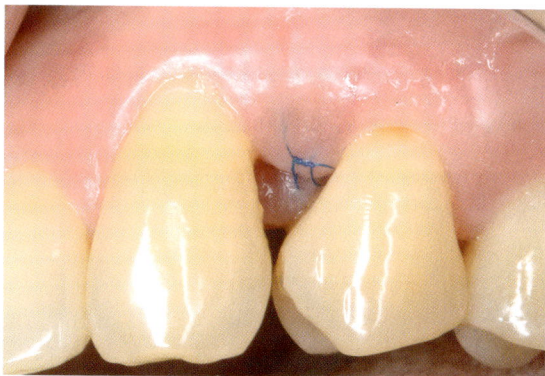

图 21-2-2　二期愈合

（一）第一级伤口愈合

缝合严密的伤口在一期愈合 5 天后，即可达到完全的龈瓣闭合，且没有纤维蛋白形成。由于伤口愈合状况良好，此时可以拆除缝线（图 21-2-3）。

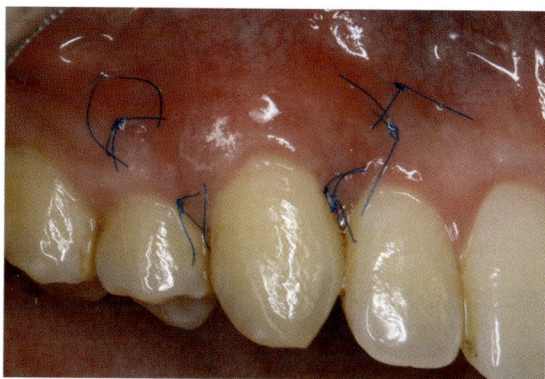

图 21-2-3　EHI 第一级伤口愈合

（二）第二级伤口愈合

在一期愈合 5 天后，能达到完全的龈瓣闭合，并有一道很细的纤维蛋白线。在第二级伤口愈合中，应让缝线再多留 2 天，使伤口部位进一步稳定（图 21-2-4）。手术后 7 天可以拆线。

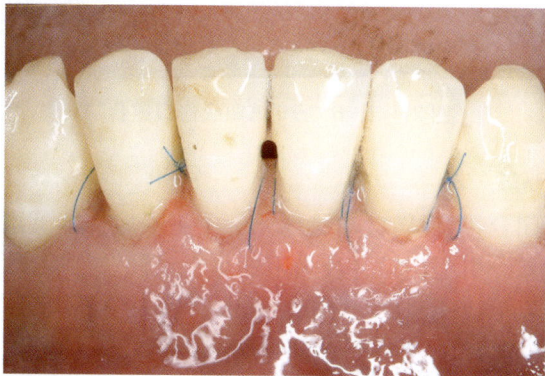

图 21-2-4　EHI 第二级伤口愈合

(三) 第三级伤口愈合

在手术 5 天后,切口与相邻部位的龈瓣有纤维覆盖,而使得龈瓣完全闭合(仍可被归类为一期愈合)(图 21 - 2 - 5)。手术 7 天后可移除缝线。

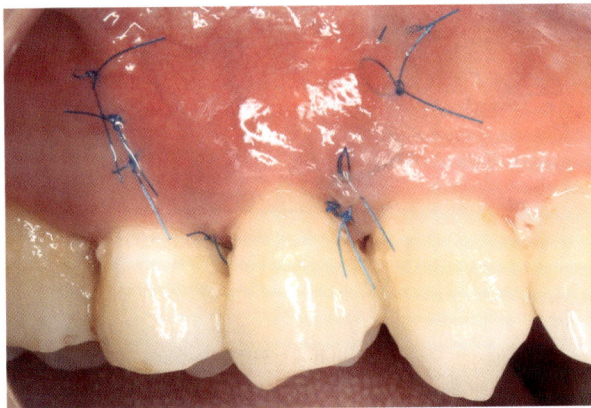

图 20 - 2 - 5　EHI 第三级伤口愈合

(四) 第四级伤口愈合

术后龈瓣没有完全闭合,伤口边缘有部分坏死。由于术后伤口感染与发炎部位的组织压力增加,伤口边缘会移动分开,分泌物会从伤口流出。此时可以在手术区观察到二期愈合,伤口也更为疼痛与肿胀(图 21 - 2 - 6)。手术 7 天后可以移除缝线,但仍无法排除诸如瘢痕形成等并发症的可能性。

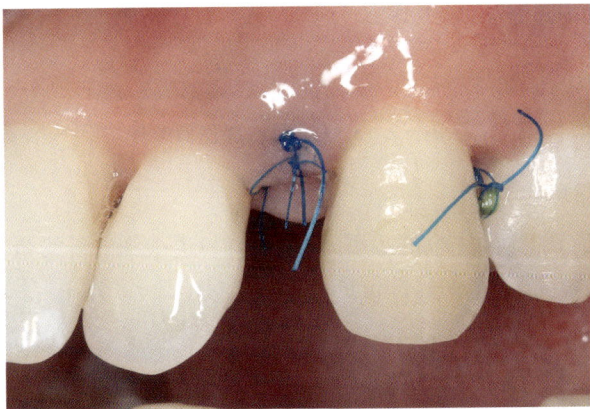

图 21 - 2 - 6　EHI 第四级伤口愈合

(五) 第五级伤口愈合

术后龈瓣没有完全闭合,出现伤口边缘坏死。由于术后伤口感染从切口或邻牙的龈沟可能会有脓液流出的现象。引起伤口愈合受阻的最常见医源性因素是龈瓣过薄,或者张力过大,导致血供不足,难以形成一期愈合(图 21 - 2 - 7)。对第五级伤口愈合的患者必须做好出现并发症的预期,可能需要二次手术。术后 7 天可以拆线。

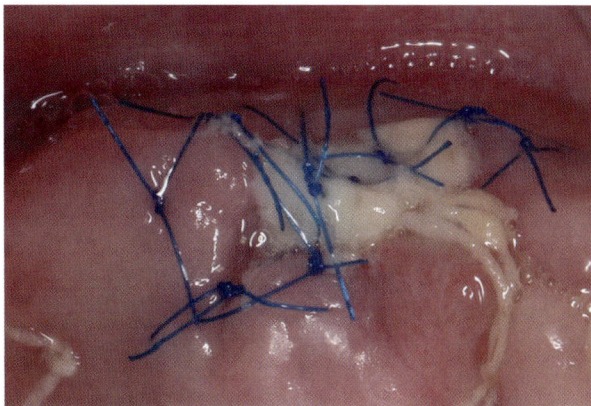

图 21‐2‐7　EHI 第五级伤口愈合

第三节　术后护理

虽然牙周手术种类众多,但口内的手术伤口总体遵循组织愈合的基本原理,并且都具有牙龈上皮和口腔黏膜的组织特点,术后护理方法并无太大差异,具体细节需要术者根据手术伤口大小、手术持续时间、患者依从性和身体状态灵活调整。

（1）术后可能会出现的疼痛、肿胀反应,需要在术前就向患者告知、说明,并给予镇痛药备用。

（2）术后 24 h 给予术区轻轻加压、冰敷,减少肿胀,冰敷可以按照 15 min 为间隔进行,即冰敷 15 min,暂停 15 min。

（3）术后的伤口清洁非常重要。建议术后前 3 天手术部位不使用牙刷等机械清洁工具,给予抗菌含漱液,如 0.12%～0.2%氯己定含漱液,每天 2～3 次,每次 1 min。而非手术部位在可能的情况下尽量使用常规清洁措施,包括牙刷、牙线等。术后 3 天,手术区域可以开始进行口腔卫生清洁,此时需要注意选用超软毛牙刷对术区牙面进行轻轻拂刷,避免力量过大,刷牙方向尽量从根方向冠方,可以适当延长刷牙时间。这一口腔卫生维护过程可以保持到拆线。

（4）术后伤口通常不能经受过强的机械刺激,防止破坏伤口的稳定性。在术后当天,应告知患者勿做大量反复漱口动作,以免过强的水流对伤口造成冲击。在术后到拆线期间,应嘱患者勿反复牵拉口唇观察术区,避免对术区尚未愈合的组织造成损伤。

（5）术后应告知患者勿咬硬物,根据手术的情况,一般建议患者不用术区咀嚼食物,或在 3～5 日后进软食。为了防止患者习惯性偏侧咀嚼而损伤手术部位,术后 1～3 天可建议患者进食半流食,以减小伤口受机械性创伤风险。

（6）术后要避免饮用咖啡、酒、碳酸饮料等刺激性饮料,以免对伤口造成影响。

（7）根据手术的种类、手术范围、创伤大小和患者的全身情况,综合考虑是否给予抗生素预防感染。

（8）如果使用了可吸收塞治剂,应告知患者塞治剂会在术后 1 天内自行吸收,无需复诊。若使用了不可吸收塞治剂,应在 7～14 天拆线时移除,移除后要注意保护伤口,不要探诊,破坏上皮覆盖。同时检查伤口清洁情况,若存在菌斑牙石,要及时清除。

（9）拆线后可对术区用生理盐水或氯己定液冲洗，同时使用抛光杯对牙面进行抛光。此时可让患者用软毛牙刷轻轻刷牙。注意在早期不要使用牙间隙刷和牙线，避免对邻间组织造成损伤。

（10）拆线后仍应让患者复诊，对牙面进行清洁，直至患者伤口愈合完好，可正常使用清洁工具自行清理。

第四节　并发症及处理

一、出血

（一）腭侧供区术中出血

腭侧取结缔组织时，特别在操作进行到第二磨牙远中偏根方的位置，尤其接近腭大孔位置，由于视野越来越狭窄，刀片的角度常常出现偏离，需要注意手中刀片与整个腭部拱形表面的相对平行，防止刀片斜插入腭侧软组织过深，加大出血风险。在取瓣后，也应先局部压迫，待基本止血后，再对腭部供区进行严密缝合，术后观察口内没有活动性出血时再结束手术。条件允许的情况下，可为患者制作腭护板以防止出血。

（二）腭侧供区术后出血

若患者在术后出现腭侧持续性出血，可让患者以对侧大拇指顶住无菌纱布，用力压迫腭侧供区止血5～10 min。若出血点无法止住，擦拭伤口，仔细观察出血点后处理。

如果出血点出血量较大，可选择对伤口消毒、麻醉后再次缝合。理想状态下，针对造成出血的上游血管进行直接结扎缝合可以止血。如果不能很好地缝扎血管，可用碘仿纱条等紧紧压住出血创口，行水平交叉褥式缝合。

（三）术区出血

牙龈的撕裂、牙槽骨的损伤、肉芽组织的残留等可能导到术区出血。牙龈如果在术中发生撕裂，一般应进行对位缝合，或龈瓣修剪，防止术后出血。

术中牙槽骨少量渗血属于正常现象，如果存在牙槽骨持续大量渗血，则需关注出血问题，若该部位有病变骨质则需要去除病变牙槽骨，若去除后仍未止血，可使用含肾上腺素的无菌棉球进行压迫止血，或使用骨蜡等材料封闭。

炎症肉芽组织也是术区出血的原因之一，术中要仔细清除炎症肉芽组织，若清创后仍存在持续性出血点，提示可能有视野外的炎症肉芽组织未被刮除。

无论何种出血情况发生，均要找寻出血的病因，包括患者全身因素及局部因素，针对病因进行处理，并在处理完成后留院观察，确保患者安全。

二、术后疼痛

引起术后疼痛的原因包括术后常规疼痛、牙齿咬合痛等。术后常规疼痛是正常现象，术前应与患者充分沟通，术后服用镇痛药均可降低疼痛给患者带来的不适感。

牙齿咬合痛包括牙周不可吸收塞治剂过多干扰咬合、术后牙周组织水肿、术区炎症等因素。牙周不可吸收塞治剂过多会导致咬合创伤而引起咬合疼痛，此时去除多余的塞治剂即可。术后牙周组织水肿会随着术后愈合时间的延长而逐渐消退。如果出现症状逐渐加重，需要检查是否存在术区感染，并检查导致术区感染的来源，有残留牙石等刺激物要及时清除，有脓肿形成要切开引流，并在局部抗菌治疗或全身使用抗生素。

三、术后全身反应

偶有患者出现术后虚弱或低热症状，是手术过程引起的短暂菌血症的全身反应。此类患者免疫力相对较差，可术前 24 h 开始给予抗生素治疗，并在术后持续治疗 5 天。

四、龈瓣或结缔组织移植物坏死

龈瓣坏死非常少见，在术前设计好正确的手术切口，术中保证龈瓣的血供，一般可以避免。如果出现龈瓣的坏死需分析原因，这类情况大部分由于根方缝合过于紧密，阻断龈瓣血供，此时应先去除局部缝线，并去除坏死龈瓣，如果出现牙槽骨的裸露，可用碘仿纱条打包覆盖住裸露的骨面。

上皮下结缔组织移植物或游离龈如果坏死，也应当去除，如果部分坏死，应当剪除坏死部分，同时给予局部抗菌治疗。

如果龈瓣或结缔组织的坏死情况严重，可再给予全身抗生素药物治疗 5～7 天。

五、术后肿胀

对于术后肿胀的处理，同样需要判断肿胀是手术造成的组织损伤反应，还是创口感染导致的炎症反应。

对于常规手术后因组织损伤造成的炎症性肿胀，可在术后当天进行冰敷，减少渗出。对于手术范围较大、创伤较重或有较多植入材料者，预判其术后肿胀可能较为明显，可预防性使用糖皮质激素以减轻炎症反应。

需要注意的是，若牙周手术涉及下颌后牙舌侧区域，操作应仔细轻柔，注意保护舌侧组织，否则若误伤至舌侧口底深部，甚至深达咽部，容易造成术后该区域的肿胀，患者可能反应存在吞咽不适、疼痛，或者吞咽困难。如果术中创口较大，手术时间较长，要考虑肿胀过大影响呼吸道的可能性。当该区域出现感染时，严重者累及咽旁间隙，极易影响呼吸道，造成生命危险。因此若发生下颌后牙舌侧部位的肿胀，需引起高度重视，若手术涉及该区域，术中和术后都要积极预防和减少肿胀的发生。

如果肿胀系伤口感染来源，则应分析造成感染的原因，同时采取对因处理和对症处理。应去除菌斑、异物或缝线压迫过紧导致的坏死组织等容易造成感染的刺激因素。如果创口形成脓肿，符合切开引流指征，则需及时处理，创口用 0.12％氯己定溶液等抗菌剂冲洗，或局部给予盐酸米诺环素等抗菌凝胶，并给予全身抗生素治疗，控制感染。如果感染扩散至周边，患者出现皮肤发红、皮温升高、肿胀和疼痛明显，则可能是造成了颌面部间隙感染。此时应及时行颌面部增强 CT，明确感染波及间隙的范围，同时补液行全身抗菌抗炎治疗，并请口腔颌面外科会诊，判断是否需要行颌面外科手术切开引流。

（宋忠臣　李虎娆）

参考文献

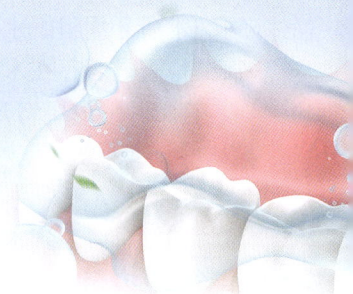

［1］ Lang NP, Bartold PM. Periodontal health［J］. J Periodontol. 2018,89(Suppl 1):S9 – S16.

［2］ 范雅丹,葛琳华,束蓉.中国汉族成人后牙区硬腭黏膜厚度及组织学结构研究［J］.口腔医学,2018,38(09):795 – 799.

［3］ Lin K, Wang S, Xu X, et al. Assessment of the correlation between supracrestal gingival tissue dimensions and other periodontal phenotypes components via the digital registration method: a crosssectional study in a Chinese population［J］. BMC Oral Health. 2024,24(1):408.

［4］ Ercoli C, Caton JG. Dental prostheses and tooth-related factors［J］. J Clin Periodontol. 2018,45(Suppl 20):S207 – S218.

［5］ Fischer KR, Künzlberger A, Donos N, et al. Gingival biotype revisited-novel classification and assessment tool［J］. Clin Oral Investig. 2018,22(1):443 – 448.

［6］ Marzadori, M, Stefanini, M, Sangiorgi, M, et al. Crown lengthening and restorative procedures in the esthetic zone［J］. Periodontology 2000,77(1):84 – 92.

［7］ Alhumaidan, A, Al-Qarni, F, AlSharief, M, et al. Surgical guides for esthetic crown lengthening procedures: Periodontal and prosthetic aspects［J］. J Am Dent Assoc. 2022,153(1):31 – 38.

［8］ Passos L, Soares FP, Choi IGG, et al. Full digital workflow for crown lengthening by using a single surgical guide［J］. J Prosthet Dent. 2020,124(3):257 – 261.

［9］ Al-Sowygh ZH. Does Surgical Crown Lengthening Procedure Produce Stable Clinical Outcomes for Restorative Treatment? A Meta-Analysis［J］. J Prosthodont. 2019,28(1):e103 – e109.

［10］ González-Martín O, Carbajo G, Rodrigo M, et al. One- versus two-stage crown lengthening surgical procedure for aesthetic restorative purposes: A randomized controlled trial. J Clin Periodontol. 2020,47(12):1511 – 1521.

［11］ Carrera TMI, Freire AEN, de Oliveira GJPL, et al. Digital planning and guided dual technique in esthetic crown lengthening: a randomized controlled clinical trial. Clin Oral Investig. 2023,27(4):1589 – 1603.

［12］ Aroni MAT, Pigossi SC, Pichotano EC, et al. Esthetic crown lengthening in the treatment of gummy smile［J］. Int J Esthet Dent. 2019;14(4):370 – 382.

［13］ Mavrogiannis M, Ellis JS, Thomason JM, et al. The management of drug-induced gingival overgrowth［J］. J Clin Periodontol. 2006,33(6):434 – 439.

［14］ Mavrogiannis M, Ellis JS, Seymour RA, et al. The efficacy of three different surgical techniques in the management of drug-induced gingival overgrowth［J］. J Clin Periodontol. 2006,33(9):677 – 82.

［15］ Petsos H, Eickholz P, Ratka-Krüger P, et al. Twenty-year results after connective tissue grafts and guided tissue regeneration for root coverage［J］. J Periodontol. 2020,91(3):377 – 386.

[16] Majzoub J, Barootchi S, Tavelli L, et al. Guided tissue regeneration combined with bone allograft in infrabony defects: Clinical outcomes and assessment of prognostic factors [J]. J Periodontol. 2020,91 (6):746-755.

[17] Majzoub J, Barootchi S, Tavelli L, et al. Treatment effect of guided tissue regeneration on the horizontal and vertical components of furcation defects: A retrospective study [J]. J Periodontol. 2020, 91(9):1148-1158.

[18] Aslan S, Buduneli N, Cortellini P. Reconstructive surgical treatment of isolated deep intrabony defects with guided tissue regeneration using entire papilla preservation technique: A prospective case series [J]. J Periodontol. 2021,92(4):488-495.

[19] Cieplik F, Ihlenfeld I, Hiller KA, et al. Tooth survival and clinical outcomes up to 26 years after guided tissue regeneration therapy in deep intra-bony defects: Follow-up investigation of three randomized clinical trials [J]. J Clin Periodontol. 2020,47(7):863-874.

[20] Miron RJ. Optimized bone grafting [J]. Periodontol 2000. 2024,94(1):143-160.

[21] García-Caballero L, Gándara M, Cepeda-Emiliani A, et al. Histological and histomorphometric study of human palatal mucosa: Implications for connective tissue graft harvesting [J]. J Clin Periodontol. 2023,50(6):784-795.

[22] Mendoza-Azpur G, Olaechea A, Pinazo M, et al. Histomorphometric Evaluation of Ridge Preservation With and Without Connective Tissue Graft Over Buccal Plate Using Different Types of Bone Substitute: An Animal Study [J]. Implant Dent. 2015,24(6):686-692.

[23] Cho KH, Yu SK, Lee MH, et al. Histological assessment of the palatal mucosa and greater palatine artery with reference to subepithelial connective tissue grafting [J]. Anat Cell Biol. 2013,46(3):171-176.

[24] Zucchelli G, Tavelli L, McGuire MK, et al. Autogenous soft tissue grafting for periodontal and peri-implant plastic surgical reconstruction [J]. J Periodontol. 2020,91(1):9-16.

[25] Zuhr O, Bäumer D, Hürzeler M. The addition of soft tissue replacement grafts in plastic periodontal and implant surgery: critical elements in design and execution [J]. J Clin Periodontol. 2014,41(Suppl 15):S123-42.

[26] Zucchelli G. Mucogingival Esthetic Surgery [M]. Italy: Quintessenza Edizioni, 2013.

[27] Lang NP, Löe H. The relationship between the width of keratinized gingiva and gingival health [J]. J Periodontol. 1972,43(10):623-627.

[28] Agudio G, Chambrone L, Pini Prato G. Biologic Remodeling of Periodontal Dimensions of Areas Treated With Gingival Augmentation Procedure: A 25-Year Follow-Up Observation [J]. J Periodontol. 2017,88(7):634-642.

[29] Grischke J, Karch A, Wenzlaff A, et al. Keratinized mucosa width is associated with severity of peri-implant mucositis. A cross-sectional study [J]. Clin Oral Implants Res. 2019,30(5):457-465.

[30] Kim DM, Neiva R. Periodontal soft tissue non-root coverage procedures: a systematic review from the AAP Regeneration Workshop [J]. J Periodontol. 2015,86(2 Suppl):S56-S72.

[31] Hatipoglu H, Keçeli HG, Güncü GN, et al. Vertical and horizontal dimensional evaluation of free gingival grafts in the anterior mandible: a case report series [J]. Clin Oral Investig. 2007,11(2):107-113.

[32] Zucchelli G, Tavelli L, Ravidà A, et al. Influence of tooth location on coronally advanced flap procedures for root coverage [J]. J Periodontol. 2018,89(12):1428-1441.

[33] Cairo F, Cortellini P, Nieri M, et al. Coronally advanced flap and composite restoration of the enamel with or without connective tissue graft for the treatment of single maxillary gingival recession with non-carious cervical lesion. A randomized controlled clinical trial [J]. J Clin Periodontol. 2020,47(3):362-371.

［34］ Zucchelli G, De Sanctis M. Long-term outcome following treatment of multiple Miller class I and II recession defects in esthetic areas of the mouth［J］. J Periodontol. 2005,76(12):2286 - 2292.

［35］ Zucchelli G, De Sanctis M. Treatment of multiple recession-type defects in patients with esthetic demands［J］. J Periodontol. 2000,71(9):1506 - 1514.

［36］ Ahmedbeyli C, Dirikan Ipçi S, Cakar G, et al. Coronally advanced flap and envelope type of flap plus acellular dermal matrix graft for the treatment of thin phenotype multiple recession defects. A randomized clinical trial［J］. J Clin Periodontol. 2019,46(10):1024 - 1029.

［37］ Petsos H, Eickholz P, Raetzke P, et al. Clinical and patient-centred long-term results of root coverage using the envelope technique in a private practice setting: 10-year results-A case series［J］. J Clin Periodontol. 2020,47(3):372 - 381.

［38］ Elena RD, Miren VF, Ana-María GD, et al. Analysis of the treatment of RT2 recessions with a xenogeneic collagen matrix vs. connective tissue graft combined with a coronally advanced flap. A double-blinded randomized clinical trial［J］. Clin Oral Investig. 2024,15;28(4):215.

［39］ Novaes AB Jr, Palioto DB. Experimental and clinical studies on plastic periodontal procedures［J］. Periodontol 2000. 2019,79(1):56 - 80.

［40］ Zucchelli G, Cesari C, Amore C, et al. Laterally moved, coronally advanced flap: a modified surgical approach for isolated recession-type defects［J］. J Periodontol. 2004,75(12):1734 - 41.

［41］ Cairo F, Nieri M, Pagliaro U. Efficacy of periodontal plastic surgery procedures in the treatment of localized facial gingival recessions. A systematic review［J］. J Clin Periodontol. 2014,41(Suppl 15): S44 - S62.

［42］ Cairo F. Periodontal plastic surgery of gingival recessions at single and multiple teeth［J］. Periodontol 2000. 2017,75(1):296 - 316.

［43］ Aroca S, B Molnár, Windisch P, et al. Treatment of multiple adjacent Miller class I and II gingival recessions with a Modified Coronally Advanced Tunnel (MCAT) technique and a collagen matrix or palatal connective tissue graft: a randomized, controlled clinical trial［J］. Journal of Clinical Periodontology, 2013,40(7):713 - 720.

［44］ Aitziber Fernández-Jiménez, Ruth Estefanía-Fresco, Ana-María García-De-La-Fuente, et al. Description of the modified vestibular incision subperiosteal tunnel access (m-VISTA) technique in the treatment of multiple Miller class III gingival recessions: a case series［J］. BMC Oral Health, 2021,21(1):142.

［45］ Salem S, Salhi L, Seidel L, et al. Tunnel/Pouch versus Coronally Advanced Flap Combined with a Connective Tissue Graft for the Treatment of Maxillary Gingival Recessions: Four-Year Follow-Up of a Randomized Controlled Trial［J］. Multidisciplinary Digital Publishing Institute, 2020,9(8):2641.

［46］ Tavelli, Lorenzo, Barootchi, et al. Efficacy of tunnel technique in the treatment of localized and multiple gingival recessions: A systematic review and meta-analysis［J］. Journal of Periodontology, 2018,89(9):1075 - 1090.

［47］ Zadeh H H. Minimally invasive treatment of maxillary anterior gingival recession defects by vestibular incision subperiosteal tunnel access and platelet-derived growth factor BB［J］. International Journal of Periodontics & Restorative Dentistry, 2011,31(6):653.

［48］ Zabalegui I, Sicilia A, Cambra J, et al. Treatment of Multiple Adjacent Gingival Recessions with the Tunnel Subepithelial Connective Tissue Graft: A Clinical Report［J］. The International journal of periodontics & restorative dentistry, 1999,19(2):199 - 206.

［49］ Zuhr, Otto, Rebele, et al. Surgery without papilla incision: tunneling flap procedures in plastic periodontal and implant surgery［J］. Periodontology, 2018,77(1):123 - 149.

［50］ González-Febles J, Romandini M, Laciar-Oudshoorn, et al. Tunnel vs. coronally advanced flap in combination with a connective tissue graft for the treatment of multiple gingival recessions: a multi-center randomized clinical trial［J］. Clin Oral Investig. 2023,27(7):3627 - 3638.

[51] Tavelli L, Majzoub J, Kauffmann F, et al. Coronally advanced flap versus tunnel technique for the treatment of peri-implant soft tissue dehiscences with the connective tissue graft: A randomized, controlled clinical trial [J]. J Clin Periodontol. 2023,50(7):980 – 995.

[52] Cordioli G, Mortarino C, Chierico A, et al. Comparison of 2 techniques of subepithelial connective tissue graft in the treatment of gingival recessions [J]. J Periodontol, 2001,72(11):1470 – 1476.

[53] Vergara JA, Caffesse RG. Localized gingival recessions treated with the original envelope technique: a report of 50 consecutive patients [J]. J Periodontol, 2004,75(10):1397 – 1403.

[54] Byun HY, Oh TJ, Abuhussein HM, et al. Significance of the epithelial collar on the subepithelial connective tissue graft [J]. J Periodontol, 2009,80(6):924 – 932.

[55] Langer B, Langer L. Subepithelial connective tissue graft technique for root coverage [J]. J Periodontol, 1985,56(12):715 – 720.

[56] Zucchelli G, Tavelli L, Mcguire MK, et al. Autogenous soft tissue grafting for periodontal and peri-implant plastic surgical reconstruction [J]. J Periodontol, 2020,91(1):9 – 16.

[57] Barootchi S, Tavelli L, Zucchelli G, et al. Gingival phenotype modification therapies on natural teeth: A network meta-analysis [J]. J Periodontol, 2020,91(11):1386 – 1399.

[58] Barootchi S, Tavelli L, Di Gianfilippo R, et al. Long term assessment of root coverage stability using connective tissue graft with or without an epithelial collar for gingival recession treatment. A 12-year follow-up from a randomized clinical trial [J]. J Clin Periodontol, 2019,46(11):1124 – 1133.

[59] Cairo F, Burkhardt R. Minimal invasiveness in gingival augmentation and root coverage procedures [J]. Periodontol 2000, 2023,91(1):45 – 64.

[60] Cortellini P, Tonetti M, Prato GP. The partly epithelialized free gingival graft (pe-fgg) at lower incisors. A pilot study with implications for alignment of the mucogingival junction [J]. J Clin Periodontol, 2012,39(7):674 – 680.

[61] Sumner C. Surgical repair of recession on the maxillary cuspid: incisally repositioning the gingival tissues [J]. Journal of periodontology, 1969,40(2):119 – 121.

[62] Harvey P. Surgical reconstruction of the gingiva. II. Procedures [J]. The New Zealand dental journal, 1970,66(303):42 – 52.

[63] Bernimoulin J, Lüscher B, Mühlemann H. Coronally repositioned periodontal flap. Clinical evaluation after one year [J]. Journal of Clinical Periodontology, 1975,2(1):1 – 13.

[64] Caffesse R, Guinard E. Treatment of localized gingival recessions. Part II. Coronally repositioned flap with a free gingival graft [J]. Journal of periodontology, 1978,49(7):357 – 361.

[65] Pini-Prato G, Franceschi D, Cairo F, et al. Classification of dental surface defects in areas of gingival recession [J]. J Periodontol. 2010,81(6):885 – 90.

[66] Zucchelli G, Gori G, Mele M, et al. Non-carious cervical lesions associated with gingival recessions: a decision-making process [J]. J Periodontol. 2011,82(12):1713 – 24.

[67] Mordini L, Sun N, Chang N, et al. Peri-Implantitis Regenerative Therapy: A Review [J]. Biology (Basel). 2021,10(8):773.

[68] Zucchelli G, Tavelli L, Stefanini M, et al. Classification of facial peri-implant soft tissue dehiscence/deficiencies at single implant sites in the esthetic zone [J]. J Periodontol. 2019,90(10):1116 – 1124.

[69] Renvert S, Hirooka H, Polyzois I, et al. Diagnosis and non-surgical treatment of peri-implant diseases and maintenance care of patients with dental implants—consensus report of working group 3 [J]. Int Dent J, 2019,69(Suppl 2):12 – 17.

[70] Renvert S, Persson GR, Pirih FQ, et al. Peri-implant health, peri-implant mucositis, and peri-implantitis: Case definitions and diagnostic considerations [J]. J Periodontol. 2018,89(Suppl 1):S304 – S312.

[71] Chackartchi T, Romanos GE, Sculean A. Soft tissue-related complications and management around

dental implants [J]. Periodontol 2000. 2019,81(1):124 - 138.

[72] Schwarz F, Herten M, Sager M, et al. Comparison of naturally occurring and ligature-induced peri-implantitis bone defects in humans and dogs [J]. Clin Oral Implants Res. 2007,18(2):161 - 170.

[73] Lang NP, Wilson TG, Corbet EF. Biological complications with dental implants: their prevention, diagnosis and treatment [J]. Clin Oral Implants Res. 2000,11 (Suppl 1):146 - 155.

[74] Jepsen K, Sculean A, Jepsen S. Complications and treatment errors involving periodontal tissues related to orthodontic therapy [J]. Periodontol 2000. 2023,92(1):135 - 158.

[75] Geiger AM. Mucogingival problems and the movement of mandibular incisors: a clinical review [J]. Am J Orthod, 1980,78(5):511 - 527.

[76] KOLE H. Surgical operations on the alveolar ridge to correct occlusal abnormalities [J]. Oral Surg Oral Med Oral Pathol. 1959,12(5):515 - 529.

[77] Wilcko WM, Wilcko T, Bouquot JE, et al. Rapid orthodontics with alveolar reshaping: two case reports of decrowding [J]. Int J Periodontics Restorative Dent. 2001,21(1):9 - 19.

[78] Wilcko MT, Wilcko WM, Pulver JJ, et al. Accelerated osteogenic orthodontics technique: a 1-stage surgically facilitated rapid orthodontic technique with alveolar augmentation [J]. J Oral Maxillofac Surg. 2009,67(10):2149 - 59.

[79] Wilcko MT, Ferguson DJ, Makki L, et al. Keratinized gingiva height increases after alveolar corticotomy and augmentation bone grafting [J]. J Periodontol 2015,86:1107 - 1115.

[80] Frost HM. The regional acceleratory phenomenon: a review [J]. Henry Ford Hosp Med J. 1983,31(1):3 - 9.

[81] Alsino HI, Hajeer MY, Burhan AS, et al. The Effectiveness of Periodontally Accelerated Osteogenic Orthodontics (PAOO) in Accelerating Tooth Movement and Supporting Alveolar Bone Thickness During Orthodontic Treatment: A Systematic Review [J]. Cureus. 2022,14(5):e24985.

[82] Keser E, Naini FB. Accelerated orthodontic tooth movement: surgical techniques and the regional acceleratory phenomenon [J]. Maxillofac Plast Reconstr Surg. 2022,44(1):1.

[83] Alsino HI, Hajeer MY, Alkhouri I, et al. Evaluation of the Levels of Pain, Discomfort, Functional Impairments and Satisfaction With the Periodontally Accelerated Osteogenic Orthodontics (PAOO) When Leveling and Aligning Crowded Teeth: A Prospective Cohort Study [J]. Cureus. 2022, 14(2):e22623.

[84] Cadenas de Llano-Pérula M, Castro AB, Danneels M, et al. Risk factors for gingival recessions after orthodontic treatment: a systematic review [J]. Eur J Orthod. 2023,45(5):528 - 544.

[85] Yadav VS, Gupta V, Chawla A, et al. Successful management of a large mucosal fenestration at 18-months follow-up [J]. J Esthet Restor Dent. 2022,34(3):445 - 450.

[86] Lin YC, Lee YY, Ho YC, et al. Treatment of large apical lesions with mucosal fenestration: a clinical study with long-term evaluation [J]. J Endod. 2015,41(4):563 - 567.

[87] Pick RM, Pecaro BC, Silberman CJ. The laser gingivectomy. The use of the CO2 laser for the removal of phenytoin hyperplasia [J]. J Periodontol. 1985,56(8):492 - 496.

[88] Mizutani K, Aoki A, Coluzzi D, et al. Lasers in minimally invasive periodontal and peri-implant therapy [J]. Periodontology 2000, 2016,71(1):185 - 212.

[89] Lin T, Yu CC, Liu CM, et al. Er:YAG laser promotes proliferation and wound healing capacity of human periodontal ligament fibroblasts through Galectin-7 induction [J]. J Formos Med Assoc. 2021, 120(1 Pt 2):388 - 394.

[90] Zhao H, Hu J, Zhao L. The effect of low-level laser therapy as an adjunct to periodontal surgery in the management of postoperative pain and wound healing: a systematic review and meta-analysis [J]. Lasers Med Sci. 2021,36(1):175 - 187.

[91] Theodoro LH, Longo M, Ervolino E, et al. Effect of low-level laser therapy as an adjuvant in the

treatment of periodontitis induced in rats subjected to 5-fluorouracil chemotherapy [J]. J Periodontal Res. 2016,51(5):669 – 680.

[92] Nevins ML, Camelo M, Schupbach P, et al. Human clinical and histologic evaluation of laser-assisted new attachment procedure [J]. Int J Periodontics Restorative Dent 2012,32:497 – 507.

[93] Aoki A, Mizutani K, Schwarz F, et al. Periodontal and peri-implant wound healing following laser therapy [J]. Periodontol 2000.2015,68:217 – 269.

[94] Besbes A, Elelmi Y, Khanfir F, et al. Recurrent oral mucocele management with diode laser [J]. Case Rep Dent, 2020:8855759.

[95] De Falco D, Di Venere D, Maiorano E. An overview of diode laser-assisted oral surgery [J]. Cureus, 2020,12(7):e9297.

[96] Sarmadi R, Gabre P, Thor A. Evaluation of upper labial frenectomy: A randomized, controlled comparative study of conventional scalpel technique and Er:YAG laser technique [J]. Clin Exp Dent Res. 2021,7(4):522 – 530.

[97] Flax H, Radz G. Closed-ffap laser-assisted esthetic dentistry using Er:YSGG technology [J]. Compend Contin Educ Dent, 2004,25(8):622 – 628.

[98] Altayeb W, Arnabat-Dominguez J, Low SB, Abdullah A, Romanos GE. Laser-Assisted Esthetic Crown Lengthening: Open-Flap Versus Flapless [J]. Int J Periodontics Restorative Dent. 2022,42 (1):53 – 62.

[99] Ribeiro FV, Hirata DY, Reis AF, et al. Open-flap versus flapless esthetic crown lengthening: 12-month clinical outcomes of a randomized controlled clinical trial [J]. J Periodontol. 2014,85(4):536 – 44.

[100] Wong M E K, Hollinger J O, Pinero G J. Integrated processes responsible for soft tissue healing [J]. Oral Surg Oral Med Oral Pathol Oral Radiol Endod, 1996,82(5):475 – 492.

[101] Zuhr, Otto, Rebele, et al. Surgery without papilla incision: tunneling flap procedures in plastic periodontal and implant surgery [J]. Periodontology, 2018,77(1):123 – 149.

[102] Wachtel H, Günther Schenk, Sonja Böhm, et al. Microsurgical access flap and enamel matrix derivative for the treatment of periodontal intrabony defects: a controlled clinical study [J]. Journal of Clinical Periodontology, 2003,30(6):496 – 504.

[103] Newman M G, Takei H H, Klokkevold P R, et al. Carranza's Clinical Periodontology [M]. 12th ed. St. Louis; Elsevier Saunders, 2015.

[104] Cairo F. Periodontal plastic surgery of gingival recessions at single and multiple teeth. Periodontol 2000.2017,75(1):296 – 316.

[105] Jepsen K, Sculean A, Jepsen S. Complications and treatment errors related to regenerative periodontal surgery [J]. Periodontol 2000.2023,92(1):120 – 134.

[106] Mizutani K, Shioyama H, Matsuura T. Periodontal regenerative therapy in patients with type 2 diabetes using minimally invasive surgical technique with enamel matrix derivative under 3-year observation: A prospective cohort study [J]. Journal of Periodontology, 2021,92(9):1262 – 1273.

中英文名词对照索引

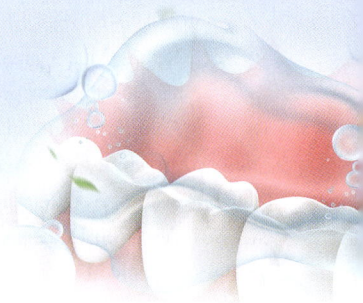